第1章	会話訓練の意義	1
第2章	日常会話の基本	29
第3章	会話訓練のための導入的課題	35
第4章	会話訓練の実践的課題：食生活	65

1. 青果類	野菜類	76
	山菜類	92
	キノコ類	101
	豆類	110
	種実類	118
	イモ類	121
	果実類（果物）	127
2. 魚介類	海魚（海水魚）	136
	川魚（淡水魚）	143
	貝類	158
	イカ、タコ、エビ、カニ類	165
	海藻類	172
	刺身	179
	干もの	180
3. 肉類	肉全般	186
	牛肉	193
	豚肉	197
	鶏肉	201
	内臓（モツ・ホルモン）	204
4. 行事食		207
	巻末資料	217

言語聴覚障害と認知症がある人のための

会話訓練集

―導入的課題・食生活編―

著 西尾正輝 新潟医療福祉大学

1

臨床家用マニュアル

インテルナ出版

序　文
―本書の意義・構成と使用の仕方・特徴―

本書の意義

　失語症やディサースリア、聴覚障害を含めたさまざまな言語聴覚障害がある人のためのリハビリテーションの領域において、多くの臨床家は言語聴覚療法室でクライアントが獲得した技法をいかにして日常生活に般化させるかに悩まされてきたと思われる。言語聴覚療法室では特定の技法を用いてある程度明瞭に話すことができても、日常生活では不明瞭にしか話すことができない言語聴覚障害のある人は実に多い。他方で、言語訓練を受けたクライアントが日常生活で訓練効果を発揮できなければ、言語聴覚士とクライアントの双方の努力は報われない。

　そうした般化プログラムとして、会話訓練もしくは実用的な日常生活コミュニケーション訓練が重要であることを理解しながらも、諸種の発話障害や言語障害、聴覚障害の領域でそれが積極的、体系的に試みられることは、一部を除いてなかった。体系的な訓練教材もほとんど見当たらなかった。情景画や2・3コマ漫画、写真などを用いた訓練は意図を表出する般化課題として重要な役割を担うが、これらは陳述的課題である。日常生活における双方向性を有する会話課題とは様相が異なる。会話のやりとりを台詞として提示して音読させる訓練課題も試みられている。しかし、言語聴覚障害のある人のための会話訓練は、語学習得を目的とする人のための会話訓練とは異なり、台詞や場面、状況を設定して画一的に行うべきものではない。こうした方式では会話の自由度が失われ、自発的で自然な会話から大きく逸脱しているため、諸種の訓練技法を実際の日常会話レベルで応用し般化させることは難しい。

　こうした点で本書は新たな道を切り開く会話訓練教材といえ、日常生活における自発的で双方向的な会話能力を高めることを目的として開発された。

　さらに、本書は認知症がある人のコミュニケーション能力を高めたり、コミュニケーションの機会を増やしてQOLを維持・向上させたり、脳の記憶機能を活性化させるために開発された。

　本書は約12年の歳月を費やし、臨床的実用性にこだわり、あらゆるタイプの言語聴覚障害と認知症のある人のために作成されたものである。また、第1章でも記載したが、会話訓練とは一連の機能的訓練を終了してから行うものではない。初めて訓練を行う段階からすでに段階的に行うものと著者は考えている。したがって、本書の対象となるクライアントは急性期から維持期まで実に幅広い。また、成人から小児まで幅広く対象となるものである。

本書の構成と使い方

　本書は臨床家用マニュアル（以下、本マニュアル）、と別売りの訓練教材集から構成される。クライアントに訓練教材集を提示し、臨床家は本マニュアルに含まれている会話カードを切り口として会話を進める。そのさい、臨床家は「知恵袋」を参照することでだれでも容易に会話を広げることができる。対象はあらゆる言語聴覚障害と認知症のあるクライアントである。

なお、重度の失語症のある方が本書を用いて会話訓練を行う場合、必要に応じて書字やジェスチャー、絵などを積極的に併用するのが良い。重度のディサースリアがある人の場合も、必要に応じて諸種の拡大・代替アプローチを併用するのが良い。重度の聴覚障害がある人の場合も、言語（language）の能力に合わせて、聴覚口話、筆談、手話などを併用してコミュニケーション能力を高めることが必要であろう。

本書の特徴

1. 会話カードを用いて会話の話題を提供することができる

詳しくは本マニュアルの第1章にて解説するが、話題の中心はクライアントでなくてはならず、話題はクライアントにとって親密なものでなくてはならない。これは、会話訓練の基本原則である。

クライアントにとって親密性の高い話題を設定するために、臨床家はクライアントに対して質問を行う。本マニュアルに含まれている多数の会話カードは、こうした会話のきっかけを作るものである。質問能力は会話訓練では重要なスキルであるが、本書に含まれた多数の会話カードは臨床家の質問能力を頼もしく補佐するものである。

たとえば、「野菜で好きな（よく食べる）ものは、何ですか。」という質問カードから「その野菜を使った料理で何が好きですか。」という質問カードへとつなげ、訓練教材集の野菜を使った料理の種類の表をみながら、サラダ、漬けもの、お浸し、炒めもの、焼きもの、煮もの、酢のもの、揚げもの、和えもの、鍋もの、汁もの・スープなどさまざま料理をクライアントに選択していただき、訓練教材集に含まれている選択したカテゴリーの一連の料理を視覚的に提示しながら話題を自在に展開させることができる。容易に話題を多角的に展開させることができるのは、本マニュアルに含まれている会話カードと後述の「知恵袋」に加えて、訓練教材集に訓練教材がきわめて豊富に収められているからである。わけても、日常生活に密着したカラー写真を用いた視覚的効果は大きい。従来の線画ではみられない、生活・経験に根ざした自発話を引き出すことができる。

本マニュアルは、多様な訓練教材集を用いて会話訓練を行うためのいわばネタ集であり、話題集といっても良い。そのほとんどは日常生活上身近で具体的な話題であり、抽象的な話題は含まれていない。

2.「知恵袋」を用いて会話の話題を容易に広げることができる

会話訓練は話題を提供するだけでは進めることができない。提供した話題を広げなくてはならない。そして、話題を広げるためには、知識が必要である。ところが、話題が専門的なものとなればなるほど知識の程度には臨床家間で大きな個人差がある。だれでも明るい領域と不案内な領域があるものである。そこで、本書では各会話カードの設問を自由に変化させたり、だれでもが設定された会話を深めながら展開させることができるために、臨床家用マニュアルに収められている会話カードの多くに「知恵袋」を設けた。さらに、ワンポイント・アドバイスを付した。これを参照することで、だれでも話題を広げることができ、クライアントとの相互的なやりとりを豊かなものとさせることができる。

謝　辞

本書を著すにあたり、阿部尚子さん（下越病院）、井口正明さん（小千谷さくら病院）、田村俊暁さん（小千谷さくら病院）のご協力を得た。心より御礼申し上げたい。

2014年1月　　西尾　正輝

（別売）
言語聴覚障害と認知症がある人のための会話訓練集
第1巻 ―導入的課題・食生活編―

訓練教材集

日常会話の基本

会話訓練のための導入的課題

青果類

魚介類

肉類

行事食

A4判　250頁　オールカラー　定価（本体4,600円＋税）

言語聴覚障害と認知症がある人のための会話訓練集
第1巻 ―導入的課題・食生活編―

臨床家用マニュアル

目　次

序　文 ―本書の意義・構成と使用の仕方・特徴― ……………………………………… iii

第1章　会話訓練の意義と進め方 …………………………………………………… 1
　1. 会話訓練の意義 ………………………………………………………………… 2
　2. 会話訓練の進め方 ……………………………………………………………… 6

第2章　日常会話の基本 ……………………………………………………… 29
　　ロールカード1　基本的な日常生活場面の会話 ……………………………… 30
　　会話カード1　基本的な日常生活関連会話 …………………………………… 32
　　会話カード2　常套句から会話へ ……………………………………………… 34

第3章　会話訓練のための導入的課題 ……………………………………… 35
　　会話カード1　会話訓練のための導入的課題 ………………………………… 38

第4章　会話訓練の実践的課題：食生活 …………………………………… 65
　　本章の会話訓練の進め方のサンプル …………………………………………… 66

　1. 青果類 ………………………………………………………………………… 75
　　会話カード1　野菜類 …………………………………………………………… 76
　　会話カード2　野菜類の食べ方 ………………………………………………… 90

会話カード3	山菜類	92
会話カード4	キノコ類	101
会話カード5	豆類	110
会話カード6	種実類	118
会話カード7	イモ類	121
会話カード8	果実類（果物）	127
会話カード9	野菜にまつわることば	132

2. 魚介類 …… 135

会話カード1	海魚（海水魚）	136
会話カード2	川魚（淡水魚）	143
会話カード3	鮮魚類の食べ方	149
会話カード4	鮮魚のおもしろ話	154
会話カード5	貝類	158
会話カード6	イカ、タコ、エビ、カニ類	165
会話カード7	海藻類	172
会話カード8	刺身	179
会話カード9	干もの	180
会話カード10	魚にまつわる言葉	182

3. 肉類 …… 185

会話カード1	肉全般	186
会話カード2	牛肉	193
会話カード3	豚肉	197
会話カード4	鶏肉	201
会話カード5	内臓（モツ・ホルモン）	204
会話カード6	肉にまつわることば	205

4. 行事食 ………………………………………………………………………… 207

　　　　会話カード　行事食 ……………………………………………………… 208

巻末資料

　1. 会話訓練（食生活編）で役に立つ日本の近世・現代の歴史一覧 ………… 217
　2. 現代における日本人の食文化の変化 ………………………………… 220
　3. 和暦西暦対応表 ………………………………………………… 221

話題の泉

- ▶箱膳について会話をしましょう。…………………………………………… 59
- ▶朝茶について、会話をしましょう。………………………………………… 79
- ▶昔の農家の住まいについて会話をし、必要に応じて昔の食事の支度の仕方、食事の仕方を含めた食生活について会話をしましょう。………………… 88
- ▶昔の夕食について会話をしましょう。……………………………………… 91
- ▶昔の山村の住まいや生活について会話をし、必要に応じて昔の食生活について会話をしましょう。………………………………………………………… 98
- ▶精進料理について会話をしましょう。……………………………………… 125
- ▶昔の漁村のつくりや生活について会話をし、必要に応じて昔の食生活について会話をしましょう。………………………………………………………… 142
- ▶昔から、あるものとあるものを一緒に食べると病気になる、という言い伝えがあります。一般に、消化に害を来たすとするものが多くあります。こうした食い合わせについて会話をしましょう。………… 148
- ▶潮干狩りについて会話をしましょう。……………………………………… 164
- ▶昔の学校給食について会話をしましょう。………………………………… 170
- ▶海辺でワカメ拾いをしたり、岩ノリ採りや、モズク採り、アオサ採り、ウミゾウメン採りなどをしたことがありますか。どのようにして採りましたか。………………………………………………… 177

第1章

会話訓練の意義と進め方

1. 会話訓練の意義…2
2. 会話訓練の進め方…6

第1章 会話訓練の意義と進め方

1. 会話訓練の意義

1) 各種の訓練技法が日常生活で般化されること

　リハビリテーション医学の領域においては、日常生活活動（activities of daily living；ADL）の改善に訓練目標がおかれることが多い。しかしADL能力について、訓練室のなかでの「できるADL」と病棟や家庭などの生活の場での「しているADL」との間にしばしば差がみられ、国内では自立度の向上を図るさいには「しているADL」が重要であると指摘されてきた[1,2]。2001年に国際保健機関（World Health Organization；WHO）で採択された国際生活機能分類（ICF）[3]に準じてとらえると、ADLは基本的には活動レベルに属し[4]、「できるADL」と「しているADL」は、それぞれ「能力（capacity）」と「実行状況（performance）」と同じ概念である[5]。このADLに、コミュニケーションも含めるとする見解が国際的に一般化している[6]。

　ディサースリアを含めて発話障害（speech disorders）のリハビリテーションにおいて、活動ないしADLのレベルの指標となる代表的な尺度は発話明瞭度であり、したがって、その訓練目標も通常は発話明瞭度の改善におかれる[7-9]。しかし西尾ら[10]の報告によると、図1に示したように、すべてのディサースリアのタイプにおいて言語訓練室のなかでのいわば「できる発話」と生活の場における「している発話」との関係に乖離が生じる傾向にある。すなわち、言語訓練室のなかでは習得した発話技法を用いて比較的良好な明瞭度レベルで話すことができても、病棟や自宅などの生活の場では明瞭度レベルが目立って低下する傾向にある。この結果は、リハビリテーション領域で多様なADL訓練が重視されているように、発話にかかわるADL訓練についてもその重要性を示唆するものといえる。

　失語症の領域でも、Rogersら[11]はICFに基づいて失語症を整理し多次元的に理解することの重要性を示唆し、Davis[12]は言語訓練室のなかで習得した能力を日常生活で般化させることが重要であると述べている。発話障害ないし音声障害の領域でも、Ramigら[13]は会話訓練の重要性を強調し、「臨床家はすべての患者に対して会話レベルで発話ができるように期待すべきである」と述べ、訓練室以外の実生活における般化にまで臨床家が導く必要性を示している。同様のことは、あらゆるタイプの言語聴覚障害についていえることであろう。

　会話訓練とは、こうした言語訓練室のなかでの「できる言語・発話」を生活の場における「している言語・発話」へと般化させるために欠かすことのできないものであり、言語・発話にかかわるADL訓練の中核といっても良いと思われる。これは個人のQOL（quality of life、生活の質）を高めることを目標とした包括的な日常生活支援プログラムの一環として位置づけることができるであろう。

　こうした会話訓練は、後述するように急性期リハビリテーションや回復期リハビリテーションにかかわる言語聴覚士においても重要であるが、とりわけ、介護保険下で行われることの多い維持期リハビリテーションにおいては生活機能の維持・向上を目指すため、きわめて重要な意義をもつ。介護老人保健

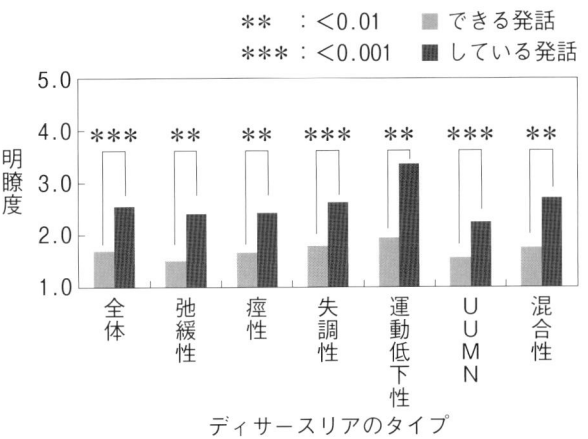

図1 ディサースリアにおけるタイプごとのできる発話としている発話との関係[10]

施設、介護療養型医療施設に勤務する言語聴覚士や居宅介護サービスの一環として通所リハビリテーション（デイケア）、訪問リハビリテーションにかかわる言語聴覚士にとって、毎回の訓練プログラムの中心的役割を担うことも少なくないであろう。

病状が安定して在宅復帰が実現できたとしても、コミュニケーション能力の問題に起因して家庭や地域での役割が限られた生活環境となった場合、外出の機会が低下し、障害に対する不安、悲観がますます高まり、ひいては生きることに対する意欲が低下し、閉じこもりを引き起こしかねない。言語聴覚士は外出の機会を増やして社会交流を豊かにするよう口頭で働きかけるばかりでなく、クライアントが自らそのようにできるように実用的な会話能力を獲得させ、定着させ、しっかりと生活を支えたいものである。

2）生の意義を維持・向上させること

さらに、会話訓練はコミュニケーションの楽しみを提供し、生に意味を付与するものでもある。コミュニケーション能力が重度に障害された人はしばしば動作能力も制限され、場合により介護を一方的に受けるだけの非人間的な生活となる。いわゆる閉じこめ症候群や進行性の神経変性疾患のあるクライアントの末期などはその典型例であろう。また、動作能力と知的能力が健常であるにもかかわらず、発話が不能である子供に対するかかわりは、その後の人生にきわめて大きな影響を及ぼす。これらの発話不能なクライアントに対して可能な範囲内で会話訓練を行うことは、QOLが維持、向上されるために重要な役割を果たす。また、こうした心理的サポートを含む働きかけは、しばしば臨床心理士と協同して行うことの重要性も示唆されている[14]。

著者はある長期療養型施設で、発話が不能で上下肢の機能も全廃している末期の神経変性疾患例に対して、本書の訓練教材集に含まれている一連の写真を提示し、会話訓練を行ってきた。クライアントは身体の一部を用いてかろうじて「はい―いいえ」で返答するが、その目の表情は実に豊かに感情を映しだす。最初に実施したさいに、かたわらにいた看護師と言語聴覚士が「はじめて楽しそうな笑顔をみた」と驚いていた。「人間らしさが感じられた」という。

リハビリテーションが単に機能の回復を求めるものではなく全人間的復権を理念とするものであるという基本に立ち返ると、私たち言語聴覚士は、機能や能力の改善だけを求めていてはいけないということが理解できるであろう。機能や能力の改善がQOLの向上に役立っていなくてはならない。と同時に、機能や能力の改善が困難であってもQOLの向上に役立っていれば、そのリハビリテーションは意義の

あるものといえるであろう。終末期リハビリテーションなどでは、しばしば言語聴覚士の職務として、単にコミュニケーション手段を最後まで確保することと理解されがちであるように思う。もちろん、それは重要な職務である。しかし、それを活用し、日々のなかで会話を通した人間らしい心の交流があってこそ、QOLの向上に役立つ。しかし、コミュニケーション手段は確保されたものの、その手段が看護師や介護士といった医療・福祉スタッフとの単純な業務上のやりとりにしか用いられていないという場面にしばしば出会う。

こうした観点からの会話訓練は、近年話題となっているナラティブ・アプローチ（narrative-based medicine；NBM）と密接に関連する。NBMとは1998年にGreenhalgh and Hurwitz[15]により提唱されたアプローチである。その定義は統一されていないが、斎藤[16]によると、「病いを、患者の人生という大きな物語のなかで展開する一つの『物語』であるとみなし、患者を"物語を語る主体"として尊重する一方で、医学的な疾患概念や治療法もあくまでも一つの『医療者側の物語』と捉え、さらに治療とは両者の物語をすり合わせるなかから『新たな物語』を創り出していくプロセスである」とされる。NBMとevidence-based medicine（EBM）との関係は二律背反的ではなく、むしろ「車の両輪」とされる[17]。

ナラティブは病という出来事に意味づけを行う。上野[18]はナラティブ・アプローチの先駆的事例を紹介しているが（表1）、この事例ではナースとの間の相互交流を通してAさんは自らの病をVIP（重要な客）として意味づけし、自分の残された人生を最後まで生きる力を獲得した。

ディサースリアの治療において、しばしば言語聴覚士は難病患者に出会う。治らないならば生きていても意味がないし、つらいだけだ、と難病のあるクライアントも家族も思いがちであるが、言葉にして語る（言語化する）という相互交流を通して病をとりまく混沌とした生をクライアントとともに整理し、再構築し、「死にいたる病とともに生きる自分を肯定する」「治療できない病気とともに生きる人生を肯定する」という概念の下でケアを行うことができるのであれば、これはナラティブ・アプローチやNBMに対応しているといわれる[20]。会話訓練はこうしたケアの一種として理解することもできる。もとより、ナラティブ・アプローチが登場した当初から、コミュニケーションの有り様がクライアントの満足度に影響を及ぼすことが示されてきた[15]。人はみな自分の人生のナラティブを紡ぎながら、ナラティブとともに歩むものである。会話訓練を介してクライアントは自らのライフストーリーについてナラティブを構築し、意味づけを行い、解釈する過程へと導かれる。

こうしたアプローチは、決して新しいものではない。精神分析学者のFreud[21]は、心理療法におけ

表1　上野[18]の事例の要約（要約文は森岡[19]に従った）

> 50歳半ばの男性Aさんの例である。Aさんは末期の胃がんで、すでに他臓器への転移がみられ、外科的治療は困難である。この当時の医療状況には限界があるが、Aさんには告知がなされていない。周期的に襲われる疼痛に対して、薬物によるコントロールが行われている。Aさんはその時点ですでに、重大な病気であるという実感をもっていたが、がんの宣告を恐れている。孤立感と先行きへの絶望感は強いが、病棟内の主治医やナースは、ターミナルを迎えているAさんに怖さを感じ、深い関わり合いをもつことを意図的に避けてしまっていた。そのなかで、1人のナースが登場する。
>
> Aさんにとって、このナースはほかのナースとは違って、「自分と接するのを怖がったり、嫌がらず、真正面から目をさし向け、自分のことを聴きとり、看取っていこうとしている気持ちがわかり、このナースが来てくれると心の乱れが鎮められるように感じる」という。このナースと会話を交わすことでAさんは、やがてやってくるであろう、一番恐れ、避けたい、いやな客のことを自分から迎え、歓待しようと腰を据えた。商社マンとして、いく度となく修羅場を乗りこえてきたAさんは、病気を重要なVIPとして意味づけ直し、丁重に迎えようとしたのである。

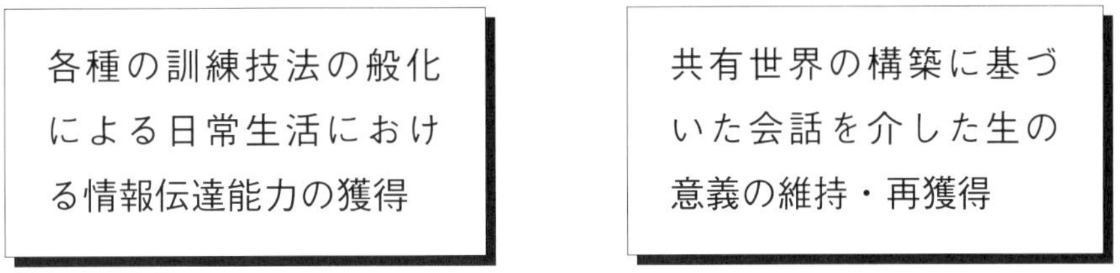

各種の訓練技法の般化による日常生活における情報伝達能力の獲得	共有世界の構築に基づいた会話を介した生の意義の維持・再獲得

図2　会話訓練の意義

る会話が物語的性質を有していることを感じとり、「私が書くケースの病歴や面談記録などが短編小説のように扱われ、非科学的とされるのは、私にとって今なお理解し難いことである。その理由は明らかに、私自身の好みというよりも、主題の本質に関わることだと考え直して、自分を納得させているのである」と記載している。Freudが精神分析的技法を用いて心理療法を科学として確立させようと尽力した背景に、こうしたコミュニケーション概念を抱いていたことは興味深い。また、詩人の谷川俊太郎[22]は「『ナラティブ・ベイスト・メディスン』なんて言葉が出てきているみたいだけど、もっと普通の話なんだよね。みんな難しい名前がついちゃうのがすごくおかしい……患者に話すときには普通の言葉を使ってほしい」と端的に述べているが、至極妥当な見解である。ナラティブ・アプローチを会話訓練に関連づけようとする試みは国内でも著者がはじめてであろうが、文面化がなされなくとも同様の試みを実践してきた言語聴覚士はすでにいるのではないかと思う。

なお、QOLの向上に関して科学的に評価するためにSEIQoL（The Schedule for the Evaluation of Individual Quality of Life、シーコール）が作成され、WHOでも推奨されている。SEIQoLは、近年根治が困難なクライアントのQOL評価に対する有用性が期待されており、秋山ら[23]により日本語版が提出されている。本評価法は医療者との半構造化面接を通じて患者自身がQOLの構成要素を決定し、さらにそれぞれの要素の満足度と重みづけを行う。このQOL評価法はエビデンスとして数量化を行うが、そのプロセスはナラティブなアプローチである。会話訓練がこうした点でも真に意義を有することを立証するさいの、SEIQoLの有用性については未知数であるが、今後検討の価値はあると思われる。

3) 会話訓練の意義のまとめ

以上から、言語聴覚障害のあるクライアントを対象とした会話訓練の意義とは、1) 各種の訓練技法が日常生活で般化されること、2) 会話を通した相互交流により生の意義が維持されたり再獲得されたりすること、と結論づけることができる。そして、両者はいずれもQOLの維持・向上に密接に関与する。コミュニケーションの機能には、1) 情報の伝達、2) 共有世界の構築が指摘されているが[24]、会話訓練における上述の2つの意義は、こうした2つのコミュニケーション機能に対応している。したがって、会話訓練の意義について、1) 各種の技法が日常生活で般化されることにより情報を日常生活で伝達できる能力を獲得させること、2) 共有世界を構築することで会話を介して生の意義を維持・再獲得させること、と換言できるであろう（図2）。これらはクライアントによって区分して考える必要があるが、互いに排除しあうものではない。

共有世界の構築とは、異なった人生を歩んできた者が互いに異なる意見や考え方を受容し、共感に基づいた信頼関係を築くことであり、こうした信頼関係に立脚した会話はクライアントにとって大きな意義をもつ。また、このような技能は、言語聴覚士が専有するものではないし、また言語訓練室のみで行うものでもない。クライアントにかかわるすべてのスタッフが共有すべきものであり、病棟などの日常生活のなかで積極的に行われるべきものである。

4）認知症があるクライアントのための会話訓練

　さらに、著者は本書を執筆しながら認知症があるクライアントの訓練教材として用いてきた。介護老人保健施設（老人保健施設）や介護老人福祉施設（特別養護老人ホーム）、認知症対応型共同生活介護事業所（グループホーム）に入所している認知症のあるクライアントは、しばしばコミュニケーションの機会が制限されているのが実情である。このような実態は、悲しみ、心配、不安、怒りが渦巻く心理的状態にさらに孤独感を深めている。本書は認知症のあるこうしたクライアントに日常生活レベルのコミュニケーションの機会を提供し、これによりコミュニケーション能力ばかりでなく QOL の維持、改善に役立つことを確信している。認知症のあるクライアントに会話訓練を実施すると、回想法を実施しているときのように表情が豊かになることが少なくない。親密性の高い話題を取り上げて本書の訓練教材集に収められているようなカラーでリアルな写真を視覚的刺激として提示し共感的、受容的にクライアントの発話を受けとめて働きかけると、しばしば重度の方でもコミュニケーションが活性化する。mini-mental state examination（MMSE）で5/30点程度の重度例であっても十分会話訓練が実施可能であることは少なくない。近年、大武ら[25-27]、豊嶋ら[28]が認知症のあるクライアントに対して試みている、想いを共有しながらコミュニケーションを行う共想法と通じるものがあり、脳の記憶機能の活性化も期待できる。さらにいうと、本書の訓練教材集を用いて回想法を実施することも十分に可能であろう。

2. 会話訓練の進め方

　ここでは、主に言語聴覚障害のあるクライアントを対象として会話訓練を実施するさいの重要ポイントについて解説するが、認知症のあるクライアントとの会話訓練に関連する箇所も少なくない。認知症のあるクライアントとのかかわり方については本節の末尾にまとめて示す。

あらゆる訓練は会話訓練へと通じる

　あらゆる訓練は、会話訓練へと通じる。むしろ、通じなくてはならない。なぜなら、会話訓練を行うからこそ、般化への道が開けるからである。たとえば、ディサースリアにおけるすべての発話速度の調節法は、会話訓練を行うからこそ般化への道が開ける。発話障害でいえば、すべての呼吸・発声訓練、鼻咽腔閉鎖訓練、口腔構音機能の訓練も同様である。失語症も聴覚障害も同様である。

会話は無駄なおしゃべりであってはならない

　会話は無駄なおしゃべりであってはならない。各種の技法が日常生活で般化されることを目的として会話訓練が実施されるのであれば、無駄なおしゃべりは、臨床のなかで1分たりともあってはならない。概して、言語聴覚士がクライアントと交わす会話のなかには、無駄な自由会話が多すぎる。これは、Yorkston ら[7]、Ramig ら[13]により近年指摘されている点である。妥当性を有する自由会話は、フリートーキング（free talking）ではなく、significant talking すなわち意義のある会話でなくてはならない。
　また、会話を通して人間として交流する楽しみの場を提供する目的で会話訓練を実施する場合でも、

会話は無駄なおしゃべりであってはならない。クライアントの心理的社会的側面において益のあるものでなくてはならない。

いずれを目的とするにせよ、会話訓練を実施するには会話訓練特有のスキルが求められる。

会話の双方向性を重視する

開始当初の会話訓練は臨床家からの単純な質問により行われるため、一方向的な傾向となりかねない。しかし会話は図3に示すように本来は双方向的であるべきであり、臨床家が一方的に働きかけ、クライアントが受け身に徹するものではない。臨床家の何らかの働きかけに対して、クライアントが反応してメッセージを送信し、そのメッセージに対して臨床家がフィードバックを行う。訓練の進行とともに、臨床家はクライアントとのこうした相互作用により会話が展開するように配慮する。臨床において、メッセージの主たる送信者はクライアントであるべきであり、臨床家にはそうしたコミュニケーションを形成する能力が求められる。

双方向的なコミュニケーションが実現するには、臨床家に対してクライアントから情報を聴きだす能力が求められる。逆に臨床家の会話能力が低いと、質問責めの会話になったり、知識の押し売りのような一方向的な会話となってしまう。

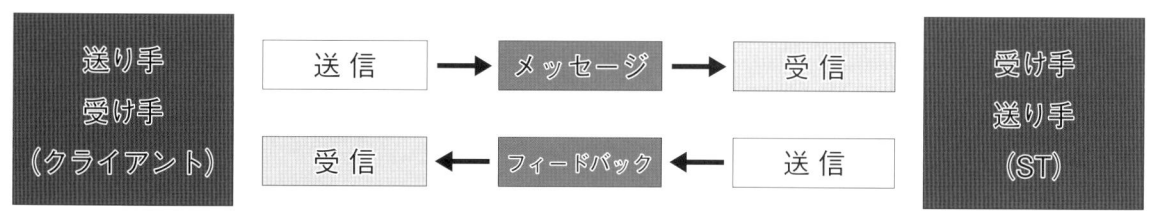

図3 2者間におけるコミュニケーションの双方向的な過程（Adlerら[29]を一部改変）

会話訓練は訓練開始当初から行う

前述のように、多くの場合、会話訓練は訓練技法が日常生活内で般化されることを目的として行われるのだが、それだからといって、特定の技法が言語訓練室で獲得された後で開始するわけではない。こうした訓練形式では般化されにくい。あるいは、般化に必要以上の時間を要する（図4）。こうした点で、リー・シルバーマンの音声治療（LSVT LOUD）において、訓練開始当初から即興的なやりとりが重視されているのは興味深い。その他にペーシング・ボードを使うにしろ、リズミック・キューイング法を使用するにせよ、訓練開始当初から毎回の訓練の最後に会話訓練を多少でも取り入れると最終的に般化されやすい（図5）。

たとえば、リズミック・キューイング法を訓練プランとして立案し開始した当初から、最後の数分間、即興的な質問をして簡単な相互的なやりとりをする練習をしておくと、後の般化訓練としての会話訓練が円滑に進む。これは、発話訓練で学んだ技法を自発話で使用させる機会を早期から提供しているからである。その後、クライアントが習熟するレベルに合わせて、単語レベルから短文レベル、長文レベルの会話へと階層的に難易度を高めて訓練を進めると良い。

逆にいえば、訓練を開始した当初からこうした会話訓練を適切に行っていないと、最終的に般化され

にくい。言語訓練室のなかでのいわば「できる言語・発話」と生活の場における「している言語・発話」との関係の間に乖離が生じやすい。

　それでは、訓練開始当初からどのようにして会話訓練を行うか。これがきわめて重要な技法であり、この点については後述する。

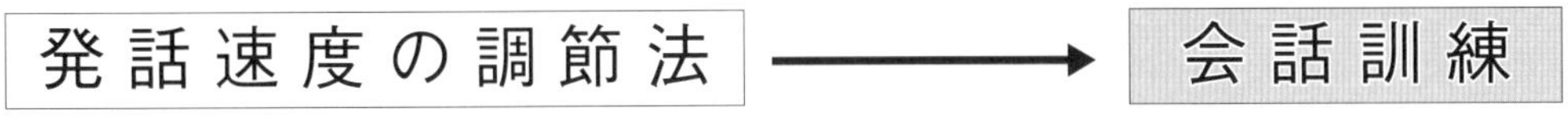

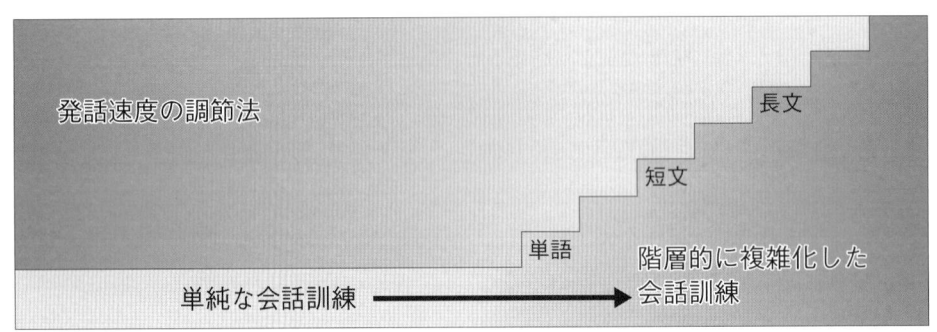

図4　般化されにくい訓練の進め方の例

図5　般化されやすい訓練の進め方の例

階層的に訓練を進める

　前述のとおり、会話訓練では、クライアントが返答する内容を単語レベルから短文レベル、長文レベルへと徐々に難易度を高めてゆく。こうした訓練手技は、しばしば階層的訓練（hierarchical therapy）もしくは階層的課題（hierarchical tasks）と呼ばれる。

　後述するように、当初は認知的負荷を軽減して単純に単語レベルで返答できる質問を与える。短文レベルで返答できる質問としては、「○○はどんな風にして食べるのが好きですか」といった問いかけが適当であろう。長文レベルで返答できる質問としては、「野菜を使ったあなたの住む地域の郷土料理についてお話してください」などといった叙述的課題が適当であろう。

　本書に収められている設問の仕方を、臨床家が適宜クライアントのレベルに合わせて階層的に修正して用いることを推奨したい。

会話訓練の開始初期はクローズド・クエスチョンを用いる

　会話訓練の導入初期は、1つのテーマについて、長い時間を費やしてクライアントにダラダラと話させるのは控えるべきである。「1日の生活の様子についてお話してください」などというオープン・クエスチョンは、会話訓練の導入初期における不適切な質問の例といえる。たとえば、ディサースリア例に対してLSVT LOUDを開始したばかりの時期における会話訓練（即興的な発話課題の一環として行われる）でオープン・クエスチョンを用いてダラダラと話させていると、即座にクライアントの声量は低下し、不明瞭な発話となる。したがって、クライアントが自由に答えられるという利点があるオープン・クエスチョンは、インテーク面接などでは有用であっても、会話訓練導入時に適しているとはいえない。

これに対して、「好きな野菜は何ですか」「煮魚でよく食べるものを1つ教えてください」と、関心を一つに絞り込んで単語レベルで単純に返答できるクローズド・クエスチョンにすると、クライアントは前半のデイリー課題で高めた声量を即興的な発話ないし会話訓練で維持できるであろう。

　ディサースリア例に対してリズミック・キューイング法やペーシング・ボードなどの発話速度の調節法を行うさいも同様である。訓練開始当初は、こうしてクローズド・クエスチョンを用いて、きわめて短時間で話題を次々に切り替えてやりとりを進めていくと良い。オープン・クエスチョンにすると訓練技法がくずれて早口になり明瞭度が低下するものである。

　同じ話題で行うにしても、単純に返答できるクローズド・クエスチョンでやりとりを進める。たとえば、うどん・中華料理のメニューの写真を提示して好きなものを一つ選択させる、寿司屋のメニューの写真を提示して寿司を2つ注文させる、といった単純な課題は会話訓練の導入初期に適した典型的な単純課題である。ここから話題を広げるのだが、単純に応答できる質問形式で進める。具体的な例として、以下に例を2つ示す。

例1

臨　床　家：趣味は何ですか。
クライアント：釣りです。
臨　床　家：淡水釣りと海釣りとどちらが好きですか。
クライアント：海釣りです。
臨　床　家：そうですか。投げ釣り、防波堤釣り、磯釣り、船釣りで好きなものはどれですか。
クライアント：投げ釣りです。
臨　床　家：そうですか。いまの時期だと、どんなものが釣れますか。
クライアント：キスです。

例2

臨　床　家：以前、お仕事は何をなさっていらっしゃいましたか。
クライアント：農業です。
臨　床　家：農業ですか。どんなものを作っていましたか。
クライアント：米と野菜です。
臨　床　家：野菜も作っていらっしゃいましたか。それでは、春に作っていた野菜を2つ教えてください。
クライアント：タマネギとキャベツです。
臨　床　家：そうですか。キャベツは、新キャベツですね。
クライアント：そうです。
臨　床　家：夏に作っていた野菜を2つ教えてください。
クライアント：キュウリとナスです。

　本書の臨床家用マニュアルは、臨床家に知識がなくてもこうした会話訓練を行うことができるように作成されている。たとえば、ここで示した釣りについては、50ページに、野菜の旬については、76ページに記載されている。こうした臨床家用マニュアルを有効に活用することで、会話を円滑に進めることができる。

　本書の臨床家用マニュアルに含まれている会話カードの多くの質問事項は、クローズド・クエスチョンでもオープン・クエスチョンでも返答できるように設定されている。クローズド・クエスチョンとす

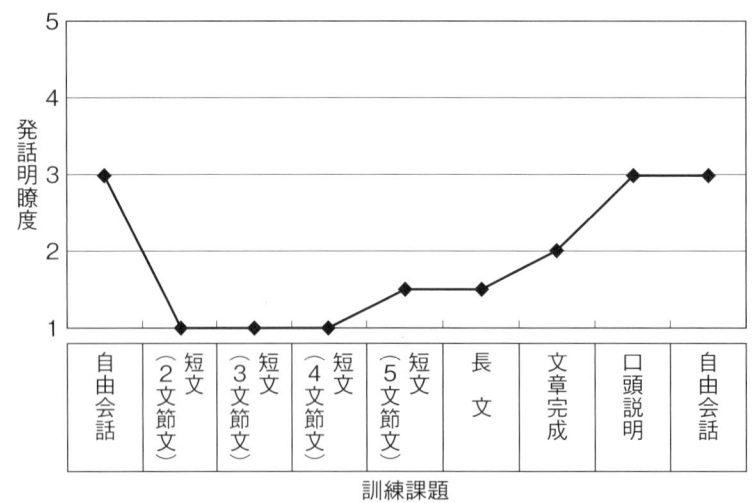

図6 リズミック・キューイング法実施時における不適切な訓練課題の設定例

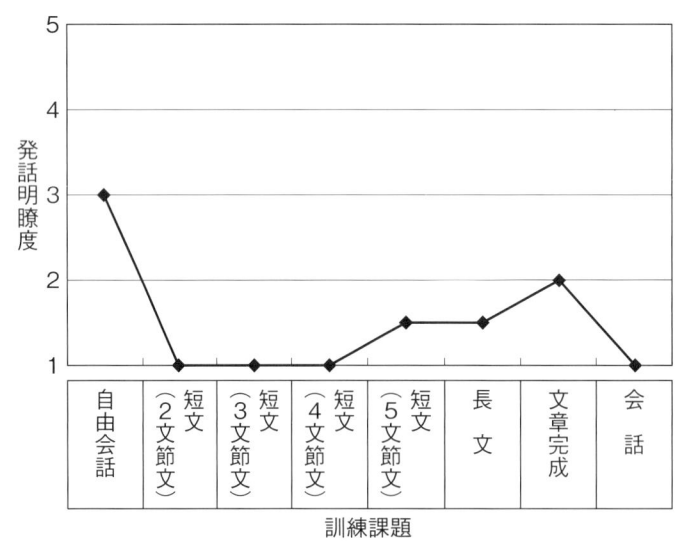

図7 リズミック・キューイング法実施時における適切な訓練課題の設定例

るかオープン・クエスチョンとするかは、臨床家がクライアントのレベルに応じて判断すべきものである。

図6に、不適切な発話訓練課題の設定例を示した。リズミック・キューイング法を開始して2週間を経た時点での1セッションにおける各課題の明瞭度の変化を示したものである。ここで、口頭説明課題と訓練終了時の自由会話で、再び訓練開始当初の自由会話と同等の明瞭度レベルにまで低下してしまっている点に着目してほしい。これでは、訓練効果があったといえない。もし、「訓練開始当初だから、こうした難易度の高い課題では明瞭度が低下するものだ」と考えているようであれば、そのクライアントはいつまでも般化しないであろう。これらの課題で明瞭度が低下したのは、クライアントの能力に適していないからである。この時点で口頭説明のような難易度の高いオープン・クエスチョンを与えたり、ダラダラと自由会話を行うために、こうした結果が生じるのである。

これに対して、**図7**に適した発話訓練課題の設定例を示した。先と同様にリズミック・キューイング法を開始して2週間を経た時点での1セッションにおける各課題の明瞭度の変化を示したものである。ここでは口頭説明課題を取り除き、会話では本書の第3章に含まれている課題、すなわち、一つの

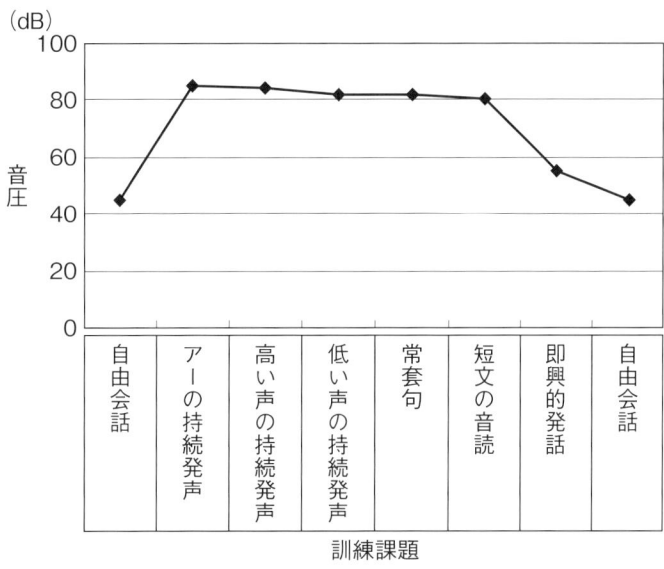

図8　LSVT LOUD実施時における不適切な訓練課題の設定例

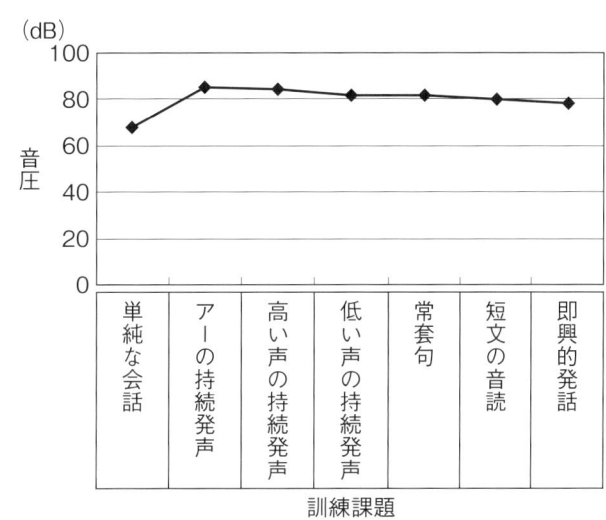

図9　LSVT LOUD実施時における適切な訓練課題の設定例

写真を提示して一つのことばもしくは短い文を連想させる単純な課題をセッションの最後に会話訓練として実施している。最後に自由会話などは入れない。なぜなら、前述のように、この段階では自由会話は単に無駄なおしゃべりとなってしまうからである。

　また、**図8**に、別の不適切な発話訓練課題の設定例を示した。LSVT LOUDを開始して2週間を経た時点での1セッションにおける各課題の音圧の変化を示したものである。ここで最も着目されたいのは、即興的な発話課題になると音圧が目立って低下している点である。多くの場合、明瞭度も一緒に低下する。これは、しばしば臨床家が経験することである。しかし、しばしばその原因は、クライアントの能力にそぐわない会話課題が与えられているからである。たとえクローズド・クエスチョンであっても、親近性が低かったり、認知的負荷が高いだけでも音圧はこの課題で著しく低下することが少なくない。クライアントが30秒も考え込んでしまう課題であれば、音圧は訓練前の段階にまで戻ってしまうこともめずらしくない。加えて、その後の自由会話などは無用の課題である。

　これに対して、**図9**に適した言語訓練課題の設定例を示した。先と同様にLSVT LOUDを開始して2週間を経た時点での1セッションにおける各課題の音圧の変化を示したものである。ここでは即興的

な発話課題として、本書の第4章に含まれているクローズド・クエスチョン、すなわちいくつか料理の写真を提示して好きな料理を1品選ばせる課題を実施している。このように単純な課題内容に設定すると、クライアントのレベルに適しているばかりでなく、認知的負荷も軽減されているために良好な音圧が維持される。最後の自由会話などは入れない。なぜなら、前述のように、この段階では自由会話は単に無駄なおしゃべりとなってしまうからである

　さらに訓練開始時には、ダラダラと会話を行わない。このレベルでは良好な音圧を維持した自由会話はまだ困難なレベルであり、単純な挨拶や必要最低限度の会話にとどめておくと良い。多くの場合10の常套句に「こんにちは」などの挨拶にかかわることばが含まれているので、まずこの挨拶から始めると良い。訓練は最初の一言からすでに始まっているのである。

認知的負荷を軽減する

　繰り返しになるが、会話訓練の開始初期は、クローズド・クエスチョンを用いると同時に、認知的負荷を軽減した質問形式にすることも考慮すべきである。仮に、「好きな食べ物は何ですか」という質問に対して、クライアントが「漬けもの」と返答したことから、漬けものを会話のテーマとしたとする。この場合、以下のように最初に文字と音声の双方で選択肢を提示した設問では、認知的負荷が軽減されるために訓練中の技法をいかして返答されやすいものである。

臨　床　家：主な漬けものの種類には、塩漬け、ぬか漬け、醬油漬け、みそ漬け、粕漬けなどがあります。あなたが一番好きな漬けものを一つだけ教えてください。
クライアント：みそ漬けです。
臨　床　家：その次に好きな漬けものを一つだけ教えてください。もう一度いいます。塩漬け、ぬか漬け、醬油漬け、粕漬けなどでどれがお好きですか。
クライアント：ぬか漬けです。

　上記の類のクローズド・クエスチョンを文字と音声に加えて写真を提示しながら実施すると、その効果は輪をかけて大きくなる。
　これに対して、最初に選択肢を提示しないで、「あなたが一番好きな漬けものを一つだけ教えてください」といった質問形式では、クライアントはしばしば考えこんでしまい、思考中に注意が逸れ、訓練中の技法をいかして返答することが難しくなる傾向にある。たとえばLSVT LOUDを実施しているクライアントでは、考えている間にとたんに声量が低下してしまう。あるいはリズミック・キューイング法を実施しているクライアントでは、考えている間にとたんにリズムが乱れて明瞭度が低下する。
　あるいは、「魚を使った練りもの」を会話のテーマとする場合、以下のようにやはり文字、音声、写真を提示して実施すると、訓練中の技法をいかして返答されやすいものである。

臨　床　家：魚を使った練りものにもたくさんあります。これから私がいうなかで好きなものがあれば、私につづいてその名前をいってください。焼きかまぼこ、笹かまぼこ…。
クライアント：はい、笹かまぼこ。
臨　床　家：はい。つづけます。昆布巻きかまぼこ、カニかまぼこ、チーズかまぼこ、なると、はんぺんのなかで、好きなものがあれば教えてください。
クライアント：はい、はんぺん。

臨　床　家：はい。つづけます。魚肉ソーセージ、ちくわ、つみれ…。
クライアント：はい、つみれ。

　会話訓練の導入初期では、本書の臨床家用マニュアルのなかに多く含まれている多様な会話カードを、適宜このような単純な質問形式に置き換えて使用することを推奨する。本書の臨床家用マニュアルは臨床家に知識がなくてもこうした会話訓練を適切に行うことができるように作成されているが、臨床家が本章で解説されているような一連のスキルを身につけていなくては効果を得ることは難しい。

通常の訓練の最中にも会話訓練を随時取り入れる

　会話訓練は通常の訓練を行っている最中でも、クライアントの返答に対して、適時、即興的に質問をすることで、訓練技法を般化させる方向へと促すことができる。たとえば、ディサースリア例に対する発話速度の調節法では、頻回に文の完成課題を行う。この課題については、「スピーチ・リハビリテーション　第2巻　―プロソディー訓練・総合訓練編―」（インテルナ出版）の第11章に収められている。文の完成課題でクライアントが返答した文に対して、臨床家が即興的に質問をして特定の技法を用いて返答させるのである。
　以下にその例を示す。下線部が即興的な質問と返答である。

臨　床　家：食後に…。
クライアント：食後に、デザートを食べました。
臨　床　家：何を食べましたか。
クライアント：リンゴです。
臨　床　家：リンゴとミカンとどちらが好きですか。
クライアント：ミカンです。

会話の話題をクライアントの生活に即した親密なものと設定する

　会話の話題とは、基本的にクライアントにとって親密なものが望ましい。訓練を画一的に行うのではなく、個人の年齢、性、職業、生活パターン、嗜好性、教育レベルなどに即した実用的なコミュニケーション場面を設定することにより、クライアントは話題に対して関心をもって積極的、自発的に取り組むことができ、また社会的スキルとしてのコミュニケーション能力の獲得へと導くことができる。そのためには、訓練を開始した当初は、臨床家が会話の話題を設定するのではなく、クライアントとの簡単な相互的なやりとりのなかでクライアントにとって親密な話題を拾うことが大切である。
　クライアントにとって親密な話題を拾うためには、クライアントに職業、趣味、出身地、好きな食べ物などを質問するのが良い。こうしたテーマはだれでも自分にとって親密な話題であるため、誘い水とするのに適している。そして、仮に職業を尋ねて農業という返答があったとすると、農業という職に敬意を表しながら、農業を話題として取り上げて展開してゆけば、クライアントにとって親密なコミュニケーションとなるであろう。出身地が博多という返答があれば、博多に関する話題をとりあげる。人が自分の故郷について方言を交えて語るとき、ことばは輝きを増して口から放たれる。
　これに対して、話題を臨床家の側から設定してしまうと、その時点で、すでにコミュニケーションの

材料がクライアントではなく、臨床家にとって都合の良いものとなってしまうので不適切である。たとえば、すき焼きをあまり好まないかもしれないクライアントにいきなり、「すき焼きに入れる具材を教えてください」などと質問したり、スポーツに関心がないかもしれないクライアントに「昨日は○○選手が金メダルをとりましたねぇ」などと語りかけたりするのは不適切な会話の切り口の例といえる。

臨床実習を初めて体験する学生やコミュニケーションが苦手な臨床家はしばしば老人の関心事に合わせることが難しく、このようにどの程度クライアントにとって親密であるかを考慮することなく話題を設定してしまうことがある。自分にとって関心のある内容や一般社会で注目されている話題について話そうとしてしまうきらいがある。その結果として、クライアントは会話に対して消極的となってしまう。あるいは、本来は双方向的であるべき会話が一方向的となり、前述のようにクライアントを質問責めにするようなやりとりとなってしまうこともある。

繰り返して述べるが、クライアントが話したいのは、「臨床家が関心のある話題」でもないし、「社会で注目されている話題」でもない。そうした話をすればするほど、クライアントは聞きたくないと思うこともあるであろう。

したがって、言語臨床家にとって話題を拾う能力はとても重要である。話題は臨床家のなかから発想されるものではなく、クライアントのなかからみつけるもの、もしくは引き出すものである。

ただし、一定期間臨床を行ったクライアントであれば、どのような話題がクライアントにとって親密であるか判別できることがしばしばある。こうした場合は、臨床家の側からクライアントにとって親密な話題を提供することができる。

本書の「知恵袋」を活用して話題を適切に展開させる

序文でも述べたが、本書に含まれている会話カードもしくはロールカードの内容の質問をすることにより話題を拾ったり提供したりするが、その話題を適切に広げるためには、知識が必要である。しかし、設問ごとに、知識の程度にはかなり大きな個人差がある。そこで、本書では各設問を自由に変化させたり、だれでもが設定された話題を的確に展開させることができるために、専門的話題について随所に「知恵袋」として解説文を設けることにした。これを参照することで、クライアントとの相互的なやりとりを展開させることができるであろう。

また、コミュニケーションの基本は相手のことを良く知ることから始まる。会話訓練はしばしば老人のクライアントを対象として行われるため、老人たちが生きてきた背景について知っておく必要がある。これについては、「スピーチ・リハビリテーション　第4巻　―写真集編―」（インテルナ出版）が有用であろう。老人たちが過ごした学校（尋常小学校、国民学校、戦後の学校）、子供の頃の遊び、衣食住や家庭生活、大事件、行事など、たくさんのことを楽しく学ぶことができる。

たとえば、クライアントとの会話のなかで、国民学校の時代の生活が話題となることは珍しくない。しかし、臨床家が国民学校について無知なあまりに「国民学校って何ですか」と質問してしまえば、そこで会話は絶えてしまう。これに対して、知識があれば、そのクライアントが戦時中に教育を受けたことを察し、防空体操について、学童疎開について、学徒動員により工場や農村で働かされた苦労話などについて共感をもって応答することができる。

高齢者の思い出を刺激した会話は、しばしばクライアントの表情が大きく変わるほど発話意欲を高める。認知症のある人では、別人のように活き活きとして話しだすことがある。

地域性を重視する

　習慣は地域によって異なる。料理を例にとると、肉じゃがは関東圏では豚肉が使用される傾向にあるのに対して、関西圏では牛肉が使用される傾向にある。あるいは、大みそかの夕食に添えられる年取り魚は、東日本はサケ、西日本はブリとされてきた。こうした地域性は親密性にかかわり、クライアントは親密性の高い話題であるほど積極的な態度で取り組むことができ、話題が広がりやすいものである。本書を活用するさいには、こうした地域性に配慮して訓練を進めていただきたい。

使用する課題をあらかじめ選択しておく

　本書に納められている多様な課題は、目次の順番通りに使用する必要性はほとんどない。むしろ、無作為で順不同に課題を選択したほうがクライアントにとってバリエーションのある話題となり、惰性化を防ぐことができる。円滑に会話訓練を実施するには、訓練開始前にあらかじめその日に用いる課題を選択して、付箋を貼るなり、使用する課題が納められているページと課題名を記録しておくなりしておくと良い。会話訓練を開始する段になってから「さて、今日はどこを課題として会話訓練の話題を拾おうか」などと課題を探していると、訓練のリズムが崩れ、無駄な時間を作り出してしまい、なによりも円滑に訓練を進めることが難しくなる。

　一定期間クライアントを担当すれば、臨床家は個々のクライアントにとって親密な話題とはどのようなものであるか把握することができる。こうした段階になれば、あらかじめ、クライアントにとって親密な話題が含まれていると思われる箇所の課題を本書のなかから選択しておくことは難しくない。気のきいた臨床家であれば、日頃からクライアントの関心事をさりげなく観察しているものである。あたかも、コミュニケーションが上手な人は相手の関心事をいつも観察しているように、である。

意味のある日常的文脈でのコミュニケーション場面を設定する

　会話訓練では、単に写真を提示して孤立した語を呼称させるような課題を与えるのではなく、原則として意味のある文脈のなかにおけるコミュニケーション場面を設定する。たとえば、「毎日暑いですねぇ。暑い日にはどんなものを食べたいですか」「もうすぐお正月ですねぇ。どんな料理を食べたいですか」とたずね、クライアントが返答した内容を中心としながら関連する質問をして会話を広げてゆく。

　こうした日常的な文脈を背景として失語症のある人が語を想起したり、さまざまな発話障害のある人が発話を生成したりすることによってこそ、実用的なコミュニケーション能力の獲得が促進されるであろう。失語症のある人では文脈的効果により理解力が高まったり会話能力が促進されることが示唆されているし[30,31]、Simmons[32]は失語症のリハビリテーションにおいて訓練室で獲得した機能を日常生活で実用できるように導くことの重要性を指摘している。発話障害のある人でも社会的交流経験の不足が参加制約上のバリアーとなっていることが指摘されるおり[7]、前述のように言語訓練室のなかでの「できる言語・発話」から生活の場における「している言語・発話」へと般化させるために実用的な会話訓練は欠かすこととのできないものである[10]。

　したがって、臨床家は本書に収められている設問の仕方を適宜意味のある日常的文脈でのコミュニケーション場面に修正して用いることを推奨したい。

なお、文脈のなかで単純な語ではなく文レベルで返答させる手技として、キャリア・センテンスを用いるものがある。たとえば、上記の問いかけであれば、「暑い日には、○○を食べたいです」「お正月には、○○を食べたいです」という返答文をあらかじめ印刷して提示しておき、○○に写真をみながら語を埋め込ませることで文レベルで返答させる訓練を行うことができる。こうしたキャリア・センテンスを用いたやりとりはコントロールされた不自然な会話であるが、単語レベルから文レベルの訓練へと移行する初期の段階にしばしば適応となる。

ロールプレイの導入

　会話の双方向性と日常生活場面における会話の臨場感を高めるために、会話訓練ではロールプレイ（役割演技）形式が導入されることがある。ロールプレイ形式を導入するさいには、場面もしくは状況を設定し互いの役割分担を明確にし、疑似体験を通じて特定の場面に適切に対応できるように学習を促す。

　しかし、発話障害のあるクライアントにロールプレイ形式で行うさいに、言語訓練室でいきなり実際の生活場面を再現しようとするとしばしば飛躍と不自然さがきわだってしまう。あるいは、おもしろみのない形式的な訓練となりやすい。というのは、発話障害のある人は言語（language）の障害のある人とは異なり、意図内容を言語学的に符号化する過程は正常でありながらも発話の実行過程に問題があるので、会話訓練の目的は諸種の訓練技法を用いて意図内容を会話レベルで適切に表出することを般化させることが目標となる。この場合、訓練場面のリアリティは、会話レベルで意図を表出するという目標に多大な影響を及ぼすものではない。多くの場合、発話障害のある人はさまざまな場面もしくは状況に適応する能力そのものは保持されている。

　たとえば、さまざまなそば・うどんの写真を提示して臨床家が店員の役割を演じ、以下のような現実の日常生活をシミュレートしたやりとりを行えば、学芸会のような訓練となりかねない。あるいは台本のようなものを用意しておくと、三文芝居のようになりかねない。

臨　床　家：いらっしゃいませ。ご注文は何にいたしましょうか。
クライアント：かけうどん。
臨　床　家：かけうどんを一つですね。
クライアント：はい。
臨　床　家：ありがとうございます。

　したがって、発話障害のある人に日常生活をシミュレートしたやりとりを実施するさいに、過剰にバーチャル・リアリティもしくは仮想現実に近づけるさいには注意が必要である。また台詞を厳密に作成してしまうと会話の自由度が失われ、諸種の訓練技法を会話レベルで般化させることが難しくなる。以上から、本書の活用にさいして、発話障害のあるクライアントを対象として多様な話題を提供することを主とし、場面や状況を厳密に設定することは副次的なものとされたい。ただし、言語訓練室以外の日常生活空間を活用して会話訓練を実施するのは、どのようなことばの障害がある方にとっても有用であろう。

　これに対して、失語症の訓練では、上記のような会話訓練で役割を演じきることが、現実の生活でのやりとりを円滑に行ううえで有用であることもある。というのも、失語症の訓練ではさまざまな場面や状況下で意図内容を言語学的に符号化して表出することが重要な目標となるからである。竹内ら[33]は失語症におけるロールプレイの重要性と有用性を示唆している。Atenら[34]は、失語症のある人にロールプレイ形式を用いた訓練を実施して有用であったと報告している。

会話訓練中の訓練技法の乱れの修復

　会話訓練の実施中に、それまでクライアントが獲得してきた各技法の乱れが生じたら、基本的技法に立ち戻って復習を行う。たとえば、ディサースリア例の場合、発話速度が突然速くなれば、クライアントが習得してきた発話速度の調節法を再度復習してから、会話訓練に戻る。あるいは、声量の低下に対してLSVTを行ってきたクライアントの声量が低下すれば、基本的な /a/ の持続発声や実用的な常套句を数回行ってから、会話訓練に戻ると良い。

音声言語にこだわらない

　コミュニケーションにおいてメッセージを伝達する手段には、言語、非言語、準言語（paralanguage）の3種がある（図10）[35-39]。これら3種類の伝達手段を総称してトータル・コミュニケーションという。言語は、音声言語と文字言語に分けられる。非言語の伝達方法には、ジェスチャー、表情、姿勢、視線、うなずき、笑いなどがある[40]。言語は主に言語記号による分節的情報を伝えるのに対して、非言語は思い、気持ち、感情といった側面の情報を伝えるのに用いられる。準言語的コミュニケーション（paralinguistic communication）は、心的態度によるストレス、イントネーション、発話速度といったプロソディーの側面の情報（韻律的情報もしくは超分節的情報）を含み、コミュニケーションにおいて重要な役割を果たしている[37,38]。厳密には、準言語も分節的情報に関与するし、感情的側面にもかなり関与するが、ここではこの点については深く触れない。

　メッセージの伝達の仕方について、いわゆるバーバル・コミュニケーション（言語的コミュニケーション）とノンバーバル・コミュニケーション（非言語的コミュニケーション）に二分し、準言語を非言語に含めるとする古典的見解は今日でも存在するが[41]、非言語を準言語と非言語（non-language）に分類するほうが精緻であり今日的であると思われる。

　いずれにしろ、言語以外の非言語や準言語をコミュニケーションでは重視しなくてはならない。アイ・コンタクトを含めた表情、相づちの打ち方、発話速度を含めた口調、うなずきなどの準言語や非言語は、コミュニケーションにおいてきわめて重要な役割を担っている。

　アイ・コンタクトを含めて、Egan[42]はコミュニケーションの基本的技能について、以下のSOLER

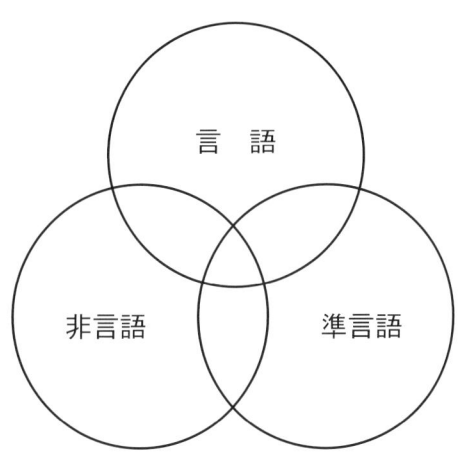

図10　メッセージを伝達する3種の方法

という概念を提唱している。SOLERはコミュニケーション・スキルについて論じられるさいに、頻繁に引用される概念である。

- S：straight　　　相手とまっすぐに向き合う
- O：open　　　　オープンな姿勢
- L：lean　　　　相手に向かってやや身体を傾ける
- E：eye contact　視線を合わせる
- R：relaxed　　　リラックスして話をする

　日常会話において、だれもが口頭言語（音声言語）以外にこうしたさまざまな非言語的コミュニケーション手段を自然に併用しているものである。ところが、言語訓練室における構造化された訓練では、しばしば口頭言語だけに焦点をあてた訓練が行われる。しかし会話訓練では、日常会話と同じように多様なコミュニケーション手段を併用するのが良い。

　とりわけ、失語症や言語発達遅滞などのように言語（language）の側面が障害されている場合、口頭言語以外の伝達手段、すなわち書字、描画、ジェスチャーを積極的に使用したり、口頭言語にこれらを組み合わせてコミュニケーション能力を高めることが必要である。認知症のあるクライアントにおいても、こうした非言語はコミュニケーションにおいて重要な役割を果たし、精神的な安定感を与えることもある。また、臨床家の質問に対して、写真をポインティングして意図を伝えることもあるであろう。

　あるいは、聴覚障害が重度の場合、言語（language）の能力に合わせて、聴覚口話、筆談、手話などを用いてコミュニケーション能力を高めることも必要であろう。さらに、ディサースリアなどの発話障害でも、口頭コミュニケーションが困難である場合、諸種の代替コミュニケーション手段を実用化させることが肝要である。

　すなわち、こうしたクライアントにおいては残存能力や代替コミュニケーション手段を十分に日常生活で実用化させることが大切である。

日常生活で宿題を与えつづける

　言語聴覚療法室という騒音が排除され、理想的な聞き手をパートナーとしたコミュニケーション環境しか経験したことのないクライアントは、般化がなされていないために、実際の社会生活場面では訓練技術を活かすことができず挫折経験をしばしば味わうであろう。あるいは、訓練室内でいかに高い明瞭度で話すことができるようになろうとも、もし家人以外とは話さない社会生活が続いておりQOLに改善がみられていないとすれば、その訓練効果は空しいものといわざるをえない。

　したがって、言語聴覚士が行った会話訓練が日常生活でより般化されるために、毎回、習得した技法を日常生活のなかで使用する宿題を少なくとも一つは与えるべきである。たとえばLSVTを習得しつつあるディサースリア例であれば、今日自宅に帰ったら大きな良い声で「ただいま」という家庭内の活動、レストランで大きな声で料理を注文するといった地域での活動、会議で大きな声で発言するといった職業的活動などが含まれる。フレージング法を訓練しているクライアントであれば、やはり同様に家庭内、老人会などの地域、職場などであるテーマについてフレージング法を用いて話すといった宿題を与える。入院（入所）中のクライアントであれば、ほかの医療・介護福祉スタッフを相手とした宿題が良いであろう。いずれにしろ、それらはクライアントの生活に即したものでなくてはならない。

家族や医療・介護福祉スタッフに会話訓練に参加してもらう

　訓練がある程度の段階に達したら、家族や医療・介護スタッフなどクライアントが日常で高頻度に接しているコミュニケーション・パートナーに会話訓練に参加してもらうのが良い。クライアントが言語聴覚士といかに会話を適切に行うことができても、その段階で留まっていては生活のなかで般化されない。ときには、こうしたコミュニケーション・パートナーを交えて会話訓練を行い、言語聴覚士は双方に対して指導を行う必要がある。そして最終的には、「クライアント ⇔ 言語聴覚士」の会話パターンから「クライアント ⇔ 日常で高頻度に接しているコミュニケーション・パートナー」の会話パターンへと移行させる必要がある。

共感のスキルとともに進める

　もし、読者が誰かと話しているさいに相手が無表情で無言で聞いていたとすると、どう思うであろうか。いくら理解してくれていたとしても、楽しいとは感じないであろう。話題や状況によっては、不愉快に感じることもあるかもしれない。「私の話に無関心なのでは」と感じる人も少なくないであろう。ましてや、言語聴覚障害のある人たちは、蔑まれたり疎まれたり、あるいは酔っぱらいではないかと誤解を受ける経験を重ねて傷つき、コミュニケーション意欲が低下していたり、孤独感が強い傾向にある。コミュニケーション意欲を喪失してしまっている場合もある。そのため、相手のコミュニケーション態度にはとても敏感になっていることが多い。

　うなずきや相づちというのは、コミュニケーションには欠かすことのできないスキルであり、「私はあなたの話を共感をもって聴いていますよ」と伝えることである。相手の心理を受容することともいえる。共感とは、相手が感じているように感じることである。話し手の心と聴き手の心とが共鳴することである。クライアントが主体的に話をするのは、聴き手が共感を示しているときである。

　さて、共感を高めるために、話す速度を遅くする、低い声で話さない、といったプロソディーの側面が重視される。明瞭に構音することも重視される。早口や低い声はクライアントを不安にさせることが指摘されている。Nelson-Jones[43]は、良い聴き手となるために以下のVAPERという概念を提唱している。この概念は、とりわけ認知症のあるクライアントとコミュニケーションを図るさいに重要である。玉井ら[44]は、認知症高齢者では発話速度の低下が聴覚的理解を促進させると報告している。

V：Volume　　　　声量
A：Articulation　　明瞭な構音
P：Pitch　　　　　声のピッチ
E：Emphasis　　　強勢
R：Rate　　　　　発話速度

　また、やや大げさなジェスチャーを添えるといったスキルが用いられるが、日本人の場合、欧米人のようなオーバーアクションの連発はしばしば相手にとまどいを与えてしまうので注意が必要である。また、ことば使いは、丁重に話す方には同様に丁重な調子で合わせ、庶民的に話す方には度を超えない範囲内でややくだけた調子で話すことも基本的なソーシャルスキルである。どんなクライアントにも一律に丁重に接したり、ややくだけた調子で話すのは控えなくてはならない。庶民的なクライアントにとっ

て丁重に対応されると、臨床家が自分との間に距離を置いている、親しみにくいと感じてしまうことがある。そこで著者は、クライアントによっては意図的に方言を使用して会話を行うこともある。他方で、くだけた調子で話しかけられるだけで不快感を示すクライアントもいる。臨床家はクライアントとの距離感を縮めるために、このように話し口調も臨機応変に変化させる必要があることを理解しておくと良い。

　さらに、共感を示すスキルとして、「なるほど、〇〇〇〇ということですね」と、相手の話の内容を要約して返答する技法がある。その場合、相手が用いたことばでまとめたり繰り返す。あるいは、相手のことばを単純に繰り返すだけでも効果がある。「夜、眠れないのです」ということばに対して、「そうですか。夜、眠れないのですね」と返す。また、「良いお天気ですね」ということばかけに対して「本当に良いお天気ですね」と返したり、「お昼に大好きなイモ煮汁が出たんですよ」ということばかけに対して「イモ煮汁ですか、おいしいですよねぇ」と共感的に繰り返すのも良い。このように相手の話す内容を理解して、要約しながら相手の話す内容を確かめて共感性を高めるスキルを確認という。あるいは、こうしたスキルは、焦点化とも呼ばれることがある[40]。

　これに類似して、クライアントが話した内容を自分のことばに言い換えてクライアントに返す、言い換えというスキルも共感性を高めるうえで有用であるとされる。単に言い換えるばかりでなく、クライアントの感情や体験に共鳴してクライアントに戻すスキルは反射と呼ばれる[45]。いずれにしろ、共感は理解するばかりではなく、理解したことを相手に伝えることとされる[46]。以下に、言い換えの基本例を示す。

クライアント：リハビリを続けていて、良くなるのか心配なんですよ。
臨　床　家：リハビリの効果が不安なのですね。
クライアント：そうなんですよ。

　要約や言い換えのスキルが適切に用いられると発話内容が鏡に映し出されたように明確になる。「そうなんですよ」「おっしゃるとおりです」という返答が返ってくると、波長が合っていることがわかる。
　また、「私もそうなんですよ」「私も同じ経験をしたことがあります」というように積極的に共感の意を提示するのも良い。たとえ関心のない話題であっても、「そうなんですか。それからどうしましたか」と少し身を乗り出すようにして質問をして話題を継続させるのはしばしば用いられるスキルである。クライアントが言葉でうまく意図を表現するのに難渋している場合は、その内容を洞察して「おっしゃりたいのは〇〇〇〇ということですね」と肯定的に相手に提案する能力も求められる。このような会話を通して共有体験が蓄積され、信頼関係が高まると、クライアントのリハビリテーションに対する意欲も高まるものである。
　共感的反応は、クライアントが悲観的な内容を話し出したさいにも用いられる。たとえば、「もう、リハビリをやめて、退院して自宅に帰りたいです」とクライアントがいったとする。これに対して、「何があったのですか」「そんなことをいわないで一緒にがんばりましょうよ」という反応は、すでに視点を自分の側においてしまっている。まず、「リハビリをやめてしまいたいくらいしんどいとお感じですか」というようにクライアントの心理に視点を合わせるべきである。そうしたことばかけにより、この臨床家は自分の気持ちをわかってくれる、と感じることであろう。そうして、自分の本心を話してくれるであろう。こうした共感的対応により信頼関係が生じることで、最終的にはクライアントは臨床家のことばにも耳を傾けてくれるようになるものである。
　要約すると、肯定的なことばに対しては「それは良かったですねぇ」といった肯定的なことばで反応し、否定的なことばに対しては「それはしんどいですねぇ」「それは困りましたねぇ」といった否定的なことばを受容することばで反応するのが原則である。

最後に、グループ訓練など複数のなかで会話する場合は、グループ全体の息に合わせることが肝要である。つまり、全体が驚いた様子のさいには、一緒に「へぇー」などと声を合わせて驚く。全体が笑ったさいには、一緒に笑う。こうして呼吸を合わせることでグループ間での親密性が高まり、会話が弾む。特に言語聴覚士にとって、話し手であるクライアントの感情に敏感に反応して息を合わせながら、グループ全体が話し手と自然と息を合わせるような雰囲気作りが大切である。

話題の設定の仕方

　この点についてはすでに触れたがきわめて重要な事項であるため、再度詳しくここでとりあげたい。
　話のネタがすぐに尽きてしまう、会話が長くつづかない、というのは実習中の学生や新人の臨床家にしばしばみられることである。そして、その多くは知識不足ばかりでなく、経験不足によるクライアントの心理に対する鈍感さにより生じているものである。臨床家が自分の関心のある話題を設定したり、共感しているつもりが自分の意見を言いすぎるために、クライアントのニーズにそぐわない、ぶれた会話となる。クライアントが最後まで話し終わらない間に話しだしてしまう、いわゆる話の腰を折ってしまうこともある。
　コミュニケーション障害の臨床に求められるのは、適切にクライアントから聴きだす能力や適切にクライアントに話させる能力である。話のネタがすぐに尽きてしまう、会話が長くつづかない、という人は、意識のベクトルが自分に向かっているために相手に適切に話をさせることができないのである。コミュニケーションというやりとりの中心に自分を位置づけてしまっている傾向にある。そして、さらにその事態を客観的に把握できず、クライアントのために話していると思いこんでいる傾向にある。こうしてクライアントは口を閉ざし、会話が絶えてしまうのである。そこで、「クラスでは人気者でいつも話題の中心になって話を弾ませることができる学生が、実習ではクライアントとコミュニケーションがうまくとれない」という現象が起こってくるのである。そして、こうした学生はおしゃべりが上手、人とかかわるのが得意、と自身で思い込んでしまっているため、実習が始まってから苦労することになりかねない。
　クライアントが話したいのは、臨床家が関心を寄せている内容ではない。世間で話題となっている内容でもない。クライアントが関心を寄せている内容である。若い臨床家や実習生はニュースで話題となっている出来事をしばしば話題としてとりあげようとする。たとえば、ワールドカップが開催されるとサッカーの話をしたり、オリンピックが開催されるとスポーツの話をとりあげる。しかし、クライアントがそれに興味がなければ会話の話題としてはそぐわない。つまり、会話は、クライアントが関心を寄せていることやクライアントにとって親密であることを探ることから開始しなくてはならない。話題は、臨床家のなかにはない。クライアントのなかにある。そして、クライアントのなかから話題を引き出す手技については、前述したとおりである。職業、趣味、出身地、好きな食べ物など、クライアントにとって親密性の高い内容を聴き出す質問をすると良い。訓練を開始した当初、話題はクライアントに対する適切な質問の返答から拾うものである。何度も繰り返すが、コミュニケーションの中心はクライアントでなくてはならない。
　しかし前述の通り、一定期間臨床を行ったクライアントであれば、どのような話題がクライアントにとって親密であるか判別できるものであり、臨床家の側からクライアントにとって親密な話題を提供することができる。そこで、本格的に会話訓練を行うさいには、クライアントにとって親密な質問集のようなものが必要である。そのために開発されたものが、本書（臨床家マニュアル）に収められている多様な「会話カード」である。

本書には多数の会話カードが含まれているが、これらはすべて会話のきっかけを作ったり、話題を拾うものである。たとえば、「野菜で好きな（よく食べる）ものは、何ですか」という質問カードから「その野菜を使った料理で何が好きですか」という質問カードへとつなげ、訓練教材集の野菜を使った料理の種類の表をみながら、サラダ、漬けもの、お浸し、炒めもの、焼きもの、煮もの、酢のもの、揚げもの、和えもの、鍋もの、汁もの・スープなどさまざまな料理をクライアントに選んでいただき、訓練教材集に含まれている選択したカテゴリーの一連の料理を視覚的に提示しながら話題を自在に展開させることができる。

　その他、とりあえずどんな相手とも会話をつなげるために有用な話題は天候である。また、しばしば四季の行事、料理、職業、出身地、趣味、地域に密着した話題（伝統行事など）なども有用である。「良いお天気ですねぇ」「寒くなりましたねぇ」「春めいてきましたねぇ」といった会話の切りだしは、日常生活で自然と用いられているものである。

話題を広げる

　先に、話題の設定の仕方について述べた。この話題を広げるために、本書では「知恵袋」を設けることにしたことについても前述した。これを参照することで、話題を広げて自由に展開させたり、クライアントとの相互的なやりとりを豊かなものとさせることができるであろう。ここでは、この「知恵袋」をよりよくいかして話題を広げる技法について述べる。

　話題を広げるには適切に問いかけることが必要である。そのさいに「5W1H」は、掘り下げた質問をして具体的な会話内容へと進展させるのに有用な技法である。5Wというのは、①いつ（When）、②どこで（Where）、③だれが／だれと（Who）、④何を（What）、⑤なぜ／どうして（Why）である。1Hというのは、①どのように（How）である。最近は、3Hということばも用いられる。この場合は、②いくら（How much）、③いくつ（How many）である。「5W1H」もしくは「5W3H」は場面にふさわしい自然なやりとりとして用いられなくてはならず、毎回紋切り型に問いかけられると辟易してしまうものである。またそれぞれのことばも、場面ごとにふさわしく置き換えて使用する必要がある。たとえば、「どのように」は「いかが」ということばに置き換えられたり、「どんな具合に」と置き換えられたりする。以下に、簡単な例を示す。

臨　床　家：野菜でお好きな料理は、何ですか。
クライアント：煮しめです。
臨　床　家：おいしいですよねぇ。どのような具材を煮ものに調理しますか。
クライアント：サトイモ、ニンジン、ダイコン、鶏肉、厚揚げ、干しシイタケ、コンニャク、タケノコ、コンブなどでしょうか。
臨　床　家：特に煮しめを作るのは、どのようなときですか。
クライアント：お正月やお盆には必ず作りますねぇ。
臨　床　家：日持ちしますので、お正月などの保存食としても良いですよね。お客さんの分も含めて、たくさん作るのでしょう。どのくらい、どなたと一緒に作るのですか。
クライアント：本家ですので、大勢の人がやってきます。20人分くらいは作りますねぇ。嫁や娘がよく手伝ってくれますので助かります。
臨　床　家：それは大量ですねぇ。ご家族と仲がよさそうで結構ですねぇ。味付けは、どのようにしますか。

クライアント：だし汁に具を入れて、醤油、酒、お砂糖、みりんで薄味にします。
臨　床　家：味をしみ込ませるので、薄味が良いのですよねぇ。

　しかし、5W3Hだけでは、実際の会話はかなり不十分であることも熟知しておく必要がある。これだけでは、会話はすぐに途絶えてしまうものである。また、会話内容も表面的なものに終始してしまいかねない。やはり、相手の心理に焦点をあて、相手の気持ちを聴くという姿勢に依拠したやりとりによってこそ会話はクライアントを中心として豊かに展開するものである。
　また、5W3Hは安易に用いるべきでない、という指摘もなされている[47]。というのは、質問を多用するとクライアントに戸惑いを与えてしまい、逆に二者感の距離が開いてしまうからである。互いの距離を縮め、共感性を高めるために役立つように用いなくてはならない。

会話を楽しむということ

　コミュニケーションが苦手な人にしばしばみられる傾向として、「会話とは常に真面目で真剣なものでなくてはならない」「中途半端な知識で同感などしてはならない」「初対面で冗談をいうのは失礼だ」などと思いこんでいる方が多いように思われる。しかし、こうした発想そのものがコミュニケーションを行きづまらせてしまっている。
　臨床のなかで、ユーモアのある会話はしばしば楽しい雰囲気をかもしだし、あまりよく知らなくても共感を示す演技力も社会的スキルの一つとして必要である。

笑　顔

　「目は口ほどにものをいう」とは、的を射たことばである。表情は、コミュニケーションではとても重要な役割を担っている。特に笑顔は、相手の気持ちを解きほぐしたり、硬直した場の雰囲気を解きほぐし明るくする力をもっている。ときには、言葉以上の力を発揮する。無言であたたかく笑顔でうなずくだけで、相手は親近感を高めるものである。いかなる時代でも、いかなる国でも、接遇の要である。悪気はなくとも、表情が乏しいと仏頂面と解釈され、人間関係を確立する阻害要因になりかねない。
　「暗い人と明るい人とではどちらがお好きですか」と問われれば、ほとんどの人は明るい人と返答するであろう。そして、明るい人と話したくなるものである。笑顔は人柄を演出する効果があり、相手に安心感や信頼感を与えてくれる。
　笑顔は、最初の出会いにおける挨拶の場から必要不可欠なものである。また、親しげな表情やしぐさを伴う笑顔はさらに望ましい。これに対して、職業的で形式的な笑顔はクライアントの笑顔も形式的なものにしてしまう。
　認知症のあるクライアントでは特にこうした笑顔が、豊かなコミュニケーションにおいて重要であることが研究により報告されている[48]。

クライアントを中心としたやりとり

　コミュニケーションがことばのキャッチボールであるということは、しばしばいわれてきたことであ

る。したがって、互いにテーマがかみ合っていなければならない。たとえば、下記のやりとりはどうだろうか。

クライアント：昨晩は、お寿司が出たんですよ。
臨　床　家：私はお寿司が大好きです。良かったですね。
クライアント：私は好きなものと嫌いなものがあって、半分しか食べることができませんでした。
臨　床　家：私は何でも好きです。特にマグロなんか好きです。
クライアント：おいしいですねぇ。
臨　床　家：特に大トロが好きです。
クライアント：私は脂っこいところは苦手なので、赤身のほうが好きですが…。

　寿司をテーマとしているが、かみ合っていない。その理由は、臨床家が自分の関心事ばかりを優先して話しているからである。むしろ、クライアントが臨床家に合わせている場面さえみられる。こうしたやりとりでは、会話が長く続かない。
　これに対して、以下のように臨床家がクライアントの心理を理解しようとする気持ちをもって接すれば、自然と共感を示す会話へと流れ、会話がかみ合い、発展させることができる。このように会話を行うさいにまず相手のことばを受けとめることが基本原則であるが、さらに、受けとめてことばを返すさいに演技も必要とされるスキルである。こうした視点から捉えると、コミュニケーションとは感情のキャッチボールともいえるかもしれない。

クライアント：昨晩は、お寿司が出たんですよ。
臨　床　家：お寿司ですか。お好きですか。
クライアント：私は好きなものと嫌いなものがあって、半分しか食べることができませんでした。
臨　床　家：そうですかどんなものがお好きですか。
クライアント：マグロやイワシのような青魚が好きです。
臨　床　家：そうですか。私も青魚が大好きです。
クライアント：私は脂っこいところは苦手なので、マグロは赤身のほうが好きです。
臨　床　家：おいしいですよねぇ。

　ここで着目されたいのは、会話の中心にクライアントを位置づけるために、「お寿司ですか。お好きですか」と問いかけている点である。相手に適切に問いかけることこそが、会話というやりとりにおいて相手を中心として継続させるポイントである。
　ほかの例をあげると、「あいにく、今日は朝から雨ですねぇ」と切りだし、クライアントが「そうですねぇ」と返したとする。コミュニケーションが苦手な人は、そこで会話が途切れてしまう。しかし、その後で、「雨の日はどんなふうにしてすごしますか」などと問いかけることでクライアントを中心として会話が続く。

認知症や失語症のあるクライアントとのかかわり方

　本章では、言語聴覚障害ばかりでなく、認知症や失語症のあるクライアントと会話訓練を実施するさいの進め方にも着目しながら解説してきた。したがって詳しく解説を繰り返さないが、ここでは認知症

のあるクライアントとのコミュニケーションにおいて特に注意すべき点を以下に簡潔にまとめる。もちろん、重症度やタイプにもよるが、一般的に留意すべき点として理解していただきたい。

① 関心のある話題をとりあげる。無関心で考え無精のクライアントが関心の高い話題になると積極的に話し出すことがある。
② 理解しやすいように、短く区切りながら語りかける。一つの短文を3つや4つの単語に区切って話す。
③ 理解しやすいように、クライアントにとって親近性の高いことばを用いる。たとえば、「トイレ」というよりも「便所」といったほうが理解されやすい。
④ 理解しやすいように、ゆっくりとした速度で話す。情報処理に時間を要することを忘れない。
⑤ 理解しやすいように、表情やジェスチャーなどの非言語を多用する。適切な非言語はコミュニケーションを促通するばかりでなく、しばしば精神的安心感をも与える。
⑥ コミュニケーション能力の低下が著しい場合は、返答しやすいように、クローズド・クエスチョンを用いる。もしくは、単語レベルで返答できるように問いかける。
⑦ ことばにつまる場合は、ほほえみながらゆっくりと待ってあげる。沈黙を恐れない。
⑧ 会話の焦点が逸脱しやすい場合、確認をとりながら、会話を進める。また、話題があらぬ方向に転化されやすいので、整理しながら会話を進める。
⑨ 注意が散漫なクライアントの場合、名前を呼んだり、肩を叩くなど注意を喚起しながら話す。
⑩ 妄想や作話が出現しても否定しないで、受容しながら現実的なストーリーを引き出す。
⑪ 文字を用いるさいには、漢字よりも仮名を用いる。
⑫ 傾聴、共感、相づちなどを大げさに示す。同じ会話を繰り返しても、否定しないで傾聴する。
⑬ 生活史や職業、得意だったこと、嗜好性などを察しながら会話を進める。

　これらの多くは失語症のあるクライアントとのコミュニケーションにも注意すべき事項である。とりわけ、短く区切りながら話すこと、ゆっくりとした速度で話すこと、表情やジェスチャーなどの非言語を多用することは、失語症のあるクライアントとのコミュニケーションにおいて重要である。非言語では、その他に描画なども積極的に用いると有効であるクライアントがしばしばいる。コミュニケーションの破綻を防ぐために、コミュニケーション・モードは適宜切り替える必要がある。また、重症化したクライアントほど、クローズド・クエスチョンを用いることやゆっくりと待つことも重要である。
　これらに加えて、失語症のあるクライアントとのコミュニケーションでは、以下にも留意すると良いであろう。

① 理解が難しい場合に、繰り返していう。
② 表出が難しい場合に、繰り返していってもらう。
③ 理解が難しい場合に、他のことばに言い換える。
④ 「はい-いいえ」で答えられる質問をする。
⑤ 選択肢を書きだした質問をして、指をさして答えられるようにする。
⑥ 確認をとりながら会話を進める。
⑦ 話題を突然変えない。

文　献

1) 上田　敏：日常生活動作を再考する―QOL 向上のための ADL を目指して―．総合リハ，19：69-74，1991．
2) 上田　敏，大川弥生：日常生活動作訓練の基本的な進め方．総合リハ，20：835-839，1992．
3) WHO：International classification of functioning, disability and health, 2001.
4) 上田　敏：科学としてのリハビリテーション医学．pp 64-66，医学書院，東京，2001．
5) 上田　敏：WHO 国際障害分類改定の経過と今後の課題　―ICIDH から ICF へ―．PT ジャーナル，36：5-11，2002．
6) 高岡　徹，伊藤利之：日常生活動作・生活関連動作．千野直一，安藤徳彦編集主幹「脳卒中のリハビリテーション」，pp119-129，金原出版，東京，2001．
7) Yorkston KM, Beukelman DR, Strand EA, Bell KR：Management of motor speech disorders in children and adults. Pro-Ed, Austin, Texas, 1999（伊藤元信，西尾正輝，監訳：運動性発話障害の臨床―小児から成人まで―．インテルナ出版，東京，2004）．
8) 西尾正輝：慢性疾患の障害モデルに基づいた Dysarthria のスピーチ・リハビリテーション．音声言語医学，34：402-416，1993．
9) 西尾正輝，新美成二：Dysarthria における発話明瞭度に関する検討．音声言語医学，42：9-16，2001．
10) 西尾正輝，志村栄二：Dysarthria における「できる発話」と「している発話」．音声言語医学，46：237-244，2005．
11) Rogers MA, Alarcon NB, Olswang LB：Aphasia management considered in the context of the World Health Organization model of disablements. Phisical Medicine and Rehabilitation Clinics of North America, 10：907-923, 1999.
12) Davis GA：Pragmatics and discourse. In GA Davis, A survey of adult aphasia and related language disorders, 2nd ed, Prentice-Hall, Englewood Cliffs, New Jersey, 1993.
13) Ramig LO, Fox C：LSVT Traing and Certification Workshop Binder. Niigata, Japan, August 22-23, 2009.
14) Damon SG, Lesser R, Woods RT：Behavioural treatment of social difficulties with an aphasic woman and a dysarthric man. International Journal of Language & Communication Disorders, 14：31-38, 1979.
15) Greenhalgh T, Hurwitz B（Eds）：Narrative based medicine：dialogue and discourse in clinical practice. BMJ Books, London, 1998.
16) 斎藤清二：ナラエビ緩和ケア学事始め．緩和ケア，21：255-260，2011．
17) 斎藤清二，岸本寛史：ナラティブ・ベイスト・メディスンの実践．金剛出版，東京，2003．
18) 上野　矗：すこやかな生の心理― suffering と well-being のはざまを手がかりに．日本保健医療行動科学会年報，16：1-15，2001．
19) 森岡正芳：緩和ケアにおけるナラティブ・ベイスト・リサーチ．緩和ケア，21：285-289，2011．
20) 中島　孝：ALS をめぐる問題―倫理から緩和ケアへ―．臨床神経学，48：958-960，2008．
21) Freud S：The complete letters of Sigmund Freud to Wilhelm Filess, 1887-1905. p160, Harvard University Press, Cambridge, MA, 1985.
22) 谷川俊太郎：特集　こうあってほしい日本の医療―各界へのインタビュー―．Nikkei Medical，4：22，2002．
23) 秋山（大西）美紀（訳），大生定義，中島　孝（監訳）：SEIQoL-DW 日本語版（暫定版），http://www.niigata-nh.go.jp/nanbyou/annai/seiqol/SEIQoLJAP0703WEB.pdf，2007．
24) 野村豊子：コミュニケーションとは何か．野村豊子編「コミュニケーション技術」，pp 2-29，ミネルヴァ書房，京都，2010．
25) 大武美保子，豊嶋伸基，三島健稔，淺間　一：認知症を予防する共想法の提案と介護予防施設における実施．Proceedings of the 2007 JSME Conference on Robotics and Mechatronics, Akita, Japan, May10-12, 2A1-A11（1），2007．
26) 大武美保子：認知症の予防を目的とする共想法の開発と高齢期における感性の実用的意義．感性工学，9(3)：

160-166, 2010.
27) 大武美保子：介護に役立つ共想法．中央法規出版，東京，2012．
28) 豊嶋伸基，三島健稔，淺間　一．大武美保子：共想法支援システムの開発と高齢者による評価．Proceedings of the 2007 JSME Conference on Robotics and Mechatronics, Akita, Japan, May10-12, 2A1-A12 (1), 2007.
29) Adler RB, Towne N：Looking out / looking in. interpersonal communication Holt, Reinehart and Winston, New York, 1981.
30) Pierce RS：Influence of prior and subsequent context on comprehension in aphasia. Aphasiology, 2：577-582, 1988.
31) Simmons-Mackie NN, Damico JS：The contribution of discourse markers to communicatitive competence in aphasia. American Journal of Speech-Language Pathology, 5：37-43, 1996.
32) Simmons NN：A trip down easy street. In Prescott TE (Ed.) Clinical Aphasiology, 18：19-30, 1989.
33) 竹内愛子（編）：失語症者の実用コミュニケーション臨床ガイド．協同医書出版社，東京，2005．
34) Aten JL, Caligiuri MP, Holland AL：The efficacy of functional communication therapy for chronic aphasic patients. Journal of Speech and Hearing Disorders, 47：93-96, 1982.
35) 藤崎博也：韻律研究の諸側面とその課題．日本音響学会平成6年度秋期研究発表会講演論文集，1：287-290，1994．
36) Fujisaki H：Prosody, models, and spontaneous speech. In Sagisaki, Y. et al (ed), Computing prosody：Computational models for processing spontaneous speech, Springer, New York, 1997.
37) 前川喜久雄：音声学．田窪行則，他編「岩波講座　言語の科学2　音声」，岩波書店，1998．
38) 前川喜久雄，北川智利：音声はパラ言語情報をいかに伝えるか．認知科学，9：46-66，2002．
39) 野村豊子：コミュニケーションとは何か．野村豊子編「コミュニケーション技術」，pp2-29，ミネルヴァ書房，2010．
40) 久保田真弓：「会話におけるコミュニケーションの役割」の教育─掲示板を利用したテレビドラマの分析をとおして─．日本コミュニケーション学会，22：141-161，2009．
41) 山根　寛：「伝える」「伝わる」─コミュニケーションのしくみ．精神認知とOT，3：190-194，2006．
42) Egan G：The skilled helper, 6th edn., Brooks/Cole, London, 1998.
43) Nelson-Jones R：Practical counselling and helping skills, 3rd edn., Cassell, London, 1994.
44) 玉井　智，長塚紀子，進藤美津子：発話速度が認知症高齢者の聴覚的短文理解に及ぼす影響：ワーキングメモリとの関連．第38回日本コミュニケーション障害学会学術講演会予稿集，p 223，2012．
45) Duxbury J：Difficult patients. Reed Educational and Professional Publishing Ltd, Oxford, 2000.
46) Egan G：Interpersonal living：a skills/contact approach to human-rtelations training in groups. Brooks/Cole, Monterey, Calif., 1976.
47) 神田橋條治：精神科診断面接のコツ．岩崎学術出版社，東京，1984．
48) Hoffman SB, Platt CA, Barry KE, Hamill LA：When language fails：nonverbal communication abilities of the demented. In Hutton JT, Kenny AD (eds), Senile dementia of the Alzhehimer's Type, A.R. Liss, New York, 1985.

第2章

日常会話の基本

日常生活に関連する基本的な会話をしましょう！

■ロールカード1　基本的な日常生活場面の会話 … 30

■会話カード1　基本的な日常生活関連会話 … 32

■会話カード2　常套句から会話へ … 34

ロールカード 1　基本的な日常生活場面の会話

（訓練教材集2～3ページ）

　ここでは、きわめて基本的な日常生活場面を設定してロールプレイを実施します。各ロールカードに記載された課題に従い、クライアントと臨床家は役割分担を明確にして、疑似体験を通してクライアントがそれぞれの日常場面に適応して会話ができるように促しましょう。
　臨床家は、ロールカードごとに、クライアントに設定する日常生活場面をていねいに説明してください。そして、クライアントの役割と課題を教示してあげてください。また、クライアントのことばに応じて臨機応変に対応してください。
　一つのロールカードだけで、複数にアレンジして繰り返して使用してください。

☞ 訓練教材集 p.2 を提示しながら

●ロールカード●

役割
挨拶をします。

課題
朝、日中、夕方、道ばたで近所の方と出会いました。挨拶をしましょう（おはようございます、こんにちは、こんばんは、など）。

臨床家の対応
隣人になりすましてください。適当に季節を設定して、場面の変化を加えてください。たとえば、「夏の日中です」として「暑いですねぇ」としたり、「冬の日中です」として「寒いですねぇ」とします。

☞ 訓練教材集 p.2 を提示しながら

●ロールカード●

役割
自治会、老人会などで、初対面の方に自己紹介をします。

課題
各種の会合に参加することになりました。自己紹介をしてください。

臨床家の対応
聞き手になりすましてください。そして、趣味、出身地、職業歴、好きな食べ物、よくみるテレビ番組、旅行の思い出、若い頃や子供の頃の思い出などを質問して、会話をはずませてください。

☞ 訓練教材集 p.3 を提示しながら

● ロールカード ●

役割
病院、市役所などで電話番号と住所をいいます。

課題
病院または市役所で電話番号と住所を問われました。答えてください。

臨床家の対応
病院の受付担当者もしくは市役所の職員になりすまして、最寄りの駅などを質問してください。

☞ 訓練教材集 p.3 を提示しながら

● ロールカード ●

役割
病院、市役所などで家族構成をいいます。

課題
病院または市役所で家族構成を問われました。答えてください。

臨床家の対応
病院の受付担当者もしくは市役所の職員になりすまして、「何人家族ですか」「ご長男のお名前は」などと問いかけてください。

会話カード 1 基本的な日常生活関連会話

（訓練教材集 4〜5ページ）

　日常生活に関連する以下の質問をクライアントにして、返答する訓練を繰り返して行いましょう。ただし、クライアントに関連しない質問は、除外してください。第3章、第4章の会話カードを実施するさいにも、この会話カードを導入時に反復して行い、確実にいえるように導いてください。

☞ 訓練教材集 p.4 を提示しながら

① かかりつけの病院・クリニックのお名前をいってください。
② 主治医のお名前をいってください。
③ 担当の言語聴覚士のお名前をいってください。
④ よく話をする医療・介護・福祉スタッフのお名前をいってください。
　（看護師さんで良く話をする方のお名前をいってください、というように質問してください）
⑤ 病気になる前の職業をいってください。
⑥ ご自宅の最寄りのスーパーの名前をいってください。
⑦ ご自宅の最寄りの駅の名前をいってください。
⑧ ご自宅の最寄りの小学校と中学校の名前をいってください。
⑨ 外食や出前をよくする食堂やレストランの名前をいってください。

☞ 訓練教材集 p.5 を提示しながら

⑩ 出身地をいってください。
⑪ 最後に卒業した学校の名前をいってください。
⑫ 行きつけの美容院や理髪店の名前をいってください。
⑬ 購読している新聞の名前をいってください。
⑭ 利用しているクリーニング店の名前をいってください。
⑮ 近所の方々のお名前をいってください。
⑯ 取引している銀行や郵便局の名前をいってください。
⑰ 好みのテレビ番組名をいってください。
⑱ 趣味や娯楽をいってください。（釣り、囲碁、将棋、園芸、料理、読書、観劇、旅行、スポーツ、編み物、コレクションなど）
⑲ 住宅環境をいってください。（農村地帯、田舎町、都会、一軒家、マンション、アパート、工場団地など）

ⓘ ワンポイント・アドバイス 1
▶本日行った言語訓練技法、あるいはこれまで行ってきた訓練技法を会話レベルで実用する訓練であることを、あらかじめクライアントに十分に伝えておく必要があります。

ⓘ ワンポイント・アドバイス 2
▶臨床家は、会話訓練を今後本格的に進めるうえで、本章におけるクライアントとのやりとりから、重要な生活に関する基本的情報が得られることに留意しておきましょう。これらを記録しておき、第3章以下の訓練で役立てると良いでしょう。

ⓘ ワンポイント・アドバイス 3
▶質問事項の表現の仕方は、クライアントごとにわかりやすいことばに置き換えてください。たとえば、「購読している新聞」は「読んでいる新聞」「取っている新聞」としましょう。

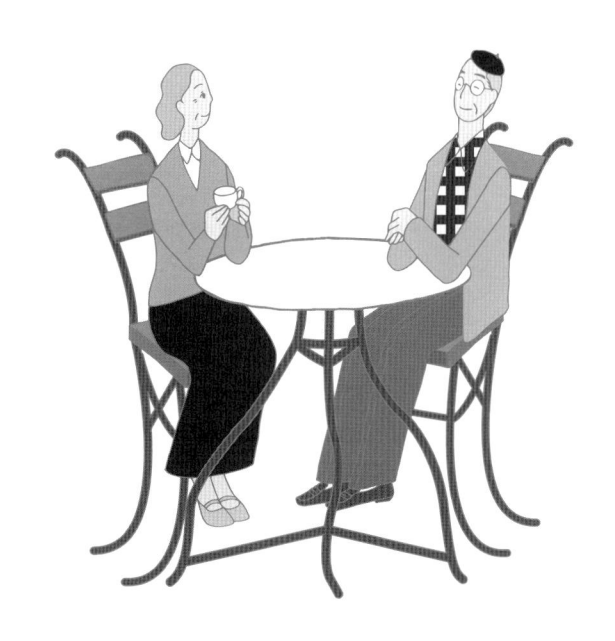

会話カード 2 常套句から会話へ

（訓練教材集 6 ページ）

① クライアントが日常生活でよく使用することばを 10 個程度聞き出し、そのことばを繰り返して練習しましょう。

ワンポイント・アドバイス 1
▶クライアントごとに、常套句を訓練教材集 6 ページに書きだして一覧リストを作成しておくと良いでしょう（このページはコピーをしてご使用ください）。

② 前述の常套句から簡単な会話へと発展させてください。

訓練の進め方

まず、クライアントがよく使用する常套句を一つ選択していってもらいます。仮に、「おはようございます」ということばを切り口とすると、以下のように会話へとつなげることができます。

クライアント：おはようございます。
臨　床　家：おはようございます。良い天気ですねぇ。
クライアント：はい。
臨　床　家：秋晴れですねぇ。秋は好きですか。
クライアント：ええ、農業をやってきましたから。
臨　床　家：秋には、どんなものが収穫されますか。
クライアント：サツマイモやサトイモなど。
臨　床　家：やはり、旬の野菜はおいしいですよねぇ。

ワンポイント・アドバイス 1
▶各クライアントが選択した 10 の常套句について、会話の切り口となりうるものはすべて行いましょう。

ワンポイント・アドバイス 2
▶本日行った言語訓練技法、あるいはこれまで行ってきた訓練技法を会話レベルで実用する訓練であることを、あらかじめクライアントに十分に伝えておく必要があります。

第3章

会話訓練のための導入的課題

単純な質問に単純に返答する練習をしましょう！

■会話カード1　会話訓練のための導入的課題 … 38

第3章 会話訓練のための導入的課題

本章の会話訓練の進め方

　ここでは、典型的なクローズド・クエスチョンを与え、クライアントがそれぞれ実施している訓練技法をいかして返答する練習をします。ディサースリア例の場合でいえば、ペーシング・ボードの活用を学んでいるクライアントでは、こうした単純に答えられる課題を通して、モーラもしくは文節ごとに区切ってスロットをポインティングしながら明瞭に返答することができるでしょう。LSVTを実施しているクライアントでは、こうした単純に答えられる課題を通して、大きくて良い声質を維持して返答することができるでしょう。リズミックキューイング法を実施しているクライアントでは、適切なリズムを添えて良好な明瞭度を維持して返答することができるでしょう。各種の訓練技法を会話レベルでいかす導入的課題として利用してください。

　失語症例では、語想起課題や呼称課題、単語レベルの読字・書字課題などの導入的課題としても利用することができます。訓練教材集に含まれているカラー写真はリアルで日常生活や人生経験に密接していますので、線画を用いた機械的な訓練ではみられない生活・経験に根ざした自発話が引き出されるなどの利点があります。

　さまざまな訓練を開始した当初から、こうした即興的に単純に返答できる単純な質問を与える会話訓練を各セッションごとの最後に実施しておくことで、後に般化しやすくなります。こうした訓練は、しつこいくらいに当初から行っておくことを推奨いたします。

📖 会話訓練の進め方1

　訓練教材集に収められている写真を提示しながら、まず「○○から思いつく（連想する）ことばを一ついってください」と質問します。さらに「○○から思いつく（連想する）ことばをもう一ついってください」と続けます。クライアントのレベルに応じて、これを何度か繰り返します。あるいは、「○○から思いつく（連想する）ことばを二ついってください」と質問します。

📖 会話訓練の進め方2

　たとえば「スイカ」の写真を提示して、「夏」という返答があったとします。すると「スイカのほかに夏に食べるものは何でしょうか」と問いかけて話題を広げます。ただし、こうした質問は認知的負荷を加えますので、適応性については、クライアントごとに判断してください。多くの場合に10秒も考え込んでしまうようですと、適応となりません。訓練手技がいかされず、不明瞭でくずれた発話となってしまいがちですので、留意してください。

会話訓練の進め方3
　ある程度の段階にまで訓練が進行しているクライアントに対しては、個々のクライアントのレベルに応じた会話訓練へと発展させてください。写真のことばを用いて短文を作成させるというのは一案です。クライアントによっては、オープン・クエスチョンを用いたさまざまなやりとりを進めるさいの話題として役立てることができます。

会話訓練の進め方4
　写真は順番どおりに提示する必要はありません。個々のクライアントごとに、親密性の高いものを優先して無作為に選択してもかまいません。本章では、親近性という点で個人差が大きい写真が含まれています。たとえば、釣りが好きな方は釣りに大変詳しいでしょうが、全く経験がない人もいます。クライアントの関心が乏しい写真は除外してください。クライアントに写真を選ばせるのも一案です。

会話訓練の進め方5
　単に「はい」「いいえ」だけで返答させる質問も、場合によっては有用です。たとえば、写真をみて「○○は好きですか」「○○をみたことがありますか」「○○は家にありますか」といった質問をします。

ワンポイント・アドバイス1
▶思いつくことばは、名詞だけでなくても良いことをあらかじめクライアントに伝えておくと良いでしょう。形容詞でも、動詞でも結構です。「ホッとするなぁ」「きれい」「おいしそう」「行ってみたい」「大好き」といったことばでも訓練手技がいかされていれば十分結構です。

ワンポイント・アドバイス2
▶小グループの訓練で、順に思いついたことばをいい合うのも良いでしょう。また、臨床家とクライアントが順に思いついたことばをいうのも良いでしょう。

ワンポイント・アドバイス3
▶クライアントがことばにつまりそうになったときに、臨床家は、「こうしたことばでも良いのですよ」「こうした発想でも良いのですよ」、と示唆するようなことばを提示します。あるいは、「私が一ついいましょう」と切り出すのも良いでしょう。
▶たとえば「てるてる坊主」の写真をみて「あーした天気になぁれ」といったり、「夕日」の写真をみて、「せつないなぁ」と臨床家がいえば、こうした自由な発想でも良いのか、とクライアントの発想の幅を広げることになるでしょう。また、城の写真をみて臨床家が「豊臣秀吉」といえば、クライアントは「織田信長」や「徳川家康」を連想するでしょう。臨床家が「姫路城」といえば、クライアントは「大阪城」や「熊本城」を連想するでしょう。あるいは、駄菓子屋の写真をみて、臨床家が「紙風船」といえば、クライアントは「紙飛行機」や「水鉄砲」などを連想させるでしょう。
▶こうした「呼び水」ならぬ「呼びことば」、もしくは「誘い水」ならぬ「誘いことば」とでもいうべきことばを臨床家が機転を利かせて示すことで、クライアントの発話量が増えるでしょう。臨床家の発することばによって、クライアントにさまざまなほかのことばの連想を促すことができるのです。本章では、写真ごとに、こうした「呼びことば」を添えました。ただし、こうした「呼びことば」はクライアントに適したものでなくてはならないということに留意しましょう。特にクライアントの知的水準や時代的背景などからミスマッチングな「呼びことば」は、逆に混乱を招いてしまいます。

会話カード 1 　会話訓練のための導入的課題

（訓練教材集 8 〜 40 ページ）

城 から思いつく（連想する）ことばを一ついってください。

☞ 訓練教材集
p.8
城（高松城）
の写真を提示
しながら

📢 呼びことば
▶大きい、城下町、天守閣、石垣、殿様、大名、豊臣秀吉、織田信長、徳川家康、戦（いくさ）、合戦、武士、戦国時代、本丸、二の丸、城山、外堀、内堀、大奥、観光のほか、クライアントが住む地域の城や城趾、など。

👝 知恵袋
▶日本の**三名城**として、熊本城、名古屋城、姫路城とする説と、熊本城、名古屋城、大阪城とする説があります。さらに、姫路城、熊本城、松本城という人、名古屋城、姫路城、熊本城という人もいます。

ⓘ ワンポイント・アドバイス
▶城下町では、クライアントが育った、もしくは在住の地域における知名度の高い大名（藩主）やその大名にまつわる逸話が話題となることがあります。

露天風呂 から思いつく（連想する）ことばを一ついってください。

☞ 訓練教材集
p.8
露天風呂の写
真を提示しな
がら

📢 呼びことば
▶眺めが良い、眺望（ちょうぼう）、気持ちがいい、入りたい、自然、温泉、混浴、湯治（とうじ）、健康、山、海、渓流、灯籠、やすらぎ、いやし、ゆったり、のんびり、リラックス、夕陽、休日、旅行のほか、クライアントが住む地域の温泉名、など。

👝 知恵袋
▶有馬温泉（兵庫県）、草津温泉（群馬県）、下呂（げろ）温泉（岐阜県）をあわせて**日本三名泉**と呼びます。他方で、有馬温泉（兵庫県）、榊原（さかきばら）温泉（ななくりの湯、三重県）、玉造（たまつくり）温泉（島根県）をあわせて**日本三名泉**と呼ぶ説もあります。また、別府温泉（大分県）、由布院（ゆふいん）温泉（大分県）、伊東温泉（静岡県）をあわせて**日本三大温泉**と呼びます。道後温泉、有馬温泉、伊豆山温泉（静岡県）をあわせて**日本三大古泉**と呼びます。

ⓘ ワンポイント・アドバイス１
▶温泉に限らず、スーパー銭湯でも露天風呂が設置されているところは少なくありませんので、会話に取り入れることができます。

ⓘ ワンポイント・アドバイス２
▶観光地ともなっている温泉は、その温泉にまつわる伝説や史実が話題となること

があります。たとえば、愛媛県の道後温泉は夏目漱石の小説「坊っちゃん」にも描かれていることや、聖徳太子が来湯したとする言い伝えなどが話題となります。

梅 から思いつく（連想する）ことばを一ついってください。

訓練教材集 p.9 梅の写真を提示しながら

呼びことば
▶春、春の花、咲く、花見、きれい、可憐、紅梅（こうばい）、白梅（はくばい）、寒梅、一重咲き、八重咲き、梅干し、梅酒、すっぱい、公園、縁起木（えんぎぼく）、など。

知恵袋
▶梅は、桜とならんで日本では古くから愛されてきた花です。茨城県、大阪府、和歌山県、福岡県、大分県では、県木もしくは県花とされています。

ワンポイント・アドバイス
▶クライアントが住んでいる地域で梅の花見で知名度の高い場所が話題となることがあります。花色により紅梅と白梅に大別されます。

絵馬 から思いつく（連想する）ことばを一ついってください。

訓練教材集 p.10 絵馬の写真を提示しながら

呼びことば
▶願いごと、合格祈願、縁起物（えんぎもの）、神社、寺、寺院、受験、正月、初詣、結婚、出産、など。

知恵袋
▶絵馬とは、祈願や報謝のために神社や仏閣に奉納する絵の額のことです。かつては生きた馬を捧げていましたが、その後、代用として絵の馬を描いて奉納するようになったとされています。

ワンポイント・アドバイス
▶「絵馬があれば何と書きたいですか」という質問は、状況をよく考慮して行いましょう。「病気が良くなりますように」という思いがクライアントの根底にあることは明白ですし、なかには改善しないことを理解しているクライアントもいます。安易に問いかけることでクライアントを悲しい思いにさせてしまう場合がありますので、十分に配慮しましょう。他方で、こうした質問が適応となるクライアントでは、健康のほかに、職場復帰、子供の出産、金運、商売繁盛、家内安全、孫の受験合格などさまざまな返答が得られます。

おみくじ から思いつく（連想する）ことばを一ついってください。

訓練教材集 p.10 おみくじの写真を提示しながら

🔊 呼びことば
▶大吉、吉、中吉、小吉、凶、運、運勢、初詣、占い、健康、恋愛、縁談、出産、金運、商売、学業（勉強）、結ぶ、信じる（信じない）、くじ運、神社、など。

👛 知恵袋
▶引いた後のおみくじを境内（けいだい）の木の枝などに結ぶ習慣がありますが、その由来として、神との「縁を結ぶ」として木に結びつけられるようになったという説があります。

金魚すくい から思いつく（連想する）ことばを一ついってください。

訓練教材集 p.11 金魚すくいの写真を提示しながら

🔊 呼びことば
▶（夏）祭り、祭礼、縁日、露店、屋台、露天商、的屋、子供、おもしろい、夢中、熱中、むずかしい、夏休み、ポイ（金魚をすくう道具）、最中（もなか）、小赤（こあか）、出目金、夜店、金魚鉢、ペット、やぶれる、など。

浴衣（ゆかた） から思いつく（連想する）ことばを一ついってください。

訓練教材集 p.11 浴衣の写真を提示しながら

🔊 呼びことば
▶夏、夏祭り、縁日、盆踊り、花火（大会）、舞踊、旅館、ホテル、温泉、絞り（浴衣）、夕涼み、うちわ、扇子（せんす）、風呂上がり（湯上がり）、下駄（ばき）、足袋（たび）、草履（ぞうり）、雪駄（せった）、巾着（きんちゃく）、バッグ、かご、信玄袋、帯、半幅帯（はんはばおび）、角帯、作り帯、髪飾り、髪結い、木綿（もめん）、藍染め（あいぞめ）、粋（いき）、涼しい、快適、かわいい、開放的、着付、着物、和服、ファッション、など。

棚田 から思いつく（連想する）ことばを一ついってください。

訓練教材集 p.12
棚田の写真を提示しながら

🔊 **呼びことば**
▶段々畑、千枚田、美しい、米、田んぼ、田植え、稲刈り、稲作、山、山村、山里、農業、耕耘機、田舎、ホッとする、など。

👜 **知恵袋**
▶棚田とは、谷間などに作られた階段状の水田のことです。段々畑とも呼ばれます。河川のはんらんの影響などを受けることなく安定した収穫を期待できたり、小規模な労働力で開墾できることから、中世以降に活発な棚田型開発が進められました。

水田 から思いつく（連想する）ことばを一ついってください。

訓練教材集 p.12
水田の写真を提示しながら

🔊 **呼びことば**
▶イネ、米、ごはん、農家、農業、田んぼ、稲作、田植え、稲刈り、畔道（田と田の間の細い道）、水稲、かかし、灌漑（農地に外部から人工的に水を供給すること）、水車、二期作、二毛作、ふるさと、玄米、白米、コシヒカリ、ひとめぼれ、あきたこまち、きらら、ミルキークイーン、天日干し、米粉、米俵、苦労、田舎、メダカ、オタマジャクシ、カエル、など。

👜 **知恵袋**
▶水田で栽培されるイネは**水稲**と呼ばれ、畑で栽培される**陸稲**（おかぼとも読みます）と区別されます。

紅葉 と滝 から思いつく（連想する）ことばを一ついってください。

訓練教材集 p.13
紅葉と滝の写真を提示しながら

🔊 **呼びことば**
▶秋、モミジ（カエデともいいます）、きれい、美しい、おちつく、観光、旅行、紅葉狩り、イチョウ、落ち葉、落葉樹、紅色、黄色、奥入瀬（青森県）、日光（栃木県）、京都、滝つぼ（水の落下地点で水深が深くなっている場所）、水しぶき、飛瀑、瀑布、氷瀑（冬季に氷結して巨大な氷柱となった滝）、ナイアガラの滝、など。

👜 **知恵袋**
▶那智の滝（和歌山県 東牟婁郡）、華厳の滝（栃木県日光市）、袋田の滝（茨城県久慈郡）をあわせて**日本三名瀑**とされますが、ほかの説もあります。袋田の滝は四度の滝とも呼ばれますが、その由来として、滝川が4段に岩肌を落ちることから名づけられたとされる説と、かつてこの地を訪れた西行が「この滝は四季に一度ずつ来てみなければ真の風趣は味わえない」と絶賛したことにちなむとする説があります。

ℹ️ **ワンポイント・アドバイス**
▶紅葉の名所は全国随所にありますから、クライアントが住む地域で紅葉の名所とされている場所を問うのも良いでしょう。

月 から思いつく（連想する）ことばを一ついってください。

☞ 訓練教材集
p.13
月の写真を提示しながら

📢 呼びことば
▶衛星、宇宙、夜空、満月、三日月、（お）月見、十五夜、団子、中秋の名月、朝焼け、夕焼け、クレーター、皆既日食（かいき）、アポロ計画、アポロ11号、ニール・アームストロング（人類で初めて月面に降り立ったアポロ11号の船長）、月面基地、占い、占星術、かぐや姫、ウサギ、夜、月明かり、など。

落ち葉 から思いつく（連想する）ことばを一ついってください。

☞ 訓練教材集
p.14
落ち葉の写真を提示しながら

📢 呼びことば
▶枯れ葉、朽ち葉、紅葉、秋、晩秋、秋の終わり、落葉樹、モミジ（カエデともいいます）、桜、イチョウ、掃除、落ち葉拾い、焼きイモ、落ち葉炊き、たき火、しおり、クラフト、公園、など。

🛍 知恵袋
▶かつては落ち葉や枝を集めて幼稚園や小学校もしくは神社で焼きイモを焼いた経験のある老人は多いことでしょう。学校行事だったという人も少なくありません。自宅の庭で行ったことがあるという経験のある方もいらっしゃるでしょう。しかし、最近は消防庁や地域自治体の条例により実施にあたり制限が加わり、目にする機会がめっきり減りました。

桜 から思いつく（連想する）ことばを一ついってください。

☞ 訓練教材集
p.14
桜の写真を提示しながら

📢 呼びことば
▶花見、夜桜、桜前線、春、きれい、あざやか、美しい、桜祭り、満開、ヤマザクラ、ソメイヨシノ、ヤエザクラ、シダレザクラ、葉桜、入学式、出会い、桜餅、桜湯、サクランボ（桜の実のこと）、など。

🛍 知恵袋
▶日本では法定の国花はありませんが、国民に広く親しまれている桜と皇室の紋章である菊が事実上の国花となっています。三春滝桜（みはるたきざくら）（福島県三春町）、淡墨桜（うすずみざくら）（岐阜県本巣市）、神代桜（じんだいざくら）（山梨県北杜市（ほくと））が**日本三大桜**とされています。
▶三大桜名所として、弘前城（ひろさき）（青森県弘前市弘前公園）、高遠城址公園（たかとおじょうし）（長野県伊那市）、吉野山（奈良県吉野郡）が知られています。その他に、高田公園（新潟県上越市）、円山公園（京都市）、丸山公園（長崎市）、上野恩賜公園（うえのおんし）（東京都台東区）など全国に多数の桜の名所があります。

ℹ️ ワンポイント・アドバイス
▶桜の名所は全国随所にありますから、クライアントの住む地域で桜の名所とされ

ている場所を問うのも良いでしょう。また、桜通りは街路に桜並木があることに由来し日本各地にあります。クライアントの住む地域の桜通りを問うのも良いでしょう。

お弁当 から思いつく（連想する）ことばを一ついってください。

訓練教材集 p.15 お弁当の写真を提示しながら

🔊 **呼びことば**
▶（お）昼、幕の内弁当、仕出し弁当、日の丸弁当（おかずとして梅干し一つを弁当箱のなかの飯の中央に入れたもの）、昼食、お出かけ、遠足、運動会、ピクニック、おにぎり、のり巻き、サンドイッチ、駅弁、水筒、弁当箱、ドカベン（土方の「どか」と弁当または弁当箱の「べん」を略した呼び名で、大きな弁当箱）、空弁（空港で販売される弁当）、愛情弁当、海苔弁当、鮭弁当、玉子焼き、ウインナーソーセージ、鶏のから揚げ、天ぷら、焼き魚、煮もの、漬けもの、早弁、おいしそう、など。

ℹ **ワンポイント・アドバイス1**
▶クライアントが住む地域特有の名物とされる駅弁や、郷土料理をいかした弁当を問うのも良いでしょう。

ℹ **ワンポイント・アドバイス2**
▶旅行などで食べた思い出に残る弁当について問うのも良いでしょう。知名度の高いものとして、富山県の「ますの寿司」、群馬県の「峠の釜めし」、横浜の「崎陽軒のシウマイ」、北海道の「いか飯」「たらば寿し」「うにいくら弁当」、宮城県の「網焼き牛たん弁当」、山形県の「牛肉どまん中」、広島県の「あなご飯」などがあります。

スイカ から思いつく（連想する）ことばを一ついってください。

訓練教材集 p.15 スイカの写真を提示しながら

🔊 **呼びことば**
▶夏、果物、甘い、冷たい、大好き、赤、黄色、種、縁側、スイカ割り、海、海水浴、塩、大玉スイカ、小玉スイカ、黄色スイカ、入善スイカ、種なしスイカ、八色スイカ、スイカ畑、メロン、ウリ、塩、涼しい、甘い、など。

そうめん から思いつく（連想する）ことばを一ついってください。

訓練教材集 p.16
そうめんの写真を提示しながら

🔊 **呼びことば**
▶夏、ひんやり、涼しい、さっぱり、冷や麦、手延べそうめん、鯛麺(たいめん)（大皿に薄味に煮たタイとそうめんを盛り合わせた料理）、乾麺、つゆ、薬味(やくみ)（ワサビ、ネギ、シソの葉、ミョウガなど）、おろしショウガ、きざみネギ、にゅうめん（しょうゆ仕立ての汁で煮込んだ暖かいそうめん）、流しそうめん、そうめん流し、ソーミンチャンプルー（沖縄県の郷土料理）、焼鯖(やきさば)そうめん（滋賀県の郷土料理）、イカそうめん、つるつる、など。

🎒 **知恵袋**
▶知名度の高いそうめんとして、宮城県白石(しろいし)のうーめん（そうめんの一種）、富山県砺波(となみ)の大門(おおかど)そうめん、三重県四日市の三重の糸、兵庫県竜野の揖保乃糸(いぼ)、奈良県桜井の三輪そうめん、徳島県の半田そうめん、香川県小豆島(しょうどしま)の島の光、愛媛県松山の五色そうめん、長崎県西有家(にしありえ)の須川そうめん、などがあります。
▶日本農林規格（JAS）の定義では、そうめんは冷や麦よりも細いめんとされています。

風鈴(ふうりん) から思いつく（連想する）ことばを一ついってください。

訓練教材集 p.16
風鈴の写真を提示しながら

🔊 **呼びことば**
▶夏、風、そよ風、涼しい、涼む、チリリーン、チリンチリン、音、風音、短冊、軒先(のきさき)、縁側、窓際、鐘、風情、風流、ガラス、江戸風鈴、ガラス風鈴、気持ちがなごむ、涼、涼感、涼を呼ぶ、いやし、風鐸(ふうたく)（風鈴の別名）、など。

大衆演劇 から思いつく（連想する）ことばを一ついってください。

訓練教材集 p.17
大衆演劇の写真を提示しながら

🔊 **呼びことば**
▶芝居、役者、旅役者、旅芸人、ドサ回り、女形（若い女性の役を演じる役者）、巡業(しゅうぎょう)、浅草、楽屋、温泉、旅行、祝儀、座長、時代劇、旅の一座、お花（ご祝儀）、芝居小屋、チンドン屋、など。

🎒 **知恵袋**
▶今日大衆演劇として残っているのは、旅芝居と称する移動劇団によるものです。全国各地の小劇場、旅館、ホテル、健康ランド、ヘルスセンターなどを巡演し活動を続けています。座員の構成も10名前後のところが多く、中幕(なかまく)につけるショーで、各人がそれぞれ歌や踊りを披露(ひろう)します。このとき観客の提供する祝儀が役者の生活の経済的基盤となっている劇団もあります。
▶大衆演劇の舞台は、芝居とショーの二部から構成されます。芝居では、人情劇や

剣劇（時代劇など）が演じられます。忠臣蔵、国定忠治、清水次郎長といった演目が特に有名です。

▶ショーでは、歌謡ショーと舞踊ショーがあり、劇団に属する役者が歌ったり踊ったりするショー、日舞を基本とし演歌や歌謡曲にのせて踊ったり歌ったりするショーが行われます。

▶大衆演劇のスターとして、「下町の玉三郎」の通称で知られる梅沢富美男、「生きる博多人形」の通称で知られる松井誠、「平成の良太郎」の通称で知られる大川良太郎などがいます。旅行先の温泉などで大衆演劇を楽しんだ経験があるという老人は少なくありません。あるいは、「昔は年に一度、旅の一座がやってくるのを楽しみにして」という方もいらっしゃいます。「赤城の山も今宵限りか」という国定忠治の名台詞を大衆演劇ということばから連想するクライアントもいます。

駄菓子屋 から思いつく（連想する）ことばを一ついってください。

☞ 訓練教材集
p.18
駄菓子屋の写真を提示しながら

🔊 呼びことば

▶くじ、カタヌキ、サイダー、ゲーム、飴、水飴、糸ひき飴、ソースせんべい、カルメ、ねじり菓子、ポン菓子、あんずボー、金平糖、かりんとう、黒棒、シガレットココア、チョコレート、ニッキ紙、ガム、フーセンガム、カルメ焼き、おこし、棒きなこ、棒かる、げんこつ棒、ラムネ菓子、めんこ、べいごま、おはじき、お手玉、石蹴り玉、ビー玉、けん玉、リリアン、ポリバルーン、紙風船、紙飛行機、鉄砲、竹とんぼ、凧、ドリンク（チューチューともいいます。主にソーダ、ラムネ、粉末ジュース、オレンジ、グレープ、メロン味などのビニールチューブ入りの液体ジュースです）、アイスキャンデー、1銭、10円、遊び場、たまり場、おやつ、など。

👝 知恵袋

▶駄菓子とは安価な材料を使った粗製の菓子のことです。1950年代頃まで、駄菓子屋は子供たちのたまり場でした。遊び道具としては、めんこ、べいごま、ガラスのおはじき、石蹴り玉、風船などが置いてありました。また、夏には花火、冬には凧や羽根を売っていました。

▶「あてもの」というのは、小さな辻占のような紙片を巻きこんだものがいっぱい貼りつけてあり、金を払ってそれをむき、うまく当たりが出ると元手の何倍かの値のものがもらえるというものでした。

▶その他、おもちゃが置いてあったり、10円程度で遊ぶことのできるゲーム機が置いてある店もありました。

冷酒 から思いつく（連想する）ことばを一ついってください。

_{訓練教材集}
p.18
冷酒の写真を
提示しながら

🔊 呼びことば
▶ひやざけ、夏、清酒、日本酒、吟醸酒、純米酒、本醸造酒、グラス、おちょこ、コップ、徳利、米、米こうじ、水、酒屋、居酒屋、料亭、飲み屋、立ち飲み、一升瓶、酒蔵、オンザロック、アルコール、燗、鏡開き、樽酒、酒杯、二日酔い、ぐい飲み、酔っぱらい、つまみ、肴、忘年会、新年会、宴会、赤ちょうちん、ワンカップ大関、酒は百薬の長、酒は飲むとも飲まれるな、飲みたい、うまい、など。

👝 知恵袋
▶厳密には、**冷酒**は冷蔵庫などで冷やした酒であるのに対して、**ひやざけ**は常温の酒として区別されます。しかし、一般には、ひやざけは燗をしない酒と解釈され、冷酒と同義語とされてきました。ひやざけと区別した冷酒という概念が成立したのは、冷蔵庫が普及してからのことであり、比較的近年のことです。

ⓘ ワンポイント・アドバイス1
▶クライアントの住む地域の銘酒が、呼びことばとして役立つことがあります。たとえば、新潟県では、越乃寒梅、雪中梅、峰乃白梅などが銘酒として名高く知られています。

ⓘ ワンポイント・アドバイス2
▶日本酒の甘辛度（甘口〜辛口）や飲み方（冷、燗、熱燗）も呼びことばとして役立つばかりでなく、話題を広げる切り口となることがあります。

神社 から思いつく（連想する）ことばを一ついってください。

_{訓練教材集}
p.19
神社の写真を
提示しながら

🔊 呼びことば
▶宮（お宮様）、神様、天照大神、鎮守様、氏神様、祈る、拝む、祈り、祈祷、お参り、参拝、初詣、お宮参り、七五三、結婚式、遊び場、祭り、神主、巫女、祭り、宗教、社務所、礼拝、社殿、本殿、拝殿、神楽殿、手水舎、参道、境内、氏子、神道、三拝、神頼み、絵馬、稲荷、稲荷神社、鳥居、狛犬、灯籠、お守り、池、おみくじ、森、安産祈願、合格祈願、伊勢神宮、明治神宮、お墓、（お）賽銭、など。

ⓘ ワンポイント・アドバイス1
▶クライアントの住む地域の有名な神社が呼びことばとして役立つことがあります。

ⓘ ワンポイント・アドバイス2
▶かつて、村の神社は子供たちの遊び場でした。どんな遊びをしましたか、と問いかけるのも良いでしょう。また、神社は祭りと密接にかかわっていますので、神社での祭りの思い出と関連づけるのも良いでしょう。

てるてる坊主 から思いつく（連想する）ことばを一ついってください。

訓練教材集 p.19
てるてる坊主の写真を提示しながら

🔊 呼びことば
▶てるてる坊主てる坊主　あした天気になあれ、天気になりますように、晴れますように、人形、坊主頭、運動会、遠足、晴天、雨、天気、天候、天気予報、（お）まじない、日乞い、雨乞い、軒先、かわいい、はぎれ、布、ハンカチ、ティッシュ、新聞紙、など。

ℹ️ ワンポイント・アドバイス
▶「子供の頃、どんな時にてるてる坊主を作りましたか」と問いかけるのも良いでしょう。

だるま から思いつく（連想する）ことばを一ついってください。

訓練教材集 p.20
達磨（だるま）の写真を提示しながら

🔊 呼びことば
▶縁起物、置物、おもちゃ、商売繁盛、願いごと、大願祈願、大願成就、七転八起、ななころびやおき、張子、上州だるま、高崎だるま、選挙、選挙だるま、だるま市、だるま落とし、だるま弁当、雪だるま、目を入れる、だるまさんが転んだ、だるまさんだるまさん　にらめっこしましょ　笑うと負けよ　あっぷっぷ、など。

👛 知恵袋
▶達磨大師坐像の座禅姿をうつした人形で、顔面以外を赤く塗り、底を重くして倒してもすぐ起きるように作られています。商売繁盛や開運出世の縁起物で、最初片目だけを入れておき、願いごとがかなったさいに、もう一つの目を入れて両眼をあけるならわしがあります。

花札 から思いつく（連想する）ことばを一ついってください。

訓練教材集 p.20
花札の写真を提示しながら

🔊 呼びことば
▶かるた、賭博、ギャンブル、博打、賭けごと、勝負ごと、賭ける、おいちょかぶ、遊び、勝負、賭け、いちかばちか、松に鶴、桜に幕、芒に月、柳に小野道風、桐に鳳凰、五光、四光、三光、猪鹿蝶、赤短、青短、正月（遊び）、道楽、など。

👛 知恵袋
▶通常48枚の札からなり、1月から12月までの12ヵ月にちなんだ12種類の花や草木がそれぞれ4枚ずつ描かれています。遊び方として「八八」「馬鹿花」「一二三」「四五六」など多数ありますが、「八八」が一般的で最も普及しています。

ℹ️ ワンポイント・アドバイス
▶親近性については、大変個人差が大きいので留意しましょう。好きな方は大変詳しいのに対して、全く経験がない人もいます。

お屠蘇膳 から思いつく（連想する）ことばを一ついってください。

訓練教材集
p.21
お屠蘇膳の写真を提示しながら

🔊 呼びことば
▶正月、元日、お祝い、薬酒（くすりざけとも読みます）、みりん、砂糖、おせち料理、お雑煮、お神酒、朱塗り、日本酒、清酒、飲酒運転、など。

💰 知恵袋
▶元日に一年間の邪気を払い長寿を願って飲む薬酒のことです。本来は数種の薬草を組み合わせた屠蘇散を、日本酒にみりんや砂糖を加えたものに浸して作り、小・中・大の三種の杯を用いて飲みますが、単に日本酒を飲む家庭も少なくありません。まず年少者から飲み始め、順次年長者に及ぶといわれました。最近はお屠蘇を元日に飲む家庭が少なくなってきましたが、かつては広く普及していた行事です。また最近は、年末に薬局などで買い求める家庭が増えているようです。神社の社務所で販売しているところもあります。

仏像 から思いつく（連想する）ことばを一ついってください。

訓練教材集
p.21
仏像の写真を提示しながら

🔊 呼びことば
▶仏教、寺、礼拝、お祈り、美しい、優しい、やすらぐ、願い、いやし、寺、京都、奈良、信仰、仏、如来像、釈迦、釈迦如来、阿弥陀、阿弥陀如来、大日如来、薬師如来、菩薩、観音菩薩、明王、不動明王、悟り、大仏、東大寺大仏、本尊、立像、座像、彫刻、金仏、石仏、木仏、曼荼羅、仏教文化、仏間、仏壇、煩悩、観光、旅行、修学旅行、など。

💰 知恵袋
▶仏像とは、仏の姿を彫刻や絵画にあらわしたものです。厳密には仏とは如来のことであり、仏像とは如来像を意味しますが、今日では仏教関係の彫像のことを広く仏像といいます。なお、菩薩とは悟りを求め、如来になろうとして修行している者のことです。
▶**三大大仏**として、そのうち2尊は奈良県東大寺の大仏と神奈川県高徳院の鎌倉大仏が知られていますが、他に富山県大佛寺の高岡大仏、岐阜県正法寺の岐阜大仏なども知られており、見解の一致が得られていません。

生け花（活花）から思いつく（連想する）ことばを一ついってください。

☞ 訓練教材集
p.22
生け花の写真を提示しながら

📢 **呼びことば**
▶きれい、美しい、きらびやか、華やか、華麗、風雅、風流、みやび（やか）、優雅、やすらぎ、池坊、華道（花道）、生花、立花、挿花、和、生け花教室、着物、和服、お稽古、ならいごと、生け花展、展覧会、フラワーアレンジメント、床飾り、座敷飾り、鑑賞、和室、旅館、床の間、花器（花を生けるうつわ）、はさみ、花台（花器を置く台）、剣山（素材を固定する道具）、盛り花、投げ入れ（瓶花）、柾、槙、杉、椿、さざんか、桃、梅、桜、菊、料亭、など。

👝 **知恵袋**
▶華道は日本発祥の伝統的な芸術であり典型的な和文化ですが、今日では国際的にIKEBANAとして広がっています。なお、生花とは、華道流派の一つである池坊が生花を採用するさいにほかの流派と区別するために用いた呼称のことです。

ℹ️ **ワンポイント・アドバイス**
▶親近性について、大変個人差が大きい話題ですので留意しましょう。

初日の出から思いつく（連想する）ことばを一ついってください。

☞ 訓練教材集
p.22
初日の出の写真を提示しながら

📢 **呼びことば**
▶朝焼け、朝日、夜明け、すがすがしい、光、初日の光、御来光、参拝、初日の出参り、拝む、（幸福や健康を）祈る、正月、元旦、初詣、年始、年の始まり、心新たに、めでたい、おめでとう、神秘的、神聖、神神しい、清らか、太陽、海、岬、展望台、灯台、山、富士山、登山、参拝登山、年神様、など。

👝 **知恵袋**
▶初日の出とは、1月1日（元日）の日の出のことです。日本では一年に一度の最初の夜明けとしてめでたいとされ、初日の出参りを行う人は数多くいます。海岸、岬の灯台、山といった眺めの良い所に出かけ、合掌して拝み無病息災などを祈ります。展望台のある場所には特に人気が集まります。参拝登山では、富士山が有名です。

ℹ️ **ワンポイント・アドバイス**
▶初日の出参りにいったことがあるクライアントに対して、「どんなところに行きましたか」と問いかけるのも良いでしょう。

第3章 会話訓練のための導入的課題

富士山 から思いつく（連想する）ことばを一ついってください。

訓練教材集 p.23
富士山の写真を提示しながら

🔊 呼びことば
▶美しい、高い、雄大(ゆうだい)、荘厳(そうごん)、壮麗(そうれい)、大きい、日本の象徴、世界（文化）遺産、日本の最高峰、日本一、世界遺産、名勝、景勝、観光、自然、登山、富士登山、静岡県、山梨県、3776m（標高）、剣ヶ峰（山頂）、富士五湖（山中湖、河口湖、西湖(さい)、精進湖(しょうじ)、本栖湖(もとす)）、白糸(しらいと)の滝、洞窟(どうくつ)、火山、活火山、溶岩、富士吉田、バードウォッチング、拝む、山岳信仰、霊山(れいざん)、富士講、登拝(とうはい)、登山、富士山登拝、巡礼、修行、霊場(れいじょう)、霊峰(れいほう)、ご来迎(らいごう)、お鉢(はち)巡り、浅間神社、高山病、樹海、噴火、温泉、銭湯、銭湯の壁絵、露天風呂、など。

白鳥 から思いつく（連想する）ことばを一ついってください。

訓練教材集 p.23
白鳥の写真を提示しながら

🔊 呼びことば
▶渡り鳥、冬、冬鳥、オオハクチョウ、コハクチョウ、純白、真っ白、美しい、優美、華麗、首が長い、霊鳥、越冬(えっとう)、シベリア、湖、池、白鳥の湖（チャイコフスキーによって作曲されたバレエ音楽、およびそれを用いたクラシックバレエ作品）、みにくいアヒルの子、カモ、など。

👝 知恵袋
▶日本には、オオハクチョウが北海道の湖沼(こしょう)、青森県の小湊(こみなと)、大湊(おおみなと)、秋田県八郎潟(はちろうがた)、宮城県伊豆沼、新潟県阿賀野市の瓢湖(ひょうこ)、島根・鳥取両県の中海(なかうみ)などに、小形で首が短いコハクチョウは瓢湖や中海に多いほか、八郎潟や福島県猪苗代湖(いなわしろこ)などに渡来します。

釣り から思いつく（連想する）ことばを一ついってください。

訓練教材集 p.24
釣りの写真を提示しながら

🔊 呼びことば
▶淡水釣り（川釣り）、海釣り、釣り堀、漁業、趣味、レクリエーション、アウトドア、自然と一体感、おもしろい、楽しい、ワクワク（する）、（自己）満足、熱中、没頭、収穫、釣り竿(ざお)、リール、釣り糸、浮き、オモリ、釣り針、クーラー、タモ網、ライト、エサ、疑似餌(ぎじえ)、雨具、防寒着、帽子、シューズ、救命胴衣、投げ釣り、防波堤釣り、磯釣り、船釣り、渓流釣り、湖沼(こしょう)釣り、川釣り、魚拓(ぎょたく)、無心、釣り船、夜釣り、魚の当たりの感触、などのほか、多様な魚の名前。

👝 知恵袋
▶**海釣り**は、投げ釣り（キス、カレイ、ハゼなどが釣れる）、防波堤釣り（アジ、サバ、クロダイ、タチウオ、タコなどが釣れる）、磯釣り（イシダイ、メジナ、グレ、メバルなどが釣れる）、船釣りに分けられます。**淡水釣り**は、釣り場によって、渓流釣り（ヤマメ、イワナ、アマゴ、ニジマス、アユ、コイ、オイカワ、ウグイ、タナゴ、フナ、カワムツ、テナガエビなどが釣れる）、湖沼(こしょう)釣り（ヘラブナ、ブラックバス、ワカサギ、ヒメマス、コイなどが釣れる）、川釣り（アユほか多数が釣れる）に分けられます。

ワンポイント・アドバイス
▶親近性について、大変個人差が大きい話題ですので留意しましょう。

和菓子 から思いつく（連想する）ことばを一ついってください。

訓練教材集 p.24
和菓子の写真を提示しながら

呼びことば
▶おいしそう、甘い、桜餅、だんご、まんじゅう、もち菓子、わらびもち、大福もち、ぼたもち、草もち、柏もち、もなか、甘納豆、みつ豆、あんみつ、羊羹（ようかん）、カステラ、きんつば、ういろう、どら焼き、金平糖（こんぺいとう）、雛あられ（ひな）、五色豆（ごしきまめ）、かりん糖、せんべい、ポン菓子、かるかん、お茶、おやつ、甘味処、みやげのほか、地域の名産物や菓子店、など。

知恵袋
▶昔の菓子は、イモ類、豆類、小麦粉、自然の果物などを材料とした自家製のものが一般的でした。「子供の頃に食べた手作りの菓子にはどのようなものがありましたか」、と問いかけるのも良いでしょう。クライアントが住む地域特有の伝統的な菓子が話題となることもあります。

日本の国旗 から思いつく（連想する）ことばを一ついってください。

訓練教材集 p.25
日本の国旗の写真を提示しながら

呼びことば
▶日の丸、日章旗、紅（赤）、白、祝日、祭日、日本、ばんざーい、お祝い、日本のシンボル（象徴）、掲揚（けいよう）、国歌、君が代、入学式、卒業式、オリンピック、太陽、国旗国歌法、日本軍、戦争、天皇、年賀の皇居一般参賀、など。

知恵袋
▶かつては祝日になると軒先（のきさき）に国旗を掲げる家が多かったものですが、近年ではめっきり少なくなりました。

墓 もしくは 墓参り から思いつく（連想する）ことばを一ついってください。

訓練教材集 p.25
墓の写真を提示しながら

呼びことば
▶お参り、墓詣で、墓参り、祈る、合掌、礼拝、墓地、墓石、（先祖）供養、蝋燭（ろうそく）、線香、お盆、（お）彼岸、命日、新盆、法要、法事、墓掃除、迎え火、送り火、生花、菊、数珠（じゅず）、灯籠（とうろう）、ひしゃく、手桶、精霊、遺骨、石碑、寺、南無阿弥陀仏（なむあみだぶつ）、四十九日、一周忌、三回忌、七回忌、忌明け（いみあけ）、など。

知恵袋
▶南無阿弥陀仏とは、阿弥陀仏に帰依（きえ）する意です。浄土宗などでは、それを唱えることによって阿弥陀仏の浄土に救済されるとされます。

動物園 から思いつく（連想する）ことばを一ついってください。

訓練教材集
p.26
動物園の写真を提示しながら

🔊 呼びことば
▶キリン、サル、チンパンジー、パンダ、クマ、ゾウ、カバ、ゴリラ、ライオン、トラ、オオカミ、ワニ、アザラシ、アシカ、ペンギン、シマウマ、カンガルー、ヘビ、フラミンゴ、ワシ、タカ、フクロウ、エサ、遊園地、遠足、旅行、レクリエーション、サファリパーク、飼育、飼育係、自然保護、上野動物園、多摩動物公園のほか、（クライアントが住む）地域の動物園、家族連れ、子ども、休日、など。

三種の神器（じんぎ）から思いつく（連想する）ことばを一ついってください。

訓練教材集
p.26
三種の神器の写真を提示しながら

🔊 呼びことば
▶快適、便利、新しい生活、豊かな時代、あこがれた、神武景気（じんむけいき）（日本の高度経済成長の始まり）、電気、力道山、空手チョップ、皇太子御成婚、1960年代、高度経済成長、など。

💰 知恵袋
▶本来は天孫降臨（てんそんこうりん）のときに天照大神（あまてらすおおみかみ）から授けられたという鏡・剣・玉を指し、日本の歴代天皇が継承してきた三種の宝物です。これにちなんで、戦後期に豊かさの象徴であった家電製品である白黒テレビ、電気洗濯機、電気冷蔵庫の三つを挙げて三種の神器と呼ばれました。
▶**白黒テレビ**は、放送開始当初は非常に高額であったために普及は進みませんでしたが、駅や公園、盛り場などに設置された街頭テレビに多くの人々が集まりプロレスをはじめとしたスポーツ中継に熱狂しました。力道山はそのなかでも特に注目を集めた英雄でした。1955年に神武景気（高度経済成長のはじまり）が始まると、電気冷蔵庫、電気洗濯機と一緒に普及するようになりました。特に、1959年の皇太子御成婚は日本中の関心が集中した一大イベントであり、この機会にテレビを買う人々が急増して爆発的に普及しました。
▶**電気冷蔵庫**は、1960年の家庭における普及率がわずかに約5％であったのに対して、70年には90％と飛躍的な伸びを示しました。
▶三種の神器のなかで、**電気洗濯機**は最も早くから普及したものであり、タライと洗濯板を用いた家事からの解放をいかに当時の主婦たちが待望していたかを示唆しています。
▶なお、乗用車（カー）、カラーテレビ、クーラーは3Cと呼ばれました。

ℹ️ ワンポイント・アドバイス
▶一定の段階にまで会話能力が向上しているクライアントの場合、三種の神器や3Cのほかに、電話、ラジオ、オーディオなどの家庭用機器の移り変わりを話題として取り上げるのも良いでしょう。

備考：ここで提示したテレビは「日立テレビジョン」F-100、1956（昭和31）年発売のもので日立のテレビ一号機です。電気洗濯機は「日立洗濯機」SM-AT1、1957（昭和32）年発売のものです。電気冷蔵庫は「日立冷蔵庫」N-95B、1960（昭和35）年発売のものです。

赤ちゃん から思いつく（連想する）ことばを一ついってください。

訓練教材集 p.27
赤ちゃんの写真を提示しながら

🔊 **呼びことば**
▶かわいい、はいはい、笑顔、ママ、パパ、おかあさん、小さい、育児、母乳、ミルク、授乳、離乳、離乳食、夜泣き、赤ん坊、乳児、おもちゃ、お宮参り、お食い初め、発達・成長、ベビーカー（乳母車）、寝返り、ねんね、お座り、おむつ、赤ちゃん体操、保育園、託児所、だっこ、おしゃぶり、歯がため、メリー、童謡、いないいないばー、など。

手織機（ておりき）から思いつく（連想する）ことばを一ついってください。

訓練教材集 p.27
手織機の写真を提示しながら

🔊 **呼びことば**
▶農閑期（のうかんき）、織物作り、パッタン パッタン、着物、野良着（のらぎ）、晴着（はれぎ）、絹織物、養蚕（ようさん）、布、生糸（蚕（かいこ）の繭（まゆ）から繰りとったままの精練していない糸）、絹（生糸を精練したもの、シルク）、木綿（もめん）（綿の種子からとった繊維）、麻糸（あさいと）（麻の繊維で作った糸）、反物（たんもの）、麻織り、織り子、自然素材、食物繊維、化学繊維、夜なべ、副職、結城紬（ゆうきつむぎ）（茨城県）、西陣織（京都府）、大島紬（おおしまつむぎ）（鹿児島県）、琉球絣（りゅうきゅうかすり）（沖縄県）、など。

👝 **知恵袋**
▶かつて日本の農村では、衣食住すべてにわたって自給自足の生活が続いていました。衣料も自分の家で棉を作り機織（はたお）り機で農閑期に織る人が多く、仕事着から普段着、晴着、娘の嫁入り衣装、布団生地までほとんどの家が自家製でした。そこで女性は子供の頃から機織りをして上手に機織りのできることが花嫁資格の一つとされるほどでした。

高原 から思いつく（連想する）ことばを一ついってください。

訓練教材集 p.28
高原（那須高原）の写真を提示しながら

🔊 **呼びことば**
▶さわやか、広々、のんびり、ゆったり、涼しい、涼む、いい眺め、きれい、草原、山、山地、自然、風、そよ風、緑、湿原、野鳥（ウグイス、ヤマガラ、カッコウ、ノビタキ、ヤマドリなど）、バードウォッチング、木、林、森、森林、森林浴、花、草花（ザゼンソウ、ミズバショウ、スズラン、アヤメ、ノアザミ、リンドウなど）、高山植物、動物（ノウサギ、シカ、キツネ、ネズミ、リス、モグラ、ヘビ、トンボ、カエル、チョウ、セミ、カブトムシ、クワガタなど）、虫取り、野原、牧場、酪農、観光（地）、旅行、ハイキング、ドライブ、避暑地、サマーリゾート、ゴルフ、夏季休暇（夏休み）、ゴールデンウィーク、保養地、別荘、散策、サイクリング、山歩き、登山、バーベキュー、ホテル、旅館、民宿、ペンション、キャンプ、温泉、スキー場、ゲレンデ、ウインターリゾート、志賀高原、阿武隈（あぶくま）高原、北上（きたかみ）高原、美濃三河（のうみかわ）高原、吉備（きび）高原、石見（いわみ）高原、那須高原など地域の高原、など。

飛行機 から思いつく（連想する）ことばを一ついってください。

☞ 訓練教材集
p.28
飛行機の写真を提示しながら

📢 呼びことば
▶プロペラ機、ジェット機、航空機、旅行、国内・海外旅行、出張、離陸、着陸、大きい、速い、（空を）飛ぶ、雲の上、快適、こわい、翼、エンジン、旅客機、ジャンボジェット、プロペラ、操縦士（パイロット）、航空機関士、スチュワーデス、フライトアテンダント、CA（キャビンアテンダント）、パスポート、航空券、搭乗券、チェックイン（搭乗手続き）、空港、成田空港、羽田空港、（クライアントが住む）地域の各空港、日本航空（JAL）、全日本空輸（ANA）、日本エアシステム（JAS）、ライト兄弟、ヘリコプター、飛行船、気球、エコノミークラス、ビジネスクラス、ファーストクラス、など。

競馬 から思いつく（連想する）ことばを一ついってください。

☞ 訓練教材集
p.29
競馬の写真を提示しながら

📢 呼びことば
▶ダービー、レース、馬券、万馬券（配当金1万円以上の馬券）、博打（ばくち）、ギャンブル、賭ける、遊び、勝負、賭け、観戦、白熱（する）、夢中（になる）、やみつき（になる）、勝つ、当たる、必勝、競馬ファン、熱狂（的）、競走馬、騎手（ジョッキー）、武豊（たけゆたか）、3歳馬、4歳馬、単勝式、複勝式、連勝式、競馬場、芝コース、中央競馬、馬主（ばぬし）、血統、調教師、サラブレッド、三冠馬（皐月賞（さつき）、ダービー、菊花賞（きっか）の3レースを制覇した馬）、鞭（むち）、鞍（くら）、勝ち馬、名馬、ゼッケン、予想屋、ナイター競馬、逃げ、先行、差し、追い込み、勝ち組、馬券術、競輪、競艇、写真判定、一馬身（いちばしん）、ハナ差、アタマ差、クビ差、など。

🎒 知恵袋
▶主要な競馬場として、東京競馬場、中山競馬場、京都競馬場、阪神競馬場、大井競馬場などがあります。
▶桜花賞（おうか）、皐月賞（さつきしょう）、優駿牝馬（ゆうしゅんひんば）（オークス）、東京優駿（日本ダービー）、菊花賞（きっかしょう）、春秋2回の天皇賞、有馬記念をあわせて**八大レース**と呼びます。
▶**名馬**として、オグリキャップ、メジロマックイーン、トウカイテイオー、ハイセイコー、テンポイント、ディープインパクト、オルフェーヴル、などが知られています。
▶**競馬場のコース**は、スタートを過ぎて最初のカーブから順に第1コーナー、第2コーナー、向こう正面の直線、第3コーナー、第4コーナーと呼び、再び手前の直線（最後の直線）に戻ってきます。これらは、呼びことばとしても使用できます。

ⓘ ワンポイント・アドバイス
▶親近性について、大変個人差が大きい話題なので留意しましょう。

焼き鳥 から思いつく（連想する）ことばを一ついってください。

訓練教材集 p.29
焼き鳥の写真を提示しながら

🔊 呼びことば
▶串焼き、鶏肉、豚肉、牛肉、ホルモン、スズメ、モツ、塩、タレ、乾杯、ビール、日本酒、お酒、屋台、赤ちょうちん、焼き鳥屋、居酒屋、炭火（すみび）、備長炭（びんちょうたん）、煙、祭り、立ち飲み、おいしい、など。

👛 知恵袋
▶焼き鳥として食べる鶏肉として、主に以下があります。もも、ねぎま、つくね、手羽先（いかだ）、セセリ（小肉、首の周りの肉）、ボンジリ（尻の肉）、皮、なんこつ、かっぱ（胸なんこつ）、砂ぎも（砂ずり）、肝（きも、レバー）、ハツ。これらは、呼びことばとしても使用できます。

ℹ️ ワンポイント・アドバイス
▶焼き鳥について、第4章の「3. 肉類」に解説があります。臨床家用マニュアルの202ページ、訓練教材集の215ページにそれぞれ載っています。

スーパー（スーパーマーケット）から思いつく（連想する）ことばを一ついってください。

訓練教材集 p.30
スーパー（スーパーマーケット）の写真を提示しながら

🔊 呼びことば
▶買い物、ショッピング、安い、広い、庶民的、食料品、お総菜（そうざい）、衣料品、雑貨、日用品、特売情報、チラシ情報、チラシ広告、セルフサービス、手押車（バギー）、かご、レジ、タイムサービス、セール、安売り、お買い得品、お歳暮（せいぼ）、お中元、ネットスーパーのほか、イトーヨーカドー、イオンなどクライアントにとってなじみのあるスーパーマーケット名、何でもある、品数が多い、など。

芸妓（げいぎ）（芸者）から思いつく（連想する）ことばを一ついってください。

訓練教材集 p.30
芸妓（芸者）の写真を提示しながら

🔊 呼びことば
▶芸子（げいこ）、芸者、舞妓（まいこ）（舞子）、歌、長唄、清元（きよもと）、踊り、舞踊（ぶよう）、三味線、伝統芸能、お座敷、宴席、玉代（ぎょくだい）（遊興料のこと）、花代（はなだい）（遊興料のこと）、祝儀（しゅうぎ）、置屋（おきや）、着物、日本髪、島田髷（しまだまげ）、足袋（たび）、粋（いき）、うなじ、襟足（えりあし）がきれい、待合茶屋、料亭、料理屋、旅館、屋形船、酒席、京都、新橋、遊郭（ゆうかく）、花街（はなまち）、花柳界（かりゅうかい）、小唄勝太郎（芸者から歌手となった著名人）、京都、金沢、温泉芸者、熱海、芸者遊び、お座敷遊び、など。

👛 知恵袋
▶芸妓（げいぎ）とは俗にいう芸者のことです。関西では芸子（げいこ）と俗称されます。なお、芸者をめざす修業中の少女のことを**舞妓（舞子）**と呼びます。

高層ビル街 から思いつく(連想する)ことばを一ついってください。

訓練教材集 p.31
高層ビル街の写真を提示しながら

🔊 呼びことば
▶都会、高い、巨大、大きい、(高速)エレベーター、展望台、眺めがいい、眺望(ぼうちょう)、摩天楼(まてんろう)、高層マンション、オフィスビル、ショッピング、東京、新宿(副都心)、大阪、西梅田、名古屋、博多、ニューヨーク、マンハッタン、ハルカス300(60階、300m)、大阪府咲洲庁舎(さきしまちょうしゃ) コスモタワー(55階、256m)、りんくうゲートタワービル(56階、256m)、サンシャイン60(60階、240m)、都庁(48階、243m)、六本木ヒルズ(54階、231.75m)、霞が関ビルディング(36階、147m)、神戸商工貿易センタービル(26階、107m)、ホテルニューオータニ(17階、73m)、エンパイア・ステート・ビルディング(102階、373.2m)、ワールドトレードセンター(世界貿易センター、110階、417m)、会社、店舗、店、など。

西郷隆盛像 から思いつく(連想する)ことばを一ついってください。

訓練教材集 p.31
西郷隆盛像の写真を提示しながら

🔊 呼びことば
▶明治維新、武士、政治家、軍人、英雄、薩摩(藩)、鹿児島、薩長同盟、戊辰戦争(ぼしんせんそう)、幕末、勝海舟、廃藩置県、西南戦争、清廉潔白(せいれんけっぱく)、波瀾万丈(はらんばんじょう)、大柄、豪快、九州男児、愛犬、おいどん、など。

👜 知恵袋
▶西郷隆盛像は複数存在しますが、特に知られているものは、東京都台東区上野の上野公園に建っている像です。

東京タワー から思いつく(連想する)ことばを一ついってください。

訓練教材集 p.32
東京タワーの写真を提示しながら

🔊 呼びことば
▶美しい、高い、333m、展望台、芝公園、東京のシンボル、夜景、観光(名所)、テレビ(局)、FM、電波塔、紅白、蝋(ろう)人形館、など。

👜 知恵袋
▶東京タワーは1958年(昭和33)12月に完成しました。高さは333メートルです。150メートルと250メートルの2ヵ所に展望台があり、そこから見る眺望はすばらしく、昼は関東平野、富士山が眺められ、夜は美しい夜景として知られ、久しく東京の名所の一つとなってきました。旅行、修学旅行などででかけた思い出があるという地域の方々は少なくないでしょう。
▶なお、2012年に電波塔・観光施設として開業した**東京スカイツリー**の高さは634メートルであり、350メートルと450メートルにそれぞれ展望台があります。

花束 から思いつく（連想する）ことばを一ついってください。

> 訓練教材集
> p.32
> 花束の写真を
> 提示しながら

🔊 呼びことば
▶お祝い、誕生日、結婚式、母の日、敬老の日、勤労の日、卒業式、送別会、退院祝い、快気祝い、出産祝い、長寿祝い（還暦・古希・喜寿・傘寿・米寿）、合格祝い、入学祝い、開店祝い、新築祝い、退職祝い、記念日、お見舞い、プレゼント、贈り物、おめでとう、きれい、良い香り、ブーケ、バラ、カーネーション、チューリップ、ユリ、スイートピー、メッセージ、花ことば、愛情、感謝、お礼、祝福、心、気持ち、花屋、フラワーアレンジメント、など。

ⓘ ワンポイント・アドバイス
▶「どんな時に花束をもらいましたか（お渡ししましたか）」と問いかけるのも良いでしょう。

牧場 から思いつく（連想する）ことばを一ついってください。

> 訓練教材集
> p.33
> 牧場の写真を
> 提示しながら

🔊 呼びことば
▶家畜、牛、馬、羊、放牧、まきば、酪農、牧畜、放し飼い、牧養（ぼくよう）、飼料、畜舎、牧草、草原、高原、搾乳（さくにゅう）、乳搾り、自然、バーベキュー、ステーキ、牛乳（ミルク）、チーズ、ソフトクリーム、ソーセージ、ジンギスカン（鍋）、マトン（成羊肉）、ラム（仔羊肉）、馬刺し、北海道、広い、など。

（日本）庭園 から思いつく（連想する）ことばを一ついってください。

> 訓練教材集
> p.33
> 庭園の写真を
> 提示しながら

🔊 呼びことば
▶花、木、樹木、松、ツツジ、モミジ、池、水、泉水、水路、遣水（やりみず）、湧水（ゆうすい）、湧泉、植栽（しょくさい）、魚、コイ、錦鯉（にしきごい）、鳥、山、樹木、芝生、石、敷石、飛石、落石、景石、築山（つきやま）、（石）灯籠、垣根、島、中島、橋、石橋、架け橋、八つ橋、東屋（あずまや）、茶室、露地（茶庭）、景観、自然、鑑賞、眺めが良い、やすらぎ（やすらぐ）、落ちつく、いやし、憩い、庭師、竹垣（たけがき）、和風庭園、ガーデニング、園遊会、枯山水（かれさんすい）のほか、東京の小石川後楽園、旧芝離宮、伝法院、六義園、旧浜離宮、香川の栗林園、岡山の後楽園と衆楽園（しゅうらくえん）、熊本の水前寺成趣園（じょうじゅえん）など地域で知名度の高い庭園、風流、風情、情緒、旅行、散歩、など。

💡 知恵袋
▶兼六園（けんろくえん）（石川県金沢市）、後楽園（岡山県岡山市北区）、偕楽園（かいらくえん）（茨城県水戸市）をあわせて**日本三名園**あるいは**日本三大庭園**と呼びます。いずれも江戸時代に作られた大名庭園です。

米俵（こめだわら）から思いつく（連想する）ことばを一ついってください。

訓練教材集 p.34　米俵の写真を提示しながら

呼びことば
▶収穫、めでたい、かつぐ、農家、豊作、わら、米蔵（こめぐら）、米屋、地主、庄屋、名主（なぬし）、こしひかり、あきたこまち、ひとめぼれ、きらら、ミルキークイーン、お祝い、贈り物、年貢、米百俵、米百俵の精神、籾米（もみごめ）（籾殻を取り去ってない米）、玄米、白米、米袋、豊穰（ほうじょう）、満作、上作、など。

知恵袋
▶米俵とは米を入れるわら製の俵のことです。今日では、1俵は60kgと定義されています。米俵は、かつては米を保管したり、年貢米として地主に納めるさいに用いられました。残りは飯米（はんまい）として保管しました。農家では、わらで米俵を編んだものでした。米俵をかつぐことが一人前の基準ともされました。

▶大正時代頃になると米俵を用いた保管では鼠害（そがい）や虫害等が防げないため、ブリキ缶の保管庫も用いられるようになりました。戦後になると、麻袋も普及しました。米俵は地域によりますが、概して昭和40年代に用いられなくなりました。今日では、開店・開業や結婚式、米寿などのお祝いに贈答品として用いられたり、イベントなどで用いられることが多いようです。装飾品としても用いられます。3kgや5kgの米が入ったミニ米俵も普及し、おみやげや贈答品として用いられています。

山里から思いつく（連想する）ことばを一ついってください。

訓練教材集 p.34　山里の写真を提示しながら

呼びことば
▶田舎、自然、故郷、ふる里、農村、山村、村落、集落、村、のどか、ゆったり、のんびり、すがすがしい、せせらぎ、谷川、清流、川遊び、虫取り、山遊び、山間、山、山奥、森林、田園、田んぼ、畑、川釣り、渓流釣り、アユ釣り、山菜採り、ウド、フキノトウ、タラノメ、ゼンマイ、ワラビ、ツクシ、フキ、コゴミ、木の芽（アケビの芽）、ウルイ、アブラコゴミ、コシアブラ、ミズ、キノコ採り、マツタケ、ナメコ、シイタケ、シメジ、マイタケ、エリンギ、エノキタケ、植物、野草、野生動物、イタチ、イノシシ、キツネ、カモシカ、ウサギ、タヌキ、サル、野鳥、ウグイス、ヤマドリ、ツツドリ、コマドリ、キジバト、モズ、川魚、アユ、コイ、サケ、ウグイ、コイ、フナ、イワナ、ヤマメ、サクラマス、カジカ、モロコ、ブラックバス、ウナギ、ワカサギ、オイカワ（ハヤ）、ナマズ、ハス、カワガニ、ドジョウ、茅葺き屋根（かやぶきやね）、不便、旅行、田舎料理、など。

囲炉裏（いろり）から思いつく（連想する）ことばを一ついってください。

訓練教材集 p.35
囲炉裏の写真を提示しながら

🔊 呼びことば

▶火、火鉢、料理、調理、炊飯、串焼き、網焼き（もちなど）、やかん、鍋、煮炊き、自在鉤（じざいかぎ）、釜、箱膳（はこぜん）、灰、薪、炭、炭火、木炭、一家団らん、コミュニケーション、暖かい、暖房、煙出し（けむりだし）、あたたかい、いぶす、火種（ひだね）、まったり、のんびり、くつろぐ、昔、田舎、炬燵櫓（こたつやぐら）、比多岐（ひたき）（囲炉裏の別名）、地火炉（じかろ）（囲炉裏の別名）、冬、など。

👛 知恵袋

▶かつて、囲炉裏は家の中央に設けられ、家庭生活の重要な中心でした。そのため、家長をはじめ家族や客人の囲炉裏の座席が厳格に定められていました。**よこざ**とは、奥正面の主人の座です。**きゃくざ**とは、よこざの隣の入口に近い客人の座で普段は隠居した年寄りや長男の座です。**かかざ**とは、きゃくざに向かい合うよこざの隣の座で、食物の煮炊きと配分をする主婦の座です。**きじり**とは、よこざと向かい側の土間寄りの座で、下男や作男（さくおとこ）など雇人の座です。
▶**自在鉤（じざいかぎ）**とは鍋や湯釜などを吊るす道具であり、代表的な囲炉裏道具です。

訓練教材集 p.35
箱膳の絵を提示しながら

❗ 話題の泉　　箱膳（はこぜん）について会話をしましょう。

▶箱膳とは、ふたのついた四角い箱の形をしたお膳で、中に一人分の食器、多くは飯椀（めしわん）と汁椀（しるわん）、小さな皿が1、2枚と箸一膳が収まるようになっています。地方によってはゼンバコなどと呼ぶところもあります。家族の一人一人にはそれぞれの箱膳がありました。食事になると、家の主人を中心にその家のしきたりによってならべられた膳の前にすわります。
▶箱膳は、ふたを裏返して箱の上に載せお膳として使用し、その上に中から取りだした食器をならべて使います。食事が終わると、湯を飯椀（碗）に注ぎ、箸でよく洗って湯を飲み、そのまま箱膳の中にしまって蓋をしておきました。食器と箸がおさめられて食事もできるのですから、箱膳はとても便利な道具だったといえるでしょう。昔は食事の後で食器や箸を洗うことはしませんでした。布巾でぬぐうだけでした。
▶箱膳は普段使用するものとして、農家でも町家でも広く使われました。
▶箱膳のようにめいめいの食器やお膳で食事をすることは、古い時代から長い間続いてきた日本特有の習慣でした。これがちゃぶ台の登場によって、今日のように一つの食卓をみんなで囲んで食事をするように大きく変わりました。

第3章　会話訓練のための導入的課題

海 から思いつく（連想する）ことばを一ついってください。

訓練教材集
p.36
海の写真を提示しながら

🔊 **呼びことば**
▶広い、風、潮風、海風、青い、水面、さわやか、すがすがしい、爽快（そうかい）、涼やか、いやし、やすらぎ、自然、清澄（せいちょう）、波、波の音、うねり（うねる）、砂浜、日本海、太平洋、潮汐（ちょうせき）、津波、高潮、波浪（はろう）、波折（なおり）、潮瀬（しおせ）、夏、海水浴、満潮、干潮、波乗り、サーフィン、波に乗る、しける、など。

お手玉 から思いつく（連想する）ことばを一ついってください。

訓練教材集
p.36
お手玉の写真を提示しながら

🔊 **呼びことば**
▶手遊び、女の子、かわいい、なつかしい、お手玉大会、子供、器用、不器用、おもちゃ、投げ玉、つき玉、じゃんげり、2個ゆり、3個ゆり、縦回し、3つ回し、お手のせ、親玉、子玉、お手玉数え歌、わらべ歌、昔遊び、ダイズ、アズキ、ジュズダマ、小石、おはじき、めんこ、はめ絵、コマ、ひー・ふー・みー・よー・いつ、など。

🧧 **知恵袋**
▶布製の小さな袋に小石、アズキ、米、ジュズダマなどを入れた少女のおもちゃです。関西では「いしなご」、岡山周辺では「ななし」、山口では「いしき」とも呼ばれます。その他、ジュズダマ、おじゃみとも呼ぶところがあります。
▶**日本のお手玉の会が行うお手玉段位認定審査**では、初段から六段までの**段位別審査基準**について下記のように規定されています。
1. 初段　「両手で2個ゆり」を20秒以上続ける。
2. 二段　「片手で2個ゆり」を15秒以上続ける。
3. 三段　「両手で3個ゆり」を20秒以上続ける。
4. 四段　「両手で4個ゆり」を15秒以上続ける。
5. 五段　「片手で3個ゆり」を15秒以上続ける。
6. 六段　五段までの技がすべて完全にできることのほか、「両手投げ上げ3個ゆり」・「両手3個ゆり下掛け」・「片手2個ゆり手の平返し」がそれぞれ15秒以上連続してできること。

▶**お手玉の数え歌**として、以下の神社仏閣の数え歌があり、好まれるクライアントもいます。

一…諸国の一の宮　　　　　　　　　六…村の鎮守（氏神）さま
二…日光東照宮（東禅寺）　　　　　七…成田の不動さま
三…讃岐の金比羅（こんぴら）さん（佐倉の惣五郎）　　八…大和の東大寺（八幡の八幡宮（はちまんぐう））
四…信濃の善光寺　　　　　　　　　九…高野の弘法（こうぼう）さま
五…出雲大社　　　　　　　　　　　十…所の氏神（うじがみ）さま（東京博覧会）

登山 から思いつく（連想する）ことばを一ついってください。

訓練教材集 p.37
登山の写真を提示しながら

🔊 **呼びことば**
▶山登り、冒険、スポーツ、キャンプ、山小屋、ロッジ、テント、高山病、危険、遭難、ケガ、耐久力、忍耐、頂上、登頂、富士山、筑波山、高尾山、体力、疲労、過労、リーダー、パーティ、地図、帽子、登山靴、ザック、高度計、磁石、防寒具、水筒、雨具、非常食、ツエルト、救急セット、往復登山、横断登山、縦走登山、放射状登山、集中登山、ヒマラヤ、アルプス、マッターホルン、エベレスト、尾根歩き、ハイキング、トレッキング、沢登り、ロッククライミング、アイスクライミング、競技登山のほか、クライアントの住む地域において登山で有名な山。

ペット（犬）から思いつく（連想する）ことばを一ついってください。

訓練教材集 p.37
ペット（犬）の写真を提示しながら

🔊 **呼びことば**
▶かわいい、かわいがる、飼う、飼い主、愛情、愛嬌、（心が）なごむ、いやし、やすらぎ、動物、犬（テリア、スピッツ、プードル、チワワ、ダックスフンド、ポメラニアン、ヨークシャー・テリア、柴犬、スピッツなど）、一番犬、忠犬、盲導犬、警察犬、猫（ペルシア、シャムなど）、首輪、鳥（カナリア、インコ、ブンチョウなど）、さえずり、魚（金魚、エンゼルフィッシュ、グッピーなどの熱帯魚、コイ）、水槽、昆虫（カブトムシ、クワガタなど）、ウサギ、ハムスター、亀、ペットショップ、エサ、ペット・フード、ドック・フード、キャット・フード、水、入浴、ブラッシング、運動、飼育（する）、獣医、病気、愛玩動物、（犬）小屋、ドッグラン、室内犬、鳥かご、しつけ、トイレ、散歩、保険、など。

駅 から思いつく（連想する）ことばを一ついってください。

訓練教材集 p.38
駅の写真を提示しながら

🔊 **呼びことば**
▶電車、列車、出発、乗り換え、旅行、帰省、通学、通勤、定期券、スイカ（Suica）、ホーム、プラットフォーム、待合室、売店、キヨスク（キオスク）、連絡通路、地下道、駅前広場、観光案内所、駅ビル、乗車券、切符、鉄道、JR、国鉄、私鉄、地下鉄、路面電車、駅員、駅長、運転手、車掌、ステーションビル、始発駅、終着駅、普通駅、旅客駅、貨物駅、貨物列車、寝台列車、SL（蒸気機関車）、交通、到着、出発、時刻表、路線図、改札（口）、線路、普通車、グリーン車（席）、指定席、乗車、（電車に）乗る、降車、（電車から）降りる、駅弁、（市・町の）中心、切符売り場、券売機、新幹線、在来線、特急、急行、快速、普通、各駅停車、車両、おみやげ売り場、売店、立ち食いそば、道の駅、停車場、停留所、無人駅、出会い、別れ、など。

焼きもの（陶芸）から思いつく（連想する）ことばを一ついってください。

訓練教材集 p.38
焼きもの（陶芸）の写真を提示しながら

🔊 **呼びことば**
▶陶器、磁器、陶磁器、手作り、ぬくもり、暖かみ、おみやげ、あざやか、味がある、美しい、瀬戸物、唐津、ろくろ、窯、窯元、土（に触れる、をこねる）、粘土、皿、椀、作る、創造する、世界に一つだけ、湯飲み、うつわ、食器、杯、花瓶、箸置き、手びねり、楽しい、おもしろい、難しい、無心、趣味、有田焼（佐賀県）、萩焼（山口県）、備前焼（岡山県）、瀬戸焼（愛知県）など。クライアントの住む地域で有名な焼きもの、など。

💡 **ワンポイント・アドバイス**
▶親近性について、大変個人差が大きい話題なので留意しましょう。

国会議事堂から思いつく（連想する）ことばを一ついってください。

訓練教材集 p.39
国会議事堂の写真を提示しながら

🔊 **呼びことば**
▶政治、政治家、国会議員、内閣総理大臣、大臣、衆議院、参議院、東京、永田町、選挙、法案、政党、内閣、日本の政治の中心、国権の最高機関、法律（の制定）、国の予算、議決、立法機関、立法府、通常国会、臨時国会、ピラミッド型の屋根、議員会館、警備、観光名所、修学旅行、威厳、権限、威風堂々、自由民主党、公明党、民主党、日本維新の会、みんなの党、日本共産党、社会民主党、クライアントが住む地域で著名な政治家、など。

💡 **ワンポイント・アドバイス**
▶もしクライアントが政治に関心があるようであれば、「現在、関心のある政治の話題を一つ教えてください」「ご支援している政治家を一人教えてください」などと広げるのも良いでしょう。

お地蔵様から思いつく（連想する）ことばを一ついってください。

訓練教材集 p.39
お地蔵様の写真を提示しながら

🔊 **呼びことば**
▶菩薩、地蔵菩薩、石像、（赤い）前垂れ、仏教、祈る、拝む、祀る、救い、親しみ深い、慈悲深い、信仰、道の辻、橋のたもと、地蔵盆、お供え物、花、線香、家内安全、厄除け祈願、安産祈願、子授け祈願（子宝祈願）、五穀豊穣、開運祈願、健康祈願、雨乞い祈願、子育て地蔵、子安地蔵、夜泣き地蔵、乳もらい地蔵、田植地蔵、鼻取り地蔵、いぼ取り地蔵、縛り地蔵、水子地蔵、雨降り地蔵、雨止み地蔵、六地蔵、田舎、など。

👛 **知恵袋**
▶地蔵とは菩薩の一つです。地蔵信仰は平安朝末から中世にかけて民間信仰として普及するようになり、道の辻や橋のたもとなどに石像を祀るようになりました。地

蔵は日本人にとってもっとも親しみ深い菩薩として今日にいたっています。

かまど から思いつく（連想する）ことばを一ついってください。

📖 訓練教材集
p.40
かまどの写真を提示しながら

🔊 **呼びことば**
▶炊飯(すいはん)、調理、米（を炊く）、煮炊きする、釜、鍋、炭、薪、石炭、土間、火口、たき口、煙、煙い、不衛生、煙突、七輪(しちりん)、ヘッツイ、クド、など。

💰 **知恵袋**
▶電化製品が普及するまで、女性は朝早く起きて木炭や薪、わらをくべてかまどに火をおこさなければなりませんでした。さらに水道のない時代は井戸から水を汲んでくる必要があり、女性の朝の仕事は重労働でした。さらに、煙突のないかまどから土間に広がる煙やすすは非衛生的で非健康的でした。

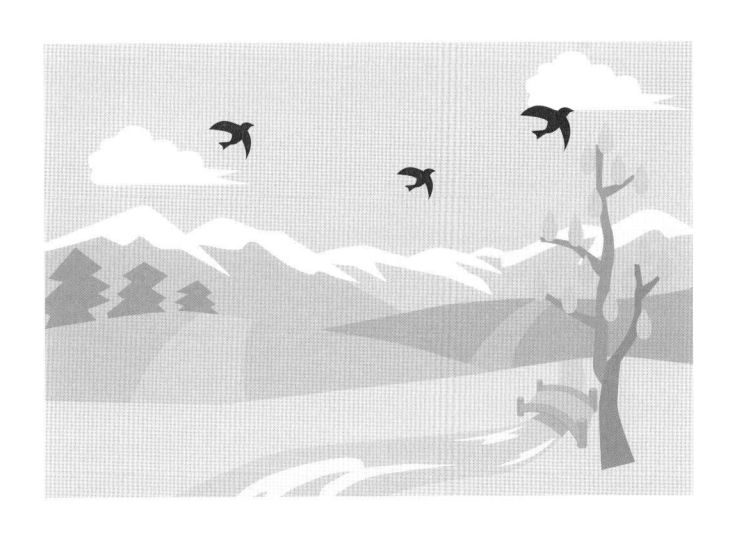

第4章

会話訓練の実践的課題
―食生活―

本章の会話訓練の進め方のサンプル…66

1. 青果類…75
2. 魚介類…135
3. 肉　類…185
4. 行事食…207

さまざまな食品は毎日の生活に深くかかわるものですので、会話訓練として誰でも参加しやすいものです。

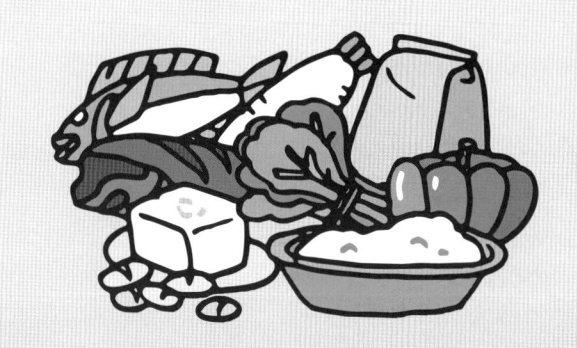

第4章 会話訓練の実践的課題：食生活

本章の会話訓練の進め方のサンプル

　会話訓練の進め方については、序文で簡単に触れ、第1章で詳述しました。基本的には、クライアントに訓練教材集を提示し、臨床家は臨床家用マニュアルに含まれている各会話カードを会話の切り口として用い、クライアントには訓練教材集の各会話カードに対応したページを提示し、「知恵袋」を参照して話題を広げます。

　ここで、本章における会話訓練の進め方について、さらに具体的に解説します。いずれの会話カードにおいても共通した重要事項は、①最初は単純なクローズド・クエスチョンとし、その後の話題の展開の仕方はクライアントの能力にあわせること、②（発声可能なクライアントであれば）指をさすだけではなく声を出して話させること、③クライアントの返答に臨床家が「○○ですか、おいしいですよねぇ」と共感をもって適切にかかわり、クライアントと臨床家が双方向的なやりとりをすることです。

　これらに加えて、本章で特に注意していただきたいのは、多様な食材や料理の写真を提示して会話訓練を実践的に行うにさいして、決して単に食材や料理の好みばかりを話題とするのではなく、それらを題材としながら食生活全般へと話題を広げることです。好みを質問の切り口とすることはしばしばあるでしょうが、そこから食生活へと幅広く広げて話題を展開することに留意していただきたいと思います。そのさいに、巻末資料の歴史一覧（巻末資料1）や日本人の食文化の変化（巻末資料2）を役立ててください。高齢者の方々が生きてこられた歴史的背景と関連づけることで、話題はいっそう深みを増すこともあるでしょう。

　ここでは、青果類の会話カード1：野菜類の5つ目のカード「野菜を使った料理で何が好きですか」（78ページ）を例にとり、解説します。このカードの進め方は、会話カード3：山菜類の「山菜を使った料理で何が好きですか」、会話カード4：キノコ類の「キノコ類を使った料理で何が好きですか」、会話カード5：豆類の「豆類を使った料理で何が好きですか」と会話カード7：イモ類の「イモ類を使った料理で何が好きですか」においても同様にお考えください。さらに、魚介類における同類の会話カードでも同様にお考えください。

　ここでこの会話カードを取り上げるのは、このカードは話題を多様に広げることができるため非常に活用しやすく、活用する頻度も特に多いからです。一人のクライアントに対して、この一つのカードだけで何度も会話訓練を行うことができます。そして、このカードを多様に活用するためにこそ、訓練教材集に多くの料理の写真が収められているのです。この点を十分に理解して使用してください。

　以下に、進め方のサンプルを2つ示します。

サンプル1

▶第1ステップ

臨床家	クライアント

▶訓練教材集の47ページの「野菜を使った料理の種類」の表を提示して好きな料理を質問する。

質問の例

「○○さんは、野菜を使った料理で何が好きですか」
「ご主人は、野菜を使った料理で何が好きですか」
「おせちに食べる野菜料理では、何が好きですか」

→ 返答する
（例：漬けもの）

「漬けものですか。ご飯には欠かせず、おいしいですよねぇ」
などと共感し、クライアントの返答から話題を広げる。

問いかけの例

「このあたりでは○○漬けが郷土料理ですよねぇ。お作りになられますか」
「塩漬け、みそ漬け、醤油漬け、ぬか漬け、かす漬けではどれがお好きですか」
「漬けものは1日に何回くらい食べますか」

▶第2ステップ

臨床家	クライアント
▶第1ステップでクライアントが返答した料理の写真が掲載されている訓練教材集のページを提示して、好きな（よく食べる）料理を質問する。臨床家は臨床家用マニュアルのクライアントが返答した料理に関する会話カードのページに移動して対応する。 （この場合は漬けものの写真がある50〜52ページ） **質問の例** 「○○さんは、漬けもので好きな（よく食べる）料理は何ですか」 「ご主人は、漬けもので好きな（よく食べる）料理は何ですか」 「冬に食べる漬けものでは何が好きですか」 「たくあんですか、噛むたびに甘みが出ておいしいですよねぇ」 などと共感し、「知恵袋」を参照しながらクライアントのレベルにあわせて問いかけをして話題を広げる。 **問いかけの例** 「たくあんの作り方についてお話してください」 「たくあんの食べ方についてお話してください」 「奥様の作るたくあんはいかがですか」	返答する （例：たくあん）

第1ステップ

まず、訓練教材集の47ページの「野菜を使った料理の種類」の表をクライアントに提示して、臨床家は臨床家用マニュアルの78ページにある会話カードで「野菜を使った料理で何が好きですか」と質問をしてクライアントの返答から、会話を広げます。たとえば、クライアントが「漬けもの」と返答した場合、「漬けものですか、おいしいですよねぇ」などと共感をもってかかわり、同ページにある「知恵袋」を参照して話題を広げます。共感を示すだけで自発話を引き出せることも、臨床では珍しくありません。

第2ステップ

次に、クライアントが返答した料理（仮に、ここでは「漬けもの」とします）の写真が掲載されている訓練教材集のページ（この場合は50～52ページ）を提示して、「漬けもので好きな（よく食べる）料理は何ですか」と質問をしてやりとりをして話題を広げます。たとえば、第1ステップで「煮もの」と返答した場合、第2ステップでは一連の煮ものの料理の写真が掲載されているページを開いて、同様に煮もので好きな（よく食べる）料理について質問をしてやりとりをします。

臨床家用マニュアルには、これら第2ステップの質問カードが、78ページの第1ステップの質問カード以降に順に並んでいます。臨床家用マニュアルの78ページに、第1ステップでクライアントに提示した訓練教材集47ページと同様の表が『野菜を使った料理の種類』に関する臨床家用マニュアルのページ一覧」としてカテゴリー別に整理されており、この表に料理ごとに付されているページを参照することで、クライアントが返答した料理に関する会話カードのページに即座に移動して対応することができます。そして、再び該当する料理の会話カードの知恵袋やワンポイント・アドバイスを参照して会話を広げることができます。この場合は漬けものですから、臨床家用マニュアルの80～82ページの漬けものに関する会話カードの知恵袋やワンポイント・アドバイスを参照することになります。

質問内容の応用

第1ステップや第2ステップで、クライアントだけでなく、クライアントの家族（夫・妻・子供など）について、「○○さんは野菜を使った料理で何が好きですか」「○○さんは漬けもので何が好きですか」などと質問の対象となる視点をクライアント以外の方に転じて進めるのも良いでしょう。お正月、お盆、結婚式、忘年会、法要、精進料理、その他のお祝いの食事によく食べる（調理した）料理を切り口として、「○○に食べる（調理する）野菜料理では何が好きですか」といった問いかけから進めるのも良いでしょう。このように質問の切り口を変容させることで、この会話カードは何度も多様に使用することができます。

あるいは第1ステップをスキップして、訓練教材集の47ページの料理のカテゴリーごとに第2ステップへと進め、各料理のカテゴリーごとに「好きな（よく食べる）料理は何ですか」と質問をしてやりとりをして話題を広げることもできます。

本会話カードに限らず、それぞれの会話カードをこのように応用的に運用することで、汎用性が大きく高まります。

話題の広げ方

第1ステップでも第2ステップでも、クライアントの返答を主題とし、それに対する応答や問いかけにより話題を広げます。第2ステップでは、各質問カードごとに付されている「知恵袋」をおおいに参照してください。「知恵袋」はさまざまな問いかけを行ったり話題を広げるさいに役立つばかりではありません。クライアントはしばしば臨床家よりもはるかに知識が豊富であることがあり、クライアント

との発話内容を理解して共感的応答を行ううえでも有用です。

　第2ステップでクライアントが選択した料理に複数の具材が用いられているものであれば、その料理に入れる野菜（魚介類・肉）を教えてください、と問うのはクローズド・クエスチョンとして適切でしょう。

　ある程度会話訓練を行ってきたレベルのクライアントであれば、クライアントが選択した料理の調理方法、食べ方、料理にまつわる思い出などについてうかがい、話題を広げることができます。長年にわたって調理を担当してきた方であれば、「○○の調理の仕方についてお話してください」といった調理方法に関する質問は、うってつけの問いかけです。単に調理場での調理の仕方にとどまらず、たとえば、たくあん漬けについて、「11月の半ばくらいになって冷たい空っ風がビュービューと吹き始めると軒先に大根をすだれ干しにして……」ということばが聞かれることがあります。調理に関心のない年配の男性の場合、「奥さまの○○料理はいかがですか」といったように視点を食する側に向けることがやりとりのきっかけになる場合もあります。キムチやゴーヤチャンプルーなど人によって好き嫌いが別れる料理であれば、「○○料理のどういったところがお好きですか」といった単純な問いかけが有用であることもあります。

　調理経験があるとないとに関わりなく、料理の食べ方も会話訓練に適した話題となります。たとえば、たくあんの食べ方はご飯のおかずにするばかりでなく、おにぎり、お茶うけ、おやつ、酒のつまみ、チャーハン、煮もの、野菜炒めなど多彩です。あるいは、天ぷらの食べ方について、「（出汁とみりんと醤油で作った）天つゆに大根おろしや紅葉おろしを入れて食べます」という方ばかりではありません。天ぷらに醤油をつける（つけた）という高齢者は少なくありません。むしろ、天ぷらはかつては関東では醤油をつけて食べるのが一般的でした。あるいは塩、こぶ塩、抹茶塩、カレー塩、柚子塩、山椒をつけるという方、ゆずこしょうをつけるという方もいます。関西の専門料理店では、素材の繊細さや食感が失われないために薄衣で揚げて塩をつけて食べる店がむしろ一般的です。その他、ソースをつけるという方、砂糖醤油をつけるという方、レモンの絞り汁をつけるという方もおり、実に多様です。さらに九州の地域によっては、薩摩揚げのことも天ぷらと呼びます。その他、酢のものを三杯酢で食べるか二杯酢で食べるか、ホウレン草はごま和えで食べるか白和えで食べるかなど、料理の食べ方に関する多様な問いかけから話題を広げることができるでしょう。

　料理にまつわる思い出は旅先で食べたおいしい（口に合わない）料理、異文化の料理を食した体験、調理の失敗談などが話題となりやすいでしょう。海外や沖縄に出かけたことがある人は多くの見慣れないおいしい（口に合わない）野菜の料理の思い出があることでしょう。国内でも関東と関西では食文化が異なり、たとえば、紅ショウガの天ぷらは関西の一部ではスーパーでも販売されている一般的な料理であっても、関東ではきわめてまれな料理です。こうした食の異文化体験が会話訓練では頻回に活用されるのは、次節の魚介類でも全く同様です。たとえば、刺身が話題となり、カツオの刺身が特に好きだと答えたクライアントが、「土佐で食べたカツオは格別にうまかった」といって話題が広がることがあります。

　さらに、各地域特有の料理（漬けものでは、北海道の松前漬け、東京のべったら漬け、京都の千枚漬けやしば漬け、奈良の奈良漬け、鹿児島の山川漬けなど）について話題を展開して地域性を重視すると、クライアントにとって親密性が高く発話量が増えることがしばしばあります。漬けもの、鍋もの、汁もの、煮ものなどではたくさんの郷土料理がありますので、特にこうした地域性をいかした話題としやすいでしょう。

サンプル 2

▶第1ステップ

臨 床 家	クライアント

▶訓練教材集の47ページの「野菜を使った料理の種類」の表を提示して好きな料理を質問する。

質問の例

「○○さんは、野菜を使った料理で何が好きですか」

　　　　　　　　　　→ 返答する
　　　　　　　　　　（例：揚げもの、特に天ぷら）

「天ぷらですか、サクサクしていておいしいですよねぇ」
などと共感し、クライアントの返答から話題を広げる。

問いかけの例

「野菜の天ぷらはどのように味付けして食べますか」
「野菜の天ぷらはどのように調理しますか」
「野菜の天ぷらは外食と家庭ではどちらで良く食べますか」

▶第2ステップ

臨床家	クライアント
▶訓練教材集の野菜の写真が掲載されているページ（42〜45ページ）を提示して、第1ステップでクライアントが返答した料理に用いる具材を質問する。 **質問の例** 「○○さんは、天ぷらにして食べる野菜で何が好きですか」 「カボチャですか、甘くておいしいですよねぇ」 などと共感し、クライアントの関心事にあわせて問いかけをして話題を広げる。 **問いかけの例** 「畑でカボチャを作ったことはありますか」 「カボチャはそのほかにどのように調理しますか」 「新鮮なカボチャの見分け方を教えてください」	 返答する （例：カボチャやピーマン、ナス）

第1ステップ

まず、訓練教材集の47ページの「野菜を使った料理の種類」の表をクライアントに提示して、臨床家は78ページにある会話カードで「野菜を使った料理で何が好きですか」と質問をしてクライアントの返答から、会話を広げます。たとえば、クライアントが「漬けもの」と返答した場合、「漬けものですか、おいしいですよねぇ」などと共感をもってかかわり、問いかけにより話題を広げます。すなわち、第1ステップは、サンプル1と同様です。

第2ステップ

次に、訓練教材集の42～45ページに掲載されている野菜の写真を提示して、第1ステップでクライアントが返答した料理に用いる具材を質問します。たとえば、第1ステップで「揚げもの、特に天ぷら」と返答した場合、「○○さんは、天ぷらにして食べる野菜で何が好きですか」と質問をしてやりとりをします。

あるいは、サンプル1の形式で第2ステップまで実施してから、その料理に用いる具材を質問します。たとえば、第1ステップで「汁もの」と返答し、第2ステップで汁もののなかでけんちん汁が好きだと返答した場合、「○○さんは、けんちん汁にして食べる野菜で何が好きですか」と質問をしてやりとりをします。

さらに、第1ステップにおける質問を行わないで、訓練教材集の47ページの「野菜を使った料理の種類」のカテゴリーごとに第2ステップへと進め、各料理に用いる具材を質問するのも良いでしょう。

その他、訓練教材集の42～45ページに掲載されている各野菜ごとに、それぞれの野菜をどのように調理して食べますか（食べるのが好きですか）、と質問してこれを会話の切り口とします。たとえば、「ダイコンをどのようにして食べますか、2つ教えてください」と問えば、「漬けもの、みそ汁」といった返答があるでしょう。

質問内容の応用

単純なクローズド・クエスチョンだけで野菜を話題として会話を展開するのであれば、第1ステップにおける質問を行わないで、訓練教材集の42～45ページに掲載されている野菜の写真を提示して、赤い野菜（トマト、ニンジン、パプリカ、トウガラシなど）、黄色の野菜（パプリカ、カボチャ、タケノコ、トウモロコシなど）、緑の野菜（アスパラガス、オクラ、レタス、キャベツ、キュウリなど）、白い野菜（ハクサイ、ゴボウ、タマネギ、ナス、レンコン、ダイコン、モヤシなど）についての質問、甘い・苦い野菜についての質問、冷凍野菜やカット野菜、輸入野菜で食べる野菜についての質問といった類の単純な問いかけが適しているでしょう。

ある程度農業について知識がある方であれば、実を食べる野菜（カボチャ、ナス、トマト、キュウリ、ニガウリ、ピーマンなど）、葉や茎を食べる野菜（ハクサイ、レタス、キャベツ、タマネギ、ホウレン草など）、根や地下茎を食べる野菜（ニンジン、ゴボウ、サツマイモ、ジャガイモ、ダイコン、カブなど）について質問をしたり、四季の旬の野菜、地域の特産物もしくは伝統野菜（石川県金沢市の加賀野菜、京都の京野菜、大阪府の天王寺かぶ、秋田県のとんぶり、北海道の札幌大球キャベツ、群馬県の下仁田ねぎ、東京都の練馬大根、静岡県の水掛菜など）などについて質問をして話題を広げるのも良いでしょう。もちろん、これらの質問は、青果類の最初の会話カード「野菜で好きな（よく食べる）ものは、何ですか」などほかの箇所で応用的に使用しても良いでしょう。

このように、訓練教材集の42～45ページに掲載されている野菜を提示して多様に質問を行うことができます。調理経験が豊富な方であれば、「一汁三菜の献立を考えてみてください」と質問して、それぞれの料理に用いる野菜について答えてもらうのも良いでしょう。「調理をする前に水につけてアクを抜いておく野菜はどれでしょうか（ゴボウ、レンコン、ナガイモ、ウドなど）」「茹でてアクを抜く野菜はどれでしょうか（ホウレン草、カリフラワー、アスパラガス、サトイモなど）」と質問するのも良い

でしょう。「それぞれの野菜の下ごしらえの仕方を説明してください（サヤインゲンやサヤエンドウなどは筋とへたを取る、食用に適さない皮のある野菜は皮を剥いておく、ニンジンやカボチャなど硬い野菜は熱が入りやすい大きさに切っておくなど）」と質問するのも良いでしょう。

話題の広げ方

　第1ステップでも第2ステップでも、クライアントの返答を主題とし、それに対する応答や問いかけにより話題を広げます。たとえば、第2ステップでクライアントが選択した具材について、「そのほかに、その野菜をどのようにして調理しますか(調理したものを食べますか)」といった問いかけも良いでしょう。
　昨今の高齢者では農業経験がある方はとても多く、男性で元サラリーマンや元自営業、元公務員などであっても子供の頃に農作業を手伝ったという経験のある方はとても多いものです。国民学校時代は学校で子供たちが野菜を作ったり農家の手伝いをしたものでした。そこで、農作業の楽しみや苦労話（日照不足や長雨、台風などの自然災害、病害虫、連作障害、複雑な人間関係）、笑い話、農閑期の過ごし方（養蚕、出稼ぎ、機織り、藁仕事など）、保存の工夫（塩漬け、漬けもの、乾物、雪室での冷蔵保存など）なども話題となります。「台風でハウスが倒壊して全部ダメになってしまったことがあって……」という話、「お尻が何かとぶつかって転んだら、後ろにイノシシがいて……」という話を聞くこともあります。さらに、かまどを用いて調理をしていた時代の苦労話、電気冷蔵庫や電気炊飯器を初めて購入した時の感激話なども自発話として引き出せることがあります。
　かつての農家は自給自足があたりまえでしたので、野菜をおいしく調理する秘訣、調理の工夫、それぞれの野菜ごとの下ごしらえの仕方や保存の仕方、新鮮な野菜の見分け方などについて知識が豊富な方は少なくありません。ダイコンの調理方法一つを話題にしただけで、葉は炒めたりみそ汁に入れたり細かく刻んで混ぜご飯に入れる、首はおろしや酢のものにする、真ん中は煮ものなど多くの料理に用いる、しっぽはおろしや汁ものの実にする、皮は千切りにしてきんぴらやみそ汁の具材にする、といった話を耳にすることがあります。あるいは、新鮮なトマトの見分け方について、握ってみてしっかりとしたはりがある、皮の色が濃くつやがある、へたが黒い、へたの筋がくっきりでている、とげが痛いくらいたっている、と説明してくださる方もいます。
　概して、会話訓練は実施経験が増すほど臨床家の知識が豊かになり、やりとりの進め方の技法も高まるものです。クライアントから学ぶものは実に多いことでしょう。

失語症や認知症がある方への訓練

　失語症や認知症がある方を対象とした進め方については、第1章で解説したとおりです。
　その他、失語症のある方であれば、こうした会話訓練課題に語想起訓練、呼称訓練、単語レベルの読字・書字訓練を組み合わせたプランとすることができます。「私がいうものを2つ指さしてください」と指示を与えて聴覚的把持課題を組み合わせることもできます。

第4章 会話訓練のための実践的課題
―食生活―

1. 青果類

- ■会話カード1　　野菜類 … 76
- ■会話カード2　　野菜類の食べ方 … 90
- ■会話カード3　　山菜類 … 92
- ■会話カード4　　キノコ類 … 101
- ■会話カード5　　豆類 … 110
- ■会話カード6　　種実類 … 118
- ■会話カード7　　イモ類 … 121
- ■会話カード8　　果実類（果物）… 127
- ■会話カード9　　野菜にまつわることば … 132

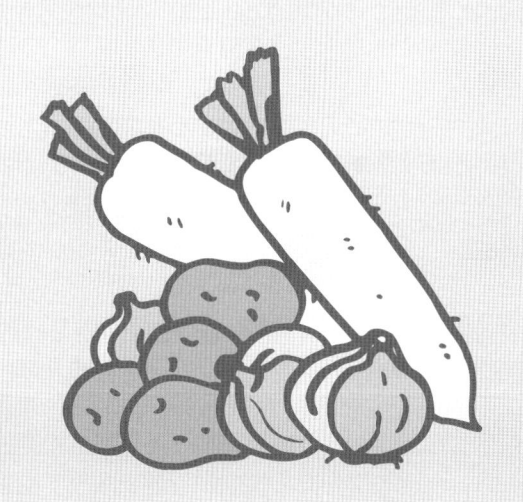

1. 青果類

会話カード 1

野菜類

（訓練教材集の 42 〜 62 ページ）

以下の設問を切り口として、会話をします。

| 野菜で好きな（よく食べる）ものは、何ですか。 |

| 野菜で嫌いな（あまり食べない）ものは、何ですか。 |

| 朝食でよく食べる野菜は何ですか。 |

☞ 訓練教材集
p.42 〜 45
野菜類の写真を提示しながら

🛍 **知恵袋**

▶一般的には、**春の野菜**として、菜の花、新ジャガイモ、タケノコ、タマネギ、キャベツ（春キャベツ、新キャベツ）、セロリ、ニラなどがあります。
　夏の野菜として、アスパラガス、キュウリ、ナス、トマト、ピーマン、オクラ、ニガウリ（ゴーヤ）、モロヘイヤ、ミョウガ、カボチャ、タマネギ、ニラ、新ゴボウ、新ジャガイモ、トウガンなどがあります。
　秋の野菜として、レンコン、ニンジン、レタス、サツマイモ、チンゲンサイ、ナガイモ、ジャガイモ、サトイモ、菊の花（食用菊）などがあります。
　冬の野菜として、ハクサイ、ホウレン草、ダイコン、ニンジン、ゴボウ、サトイモ、ネギ、クワイ、キャベツ、レンコン、カブ、コマツナ、セロリなどがあります。
▶**赤い野菜**（トマト、ニンジン、赤タマネギ、パプリカ、唐辛子、赤ピーマンなど）、**黄色の野菜**（パプリカ、カボチャ、タケノコ、トウモロコシなど）、**緑の野菜**（アスパラガス、オクラ、レタス、キャベツ、キュウリなど）、**白い野菜**（ハクサイ、ゴボウ、タマネギ、ナス、レンコン、ダイコン、モヤシなど）についての質問、甘い・苦い野菜についての質問、冷凍野菜やカット野菜、輸入野菜で食べる野菜についての質問といった類の単純な問いかけが適しているでしょう。
▶**実を食べる野菜**として、カボチャ、ナス、トマト、キュウリ、ニガウリ、ピーマン、トウガラシ、オクラなどがあり、**葉や茎を食べる野菜**としてハクサイ、レタス、キャベツ、タマネギ、ホウレン草、コマツナ、シュンギク、ミズナ、ニラ、ネギ、ブロッコリー、アスパラガスなどがあり、**根や地下茎を食べる野菜**としてニンジン、ゴボウ、サツマイモ、ジャガイモ、サトイモ、ダイコン、カブ、レンコン、タケノコ、ヤーコンなどがあります。
▶おせち料理で食べる野菜、雑煮に入れる野菜、精進料理として食べる野菜、そうめんと一緒に食べる野菜などで好きな（よく食べる）もの、嫌いな（あまり食べない）ものについて問いかけて話題を広げるのも良いでしょう。

みそ汁の具材として好きな（よく食べる）野菜は何ですか。

訓練教材集 p.42〜46 野菜類、野菜のみそ汁の写真を提示しながら

知恵袋

▶一般によく食されるみそ汁の実（具）では、通年食するものとして、ワカメ、豆腐、納豆、卵、油揚げ、カンピョウなどがあります。

▶みそ汁に用いられる旬の実（青果類）では、
　特に春にみそ汁に食されるもの：絹サヤ、キャベツ、各種の山菜、など
　特に夏にみそ汁に食されるもの：サヤインゲン、カボチャ、タマネギ、ナス、ミョウガ、など
　特に秋にみそ汁に食されるもの：サトイモ、ジャガイモ、サツマイモ、チンゲンサイ、シイタケ、シメジ、ナメコ、エリンギ、など
　特に冬にみそ汁に食されるもの：ホウレン草、コマツナ、ネギ、カブ、ニンジン、ゴボウ、イモ類、ダイコン、など

▶出汁（だし）は、ニボシ、コンブ、カツオブシなどでとりますが、固形や顆粒状のインスタント製品でとる家庭も少なくありません。最近は、出汁入りみそも出回っています。椀（わん）だねには、野菜類のほか、魚介類、肉類などあらゆる材料が用いられます。

▶**おいしいみそ汁を調理するポイント**は、良い出汁と良いみそを用いることのほか、みそは煮立てると風味が失われるので沸騰させないことです。

▶**かつての日本人の食事**は一汁一菜（いちじゅういっさい）であり、特に農家ではそれが基本でした。ご飯、みそ汁、漬けものだけの質素なものでした。農家の人たちは一日三度の食事に必ずみそ汁を飲みました。農家では自分の家の近辺や畑や田のあぜに大豆を栽培して、毎年春先になると一年分のみそを作ったものでした。このように生活に密着したみそ作りの楽しみや苦労話、思い出も話題となります。

▶みそ汁や吸いものなどの汁ものに添える香りのものを**吸い口**（すいくち）といいます。みそ汁に添えられる吸い口には、一般にネギ（小口切（こぐち）ネギ・白髪（しらが）ネギ・芽（め）ネギ・青ネギ）が好まれますが、椀だねや味つけによりミョウガ、ミツバ、アサツキ、木の芽、トウガラシ、ショウガ、ユズ、ゴマなども用いられます。

▶みそを溶き入れるさいに、一般にお玉が使われますが、最近では**みそこし器**も出回るようになりました。すばやくみそが溶けて粒みその粒を取り除くことができます。

▶関東ではみそ汁のことを「おみおつけ」ともいいます。

ワンポイント・アドバイス

▶最初の会話は野菜だけにして、その後、野菜に限らずよく食べるみそ汁の具材について会話しましょう。各種の訓練技法を会話レベルでいかす導入的課題として利用するのであれば、原則として、「みそ汁の具材として好きな（よく食べる）野菜をひとつ教えてください」「みそ汁の具材として好きな（よく食べる）野菜の組み合わせを考えてみてください」といった単純に答えられるクローズド・クエスチョンを設定します。たとえば、訓練教材集46ページの各種のみそ汁の写真を提示して、「食べてみたいみそ汁があれば声を出して教えてください」「苦手なみそ汁があれば声を出して教えてください」などと問いかけます。あるいは、具材の組み合わせについて会話します。

▶特にディサースリア例では、訓練開始当初からオープン・クエスチョンにすると、LSVT LOUDなどのいずれの技法もたちまち崩れてしまいます。しかし、ある程度会話訓練を進めている段階であれば、「知恵袋」を参考として、好みの季節ごとのみそ汁の具材、みそ汁のだしのとり方、みその種類、おいしく調理するポイントなどについても会話を広げると良いでしょう。

第4章　1.青果類　野菜類

野菜を使った料理で何が好きですか。

☞ 訓練教材集 p.47
「野菜を使った料理の種類」の表を提示しながら

🛍 **知恵袋**

▶野菜を使った料理の種類とそれらに用いられる野菜として、一般的なものとして主に以下があります。

サラダ：レタス、キャベツ、トマト、アスパラガス、ポテト、ダイコン、水菜、など

漬けもの：ハクサイ、ナス、キュウリ、ダイコン、カブ、ゴボウ、セロリ、野沢菜、ゴボウ、ウリ、ウメ、ラッキョウ、など

お浸し：ホウレン草、コマツナ、ナノハナ、シュンギク、セリ、ハクサイ、キャベツ、モヤシ、など

炒めもの、焼きもの、煮もの、酢のもの：キュウリ、ダイコン、ワカメ、トマト、レンコン、ミョウガ、セロリ、カブ、ネギ、など

揚げもの：かき揚げやナス、ゴボウ、サツマイモ、カボチャ、ジャガイモ、大葉、レンコン、ナガイモ、タマネギ、シイタケ、ピーマン、シュンギクなどの天ぷらや唐揚げ、など

和えもの：ほうれん草のゴマ和え、ニンジンの白和え、ナスのゴマ和え、菜の花のからし和え、ネギぬた、ナムル、など

そのほか、**鍋もの**（寄せ鍋など）、**汁もの・スープ**、蒸しもの（かぶら蒸しなど）、マリネ、煮こごりなどがあります。

📖 会話訓練の進め方

会話訓練の進め方について、本章最初の p.66 〜 74 をご参照ください。

「野菜を使った料理の種類」に関する臨床家用マニュアルのページ一覧

（訓練教材集の 47 ページに対応しています）

- サラダ（79 ページ）
- 漬けもの（80 ページ）
- お浸し（82 ページ）
- 炒めもの（82 ページ）
- 焼きもの（83 ページ）
- 煮もの（83 ページ）
- 酢のもの（84 ページ）
- 揚げもの（85 ページ）
- 和えもの（86 ページ）
- 鍋もの（86 ページ）
- 汁もの・スープ（87 ページ）

☞ 訓練教材集
p.48
「朝茶はその日の難逃れ」の絵を提示しながら

話題の泉　　朝茶について、会話をしましょう。

▶昔は、一日の始まりに日本茶を飲む習慣がありました。多くの場合、仏壇もしくは神棚にお供えしてから、いただいていました。「**朝茶はその日の難逃れ**」、「**朝茶は福が増す**」とも言い伝えられてきました。飲み忘れると縁起(えんぎ)が悪いともいわれてきました。「朝茶は七里帰っても飲め」とは、朝茶は災難よけなので、飲むのを忘れて旅に出たら、たとえ七里の道を帰ってでも必ず飲むべきだという意味の言葉です。
▶茶柱が立つと縁起が良いといわれ、子供たちは茶柱が立つのが楽しみでした。

第4章　1. 青果類　野菜類

野菜のサラダで好きな（よく食べる）ものは、何ですか。

☞ 訓練教材集
p.49
野菜のサラダの写真を提示しながら

🛍 知恵袋

▶日本にはそもそも野菜を生で食べる習慣がなかったため、**野菜のサラダの歴史**はとても浅いといえます。明治、大正時代もごく一部で食される程度でした。戦後になって清浄(せいじょう)野菜(やさい)の普及について指導されるなど衛生面の改善が徐々に進み、安心して生で食べられる食環境の整備・浸透が図られましたが、各家庭の食卓にサラダが普及したのは1970年代中期頃のことでした。定着初期のサラダは生野菜主体ではなく、むしろいったん茹でたカリフラワーや千切りしたリンゴやミカンの缶詰などを加えてマヨネーズで全体的に味付けた甘口のものが主流でした。その後、生食の信頼感の定着とともに、レタス、薄くスライスした生キュウリや生トマト、マッシュポテトも徐々に食材として加わるようになりました。
▶**野菜サラダ**では、通常、良く冷やした野菜を切って盛りつけます。冷やすことで歯ざわりが良くなります。生野菜ばかりでなく、カリフラワーやアスパラガスなどは茹でてから盛りつけます。
▶今日では、野菜以外の食材と組み合わせたチキンサラダ、卵サラダ、ツナサラダ、ハムサラダ、マカロニサラダ、カニサラダ、海藻サラダ、フルーツサラダなども普及しています。
▶**野菜のサラダの味つけ**には、マヨネーズ、ドレッシング、塩などが用いられます。特にドレッシングは各社から多数の種類のものが販売されています。
▶**サラダの調理のポイント**は、材料を水にさらしてシャキッとさせてから水気をよく絞ること、アクのある野菜はアク抜きをすること、タマネギなど辛みのある野菜は水にさらしておくこと、ゴーヤなど苦みのある野菜は塩もみをしておくこと、硬い野菜は茹でておくことです。

野菜の漬けもので好きな（よく食べる）ものは、何ですか。

☞ 訓練教材集
p.50
野菜の漬けものの写真を提示しながら

🛍 知恵袋

▶**漬けもの**とは、塩、みそ、醤油、酢、酒かす、こうじ、米ぬかなどでつくった**漬け床もしくは漬け汁（調味液）**に漬けこんだ食品であり、野菜以外に、果実、魚介、鳥獣肉なども漬けものに調理されてきました。漬け床または漬け汁によって、塩漬け、みそ漬け、醤油漬け、酢漬け、かす漬け、こうじ漬け、からし漬け、ぬか漬け、うめ漬け、みりん漬け、砂糖漬けなどに分けられます。こうした分類から、ぬか漬けにする野菜は何でしょうか、などと問いかけるのも良いでしょう。

▶また、**漬け込む時間の長さ**によって、当座漬けと保存漬けに大別され、当座漬けは浅漬け、早漬けなどとも呼ばれます。さらに漬け込み時間が数時間から一晩程度のごく短いものは即席漬けや一夜漬けとも呼ばれ、キュウリ、ナス、ダイコンなどがしばしば食材として利用されます。

▶**漬け床・漬け汁による分類**

種　類	漬けものの名前	特　徴
塩漬け	ハクサイ漬け、梅干し、高菜漬け、野沢菜漬け	漬けものの基本的な漬け方。一夜漬けや浅漬けなど、サラダ感覚で食べるものと、長い間保存するために下ごしらえとして塩漬けをするものがあります。
ぬか漬け	たくあん、キュウリやナスのぬか漬け	米ぬかに塩を混ぜて水を加え、風味をつけるためにコンブやトウガラシなどを入れたぬか床に、野菜などの食材を漬けこみます。1〜2日くらい漬けて食べるのが一般的ですが、たくあんなど、長時間漬けこむものもあります。
醤油漬け	福神漬け、やたら漬け、松前漬け	野菜などを塩で漬けこんでから、醤油に砂糖や酢などを加えた調味液に漬けるため、長期保存できる漬けものです。
みそ漬け	越後のみそ漬け、コンブのみそ漬け	もともとは、農家などで自家製のみそを作るときに、塩で下漬けした野菜を一緒に漬けこんでいたのが、始まりだといわれています。
かす漬け	奈良漬け、山海漬け、わさび漬け	酒粕やみりん粕に、野菜や魚介類、肉類などを漬けこんだ甘い漬けものです。
こうじ漬け	べったら漬け、三五八漬け	塩で下漬けした材料をこうじの漬け床に漬けこんだ甘い漬けものです。下漬けの塩分が低いので長期保存はできません。
からし漬け	ナスのからし漬け、菜の花のからし漬け	塩で下漬けした野菜を、酒粕にからしをまぜた漬け床に漬けたものです。最近は、酒粕ではなく、からしとこうじで漬ける場合もあります。
酢漬け	ハリハリ漬け、ラッキョウ漬け	もともとの酢漬けは、塩漬けの漬けものが乳酸発酵して、すっぱくなった漬けものでしたが、現在は、塩で下漬けした材料を砂糖や醤油、香辛料などをまぜた酢に漬けるのが一般的です。紅ショウガや外国のピクルスなどがあります。

▶漬けこむ時間、保存期間による分類

種　類	特　徴
一夜漬け	その名のとおり、漬ける時間はひと晩です。ビタミン類があまり失われず、塩分も少ないのが特徴です。ただし、長くは保存できません。
当座漬け	1週間〜3ヵ月間、当座の間食べられることから、こう呼ばれています。地域によっては、「ふだん漬け」ともいいます。
保存漬け	1年中、いつでも食べられるように長期間保存する漬けもののことです。塩分が多めなのが特徴です。

（学校法人カリタス学園　カリタス小学校，監修／藤崎友美，著：「食」で総合学習　みんなで調べて作って食べよう！⑤漬け物．金の星社，2001 より一部改変）

▶**知名度の高い地域の漬けもの**として、北海道の松前漬け、ニシン漬け、秋田県のなた漬け、ナスのふかし漬け、岩手県の金婚漬け、がっくら漬け、福島県や山形県の三五八漬け、山形県のじゃり漬け、どぶ漬け、長野県の野沢菜漬け、群馬県のみそ漬け、新潟県の山海漬け（海のものと山のものを一緒に漬けることから命名されました）、富山県の粕漬け、福井県のナスの辛子漬け、茨城県のそぼろ納豆、栃木県の大根の梅酢漬け、東京都のべったら漬け、京都府の千枚漬け、しば漬け、すぐき漬け、静岡県のわざ漬け、大阪府のラッキョウ漬け、奈良県の奈良漬け、三重県の高菜漬け、和歌山県の浅漬け、鳥取県のラッキョウの酢漬け、愛媛県のひのかぶら漬け、宮崎県のシソの千枚漬け、熊本県の赤ど漬け、鹿児島県のパパイヤ漬け、沖縄県のニンニク漬けなどがあります。

▶しば漬け、すぐき漬け、千枚漬けは**京都の三大漬け物**といわれています。

▶漬けものは、**お新香**、もしくは**香のもの**とも呼ばれます。これは、室町時代に香りの良いものを香物と呼んでいたことに由来しているとされています。

▶玄米を精米するときにできる粉のことを**ぬか**といい、このぬかに漬けた漬けもののことを**ぬか漬け**と呼びます。かつては、どこの家庭でも作っていました。

▶**キムチ**（朝鮮漬け）は韓国から国内に普及した漬けものです。その他、海外から国内に普及した漬けものとして、ピクルス（ヨーロッパ）、ザーサイ（中国）、ザワークラウト（ドイツ）などがあります。

▶弁当に**梅干し**を入れて食物が腐るのを防ぐのは昔ながらの知恵ですが、これは梅干しに含まれているクエン酸の殺菌効果によるものです。また、梅干しはかつては民間療法として普及しました。その例として、①痛みを和らげるので、頭が痛いときには種を和紙に載せてこめかみに貼る、歯が痛いときには頬に貼る、②風邪薬として使う、③おなかを壊したさいに食べる、といった言い伝えがありました。今日でも、風邪を引いたりおなかを壊したさいに粥に梅干しを入れて食べるという家庭があります。高齢者の多くはこうした民間療法を経験しており、話題とすることができるでしょう。

🛈 ワンポイント・アドバイス１

▶**漬けもの**は非常に古くから日本全国で普及し、かつてはほとんどの家庭で作られ生活と密着してきましたので、話題となりやすいでしょう。「ぬか漬けを作るさいに、ぬか床をどのようにしてつくりましたか」という素朴な質問も高齢者にとっては身近な話題となることが多いでしょう。特に**梅干し**と**たくあん漬け**は保存食として貴重な食料としての役割を果たし、広く普及し生活に密着してきました。なお、

たくあん漬けは、江戸時代に東京の寺の和尚であった沢庵和尚（たくあんおしょう）が考案したと伝えられていますが、確かな根拠はありません。

ⓘ ワンポイント・アドバイス2
▶たくあんは11～3月に、京菜漬けやしば漬けは3月に、梅干しは6月くらいに作られます。こうした**漬けものの旬の時期**も話題となるでしょう。

野菜のお浸しで好きな（よく食べる）ものは、何ですか。

☞ 訓練教材集
p.52
野菜のお浸しの写真を提示しながら

🛍 知恵袋
▶お浸しとは、ホウレン草、コマツナ、シュンギク、セリなどの青菜や、ハクサイ、キャベツ、モヤシ、山菜、キノコなどを茹でて汁に浸した料理のことをいいます。浸しものともいいます。一般に花がつお、もみのり、切りゴマなどを添えます。
▶浸し地（おひたしの汁）は、出汁（だし）、薄口醤油（しょうゆ）、みりんで作られることが多いのですが、野菜の具材や好みによりその割合が変わります。塩や酒が加えられることもあります。砂糖よりもみりんが用いられるのは、砂糖の単なる甘みよりみりんのコクのある甘みのほうが素材の味を損なわないからです。単に醤油味で食べることもあります。こうした**お浸しの食べ方**に話題を広げるのも良いでしょう。
▶お浸しは、茹でた野菜を浸し地に漬け込んで味をなじませておき、食べる直前に汁気を絞って切り分けます。

野菜の炒めもので好きな（よく食べる）ものは、何ですか。

☞ 訓練教材集
p.53
野菜の炒めものの写真を提示しながら

🛍 知恵袋
▶**野菜の炒めもの**には、ニンジン、タマネギ、キャベツ、モヤシ、ピーマン、ハクサイ、ホウレン草、ナスなどが繁用されます。
▶**炒めもの**は、揚げものと焼きものの中間的な調理方法です。野菜の炒めものの調理では、炒めすぎないことが大切です。炒めすぎると青いものは色が失せ、シャキッとした口当たりが失われます。高温短時間で調理をするため、火が通りにくいものは均一に細かく切ったり薄く切ったり、あるいは下茹でしておき、火の通りにくいものから順に炒めます。また、こげつかせることなく熱をムラなく具材に伝えるために、手早くかき混ぜます。
▶炒めものの調理では、**油の香味が食品に移行して風味が加わります**ので、油の種類を上手に使い分けることがおいしく調理するコツです。なお、八宝菜（はっぽうさい）のように、食材を一度油で炒めた後に汁を入れて煮る料理のことを**炒め煮**と呼びますが、臨床的には炒めものと煮もののどちらにも含まれるものとしたほうが訓練を進めやすいでしょう。きんぴらゴボウも、炒め煮に含まれます。
▶炒める前に、火を強火にして煙が出るくらいにフライパンもしくは鍋を空焼きして、**油ならし**、すなわち油をフライパン全体になじませます。その油は油こしに戻し、炒め用の油は新たに適量入れます。これにより、こびりつきを防ぐことができます。
▶中国料理の調理技法として、**油通し**があります。これは食材の旨味をとじ込め、均一に熱を通すために、炒める前にたっぷりの油にさっと通すものです。
▶その他、**野菜の炒めものの調理のポイント**は、材料を炒める前に**合わせ調味料**を作っておくことです。

野菜の焼きもので好きな（よく食べる）ものは、何ですか。

☞ 訓練教材集
p.54
野菜の焼きものの写真を提示しながら

💰 知恵袋

▶**野菜の焼きものの特徴**は、それぞれの野菜本来の風味をシンプルに楽しませてくれることです。焼くことで水分が飛び素材の甘みや旨みが凝縮され、香ばしい香りが引き出されます。旨味を十分に出すために、火加減（焼き加減）がとても大切です。今日ではガスレンジやオーブンが用いられる傾向にありますが、1960年代頃までは七輪もしくはコンロに網を載せて木炭（すみ）や炭団、豆炭、消し炭を燃料として焼いていました。

▶**焼きものの調理法**には、**直火焼き**と**間接焼き**があります。直火焼きでは串や網などが用いられ、白焼き、塩焼き、照り焼き、付け焼きなどがあります。間接焼きは石、陶板、紙などを用いて焼く方法です。最近の家庭では西欧風の調理の仕方もかなり普及し、直火焼きではグリルが用いられ、間接焼きではオーブンを用いる家庭も少なくありません。

▶**焼きナス**は、ナスを皮付きのまま直火で中心まで柔らかく焼いて、皮を剥いたものです。焼くさいに、火の上で回しながら皮が黒く焦げるまで焼きます。熱いので、手に水をつけながら皮をへたのほうから先に向かって剥きます。花がつおやおろしショウガを添えて醤油で食べます。

▶**みそ田楽**とは、豆腐を串に刺して、田楽みそを塗って焼いた料理です。田楽（芸能の一つ）を踊る田楽法師の姿に似ているところから命名されたといわれています。本来は豆腐料理ですが、今日ではナス、サトイモ、コンニャクなども用いられることから、ここでは野菜の焼きものに加えました。みそ田楽に用いる野菜は何ですか、と問いかけるのも良いでしょう。なお、煮込み田楽のことをおでんといいます。

▶**野菜の焼きものの調理のポイント**は、フライパンを使う場合は十分に熱して油をなじませておくこと、アクのある野菜はアクを抜いておくこと、硬い野菜は茹でておくこと、オーブンで焼く場合はあらかじめ余熱をしてから使用することです。

野菜の煮もので好きな（よく食べる）ものは、何ですか。

☞ 訓練教材集
p.55
野菜の煮ものの写真を提示しながら

💰 知恵袋

▶**煮もの**には、煮しめ、佃煮、炒め煮、含め煮、みそ煮、甘露煮などが含まれます。一般に関東では汁気が少なく濃厚な味付け、関西では汁気が多く淡泊な味付けとされますが、地域によっても異なります。

▶**煮しめ**は、サトイモ、ヤツガシラ、クワイ、タケノコ、ゴボウ、ニンジン、レンコン、シイタケ、ダイコン、コンニャク、焼豆腐などを濃いめの味に煮る作業と冷ます作業を繰り返して味を含ませます。汁気が少なく、味がしっかりしみ込んでいて日もちがよいので、正月の重詰や折詰、お弁当などにしばしば用いられます。

▶**料理名**は地域によって異なることがあり、たとえば、おでんは関西では関東炊きと呼ばれ、筑前煮は福岡ではがめ煮と呼ばれます。クライアントが住む地域で用いられている名称を用いましょう。

▶水だけで加熱することを**茹でる**というのに対して、煮汁中に調味料を入れて加熱することを**煮る**といいます。

▶野菜を茹でるさいに、**湯から茹でるもの**と**水から茹でるもの**があります。ホウレ

ン草、キャベツ、アスパラガスなど葉や茎を食べる青菜類は短時間で茹であがるので湯から茹でます。これにより、栄養素の流出を防ぐこともできます。これに対して、ダイコン、ニンジン、ジャガイモ、ゴボウなど根や地下茎を食べる根菜類は水から時間をかけて茹でます。お湯から茹でると表面から先に火が通り、中まで火が通る前にまわりが煮くずれてしまいます。たとえばジャガイモやサツマイモを湯から茹でると表面は火が通ってボロボロとくずれて中は生煮えの状態となってしまいます。

▶**煮ものの調味料**は、「さしすせそ」といわれます。これは、調味料を入れる順番のことで、砂糖、塩、酢、醤油、みそです。実際には常にこれらの5種類の調味料を使うわけではありませんが、まず砂糖を加えると材料に水分がしみこみやすくなり、次に加える調味料の含みが良くなります。塩や醤油など塩分を含んだ調味料は材料の表面を硬くするので、後から加えます。

▶**野菜の煮ものの調理のポイント**は、材料に合った鍋を使用すること、材料は硬くて熱が入りにくいものから順に入れること、落とし蓋をして材料に熱が均一に伝わるようにすること、煮ている間にアクをこまめに取ることです。落とし蓋は、アルミホイルを鍋よりひと回り小さく切って真ん中に穴を空けて使用することもできます。

ワンポイント・アドバイス

▶「野菜のなかで、おでん（関東炊き）の具材に何をいれますか」と問うのも良いでしょう。しばしば用いられる野菜として、シラタキ、コンニャク、ダイコン、ニンジン、厚揚げ、ロールキャベツ、ジャガイモ、サトイモ、ガンモ、タケノコ、ゴボウ巻きなどがあります。地域性が高く、トマトを丸ごと入れる地域もあります。野菜以外では、玉子、ちくわぶ、はんぺん、もち巾着、牛すじ串、こぶ巻き、つみれ、ウィンナー、タコ、豚足などがあります。

野菜の酢のもので好きな（よく食べる）ものは、何ですか。

訓練教材集
p.57
野菜の酢のものの写真を提示しながら

知恵袋

▶酢のもので用いられる**二杯酢**は酢と醤油を容量で1：1、**三杯酢**は酢と醤油とみりんを1：1：1にするものが標準です。

▶**野菜の酢のものの調理のポイント**は、材料の水気をよく絞っておくこと、アクのある野菜はアク抜きをしておくこと、材料を良く冷やして食べる直前に調味料と合わせることです。

野菜の揚げもので好きな（よく食べる）ものは、何ですか。

☞ 訓練教材集
p.57
野菜の揚げものの写真を提示しながら

🛍 **知恵袋**

▶**天ぷら**は古くから日本で食べられてきましたが、一般の家庭で頻回に食されるようになったのは戦後の高度経済成長の時期あたりになってからのことです。それまでは、油は高価であることもあり、天ぷらを含めて揚げものはあまり普及しておらず、盆や祭りの日などに行事食としてふるまわれるものを、親族や村の衆単位で集まって食べる程度でした。

▶揚げものには、**から揚げ**と**衣揚げ**があります。から揚げは衣をつけないでそのまま揚げたもので、素揚げともいいます。小麦粉やかたくり粉を薄くまぶして揚げることもあります。衣揚げは材料に衣をつけて揚げるものです。

▶**日本料理の衣揚げ**には、天ぷら、かき揚げ、竜田揚げ、精進揚げなどがあり、**西洋料理**にはフライ、カツレツ、コロッケ、フリッターなどがあります。野菜の揚げものとして家庭の食卓にしばしば並ぶのは、天ぷらです。

▶揚げもののおいしさは、衣あるいは材料の表面のカリッとした口当たりと、カリッとした表面にとじ込められホックホックとした野菜の旨味にあります。また、油を用いて加熱することで香りが加わります。

▶**天ぷらの食べ方**について、（出汁とみりんと醤油でつくった）天つゆに大根おろしや紅葉おろしを入れて食べる、という方ばかりではありません。醤油をつけるという高齢者は少なくありません。むしろ、天ぷらはかつては関東では醤油をつけて食べるのが一般的でした。あるいは塩をつけるという方、ゆずこしょうをつけるという方もいます。関西の専門料理店では、素材の繊細さや食感が失われないために薄衣で揚げて塩をつけて食べる店がむしろ一般的です。その他、ソースをつけるという方、砂糖醤油をつけるという方、レモンの絞り汁をつけるという方もおり、実に多様です。

▶九州の地域によっては、**薩摩揚げ**のことも天ぷらと呼びます。

▶**変わり衣**と一般に呼ばれているものには、衣の中に混ぜるものや衣のあとにつけたり巻きつけるものがあります。以下は、一例です。

　ウニ衣：卵黄とウニの量を同じにして衣をつくります。
　しそ揚げ：大葉を巻いて天ぷらにします。
　そば衣：そば粉7：小麦粉3にした衣です。
　抹茶衣：抹茶を加えた衣です。
　松葉揚げ：茶そうめんを衣の上からまぶします。
　道明寺揚げ：具材に卵白を絡ませ、道明寺粉をまぶします。
　春雨揚げ：具材に卵白を絡ませ、春雨をまぶします。
　かるかん揚げ：すり下ろした山イモに卵白と小麦粉を加えます。

　その他に、紅ショウガや種実類を加えたり、ポテトチップスを加えたり、家庭によってさまざまな変わり衣が用いられています。

▶**野菜の揚げものの調理のポイント**は、材料の水気を十分に拭き取ること、材料に適した大きさ、深さの鍋を使用すること、新鮮な油を使うことと、適した温度（野菜の場合は魚介類や肉類よりもやや低温で160～170℃）で揚げることです。

野菜の和えもので好きな（よく食べる）ものは、何ですか。

☞ 訓練教材集
p.59
野菜の和えものの写真を提示しながら

知恵袋

▶**和えもの**とは、野菜などの具材を茹でるなどして下準備をして、和え衣と混ぜ合わせた料理です。衣の種類により、ゴマ和え、白和え、酢みそ和え、木の芽和えなどに分けられます。好みの野菜と和え方を問いかけたり、和えものに調理する具材の組み合わせを問うのも良いでしょう。和えものは主菜になることはありませんが、古くから食されてきたものであり、非常にたくさんの組み合わせがあります。

▶**ゴマ和え**は、炒りゴマをすりつぶし、塩、砂糖、醤油などの調味料を加えて和えたものです。具材により、黒ゴマと白ゴマを使い分けます。

▶**白和え**は、豆腐と炒った白ゴマをすりつぶし、砂糖と塩で調味した衣で和えたものです。

▶**ぬた**と呼ばれているものは、酢みそ和えもしくはからし酢みそ和えのことです。野菜では、ネギのぬたが知られています。

▶**ナムル**は、ダイズモヤシ、ホウレン草、キュウリ、ゼンマイなどを具材とした朝鮮料理の和えものです。

▶野菜に詳しいクライアントであれば、春はタケノコ、ミツバ、夏はキュウリ、ナス、秋はキノコ類といった**季節の風味をいかした和えもの料理**へと話題を展開させると良いでしょう。

▶**野菜の和えものの調理のポイント**は、野菜の水気をしっかりと切ること、アクのある野菜はアク抜きをしておくこと、野菜の大きさもしくは長さをそろえておくこと、和え衣やたれをあらかじめ作っておくこと、材料を良く冷やして食べる直前に和えることです。

野菜の鍋もので好きな（よく食べる）ものは、何ですか。

☞ 訓練教材集
p.60
野菜の鍋ものの写真を提示しながら

知恵袋

▶**鍋もの**とは卓上においた鍋で材料を煮ながら食べる料理のことをいい、鍋料理ともいいます。今日ではしばしば卓上型のカセットコンロが用いられますが、かつては囲炉裏の自在鍵に鍋を吊して調理しました。囲炉裏がない町屋では、火鉢やコンロが用いられました。鍋ものは冬の伝統料理ですので、冬野菜を中心とします。

▶分類として、湯豆腐、ちり鍋、水炊きなどの湯または昆布出汁で煮てポン酢や漬け醤油などのたれに薬味を添えて食べるもの、寄せ鍋のように薄く味つけして煮て汁と一緒に食べるもの、土手鍋やすき焼きのように濃い味つけで煮て食べるものの3種に分けられます。しかし、実際には、寄せ鍋を濃い味つけで食べる地域があるなど、地域によって調理の仕方は多様です。

▶用いられる材料は実にさまざまですが、アクの強い野菜、においの強い野菜は避けられる傾向にあります。

▶**土鍋**は熱伝導性が低いために火がじっくりと通り、長時間の煮込みでも焦げつく危険性が低いために鍋料理に適しており、多くの鍋料理の調理のさいに用いられます。

▶**土手鍋**とは、野菜と貝類を煮るみそ味の鍋ものです。鍋のまわりにみそを土手のように塗ることからこの名がつけられました。土手焼きともいいます。カキの土手鍋がよく知られています。

▶鍋ものではたくさんの具材を煮込んでいるので、汁に旨味が凝縮されています。そこで、この汁を利用して締めに雑炊やうどん、そばを食べることがあります。大阪では、鍋ものの締めに入れるうどんのことを**うどんすき**といいます。「鍋ものの汁を使って締めに何か食べますか」などと問いかけるのも良いでしょう。

▶野菜を用いた一般的な鍋ものとして、**寄せ鍋**、**湯豆腐**、**みぞれ鍋**（大量のダイコンおろしを加えたもの）などがあります。また、鍋ものは郷土色が強く、地域の鍋料理として、東京の**ちゃんこ鍋**、関西や博多の**水炊き**、山梨県の**ほうとう鍋**など多彩です。

野菜の汁もの・スープで好きな（よく食べる）ものは、何ですか。

☞ 訓練教材集
p.61
野菜の汁もの・スープの写真を提示しながら

🎒 知恵袋

▶日本料理の汁もので最もなじみ深いものは**みそ汁**です。これについては、訓練教材集の 46 ページをクライアントに提示し、臨床家は臨床家用マニュアルの 77 ページを参照してください。

▶汁ものは食欲を増進させ、ご飯を引き立てます。

▶**日本料理の汁もの**は、**すまし汁**と**にごり汁**に分けられます。**すまし汁**は**吸いもの**とも呼ばれ、仕立て方により、すまし仕立て、吉野仕立て、潮仕立て（潮汁）などがあります。**にごり汁**にはみそ汁、さつま汁、けんちん汁、粕汁、卯の花汁、すり流し汁、のっぺい汁、三平汁などがあります。**すり流し汁**、もしくは**すり流し**と呼ばれるものは、すりつぶして裏ごしした材料を汁でのばして仕立てた汁のことであり、ポタージュと違ってクリームやミルクを入れません。その食感はまろやかで、和のポタージュスープともいえます。カボチャ、ジャガイモ、ソラマメ、カリフラワー、トマトなどが食材として用いられます。

▶**洋風料理のスープ**は、日本では一般に澄んだスープを**コンソメスープ**、にごった（トロミのある）スープを**ポタージュスープ**と呼んでいます。澄んだスープは濃厚な料理に、にごったスープはあっさりとした料理と合わせます。

▶**野菜の汁もの・スープの調理のポイント**は、汁ものの場合、硬いものから順に煮ること、みそを入れたら沸騰させないことです。スープの場合、材料の大きさをそろえて均一に火が通るようにすること、必要に応じて漉してなめらかにすることです。

ⓘ ワンポイント・アドバイス

▶地域特有の野菜の汁ものは、たくさんあります。福島県のいもがら汁、山形県や愛媛県などの冷や汁、岐阜県のこくしょ、岡山県や広島県のけんちゃん汁、宮崎県のいもん子の吸いもんなど非常に豊富です。こうしたクライアントが住む地域特有の汁ものに話題を広げると生活に密着した会話となるでしょう。

補足：その他の野菜料理

野菜の蒸しものの調理のポイントは、蒸し器を適切に使用すること（上段の中央部に蒸す野菜を入れた器を置くなど）、筋をとったり（サヤインゲンやサヤエンドウなど）、へたを取ったり（タマネギなど）、皮を剥いたり、硬い野菜（ニンジン、カボチャなど）は熱が入りやすい大きさに切っておくなどの野菜の下ごしらえをしておくことです。

訓練教材集
p.46〜62
会話カード1に含まれる各種の料理の写真を提示しながら

●ロールカード●

[役割]
食堂やレストランで注文をする。

[課題]
料理の写真から1〜3品選んで、注文する。

ワンポイント・アドバイス1
▶必要に応じて、注文表に記入していただいて読み上げてもらう方法も用いましょう。臨床家は店員になりすまし、「あいにく売り切れですが」などと返答したり、写真にないメニューを紹介するなどして話題を広げると良いでしょう。

ワンポイント・アドバイス2
▶典型的なクローズド・クエスチョンです。各種の訓練技法を会話レベルでいかす導入的課題として利用してください。

訓練教材集
p.63
昔の農家のつくりの絵を提示しながら

話題の泉

昔の農家の住まいについて会話をし、必要に応じて昔の食事の支度の仕方、食事の仕方を含めた食生活について会話をしましょう。（囲炉裏については、第3章の59ページを参照してください）

▶かつての農家の敷地は広く、しばしば周囲は木の林で囲まれていました。こうした林は**屋敷林**もしくは**屋敷森**と呼ばれ、防風や防雪の役割を果たしました。その中に、家族が住む**母屋**が中心にありました。周辺には、**蔵**（穀物やみそ、醤油、衣類のほかに家財などの貴重品を保管しました）、農作業に使用する道具（スキ、クワ、脱穀機、臼、縄、むしろなど）を保管する**納屋**、井戸、農耕に使用する馬や牛の**小屋（馬屋）**がありました。

▶**便所**は母屋の外にありました。臭いが強く、夏季には害虫が発生しやすく不衛生であったため、母屋から離れた場所に建てられました。また、農家にとって便所の排泄物は農作物を育てる大切な下肥（肥料）でしたので、母屋の外に立てるほうが汲み取りやすかったのです。「子供の頃からお手伝いしたくなかった農作業は何でしょうか」という質問に対して、「便所の汲み取り」と答えて思わず笑いをこぼすクライアントが時折います。

▶母屋の間取りは、入り口に土間があり、その横に4つの部屋が田の字形になってありました。中心には**大黒柱**があり、土間と居間の境に立っていました。4つの部屋というのは、**座敷**（仏間）、座敷の奥にあって寝室に使う**寝間**（納戸とも呼ばれます）、囲炉裏と台所がある**居間**、そして出入り口近くにあって来客を迎える**客間**です。4つの部屋を仕切る壁はな

く、障子や襖で仕切られていました。大勢で集まるさいには、それらを取り払って一つの広間としました。

▶母屋の南側の軒下には**縁側**と呼ばれる板で作られた廊下がありました。冬は陽が当たって暖かく、夏は屋根の庇が直射日光を遮り、風通しの良い涼しい場所となりました。縁側はおしゃべりの格好の場所となったほか、ものを並べて干したりしました。子供たちにとっては、遊び場の一つでした。それぞれのクライアントにとって、たくさんの思い出があることでしょう。

▶**座敷**（仏間）は畳敷きで、日当たりが良い場所におかれました。生け花を飾ったり掛け軸を掛ける床の間と仏壇や神棚がありました。子供でも、この部屋では礼儀正しくしなくてはなりませんでした。座敷以外の部屋は板敷きであるかござが敷いてありました。

▶**居間**は家族団らんの場であり、囲炉裏は暖を取ったり、食事の支度をしたり、照明の役割もしました。

▶**土間**は土を固めただけの場所で、冬季や雨の日は、ここで藁仕事などの農作業をしました。土間の奥に風呂とかまどがありました。正月を迎えるもちつきもここで行いました。

▶**かまど**では、食事の支度を行いました。ご飯もここで炊きました。水道のない時代は炊事用の水がめが脇に据えてありました。戦前の農家のかまどは非常に使いづらく、不便でした。かまどにわらや薪をくべて火をおこし、井戸から汲んできた水をしゃがんで注ぎ、立ったりしゃがんだりの重労働が強いられました。煙突のないかまどから土間の中に飛ぶ煙やすすは非衛生的で非健康的でもありました。こうした生活は、戦後になってもしばらくは続きました。

　戦後になって収入が増えた農村では住居が改善され、1950～70年代に電化製品が普及するとともに台所、風呂なども近代化しました。それまでは朝起きて木炭や薪を使って七輪やかまどに火をおこす女性の生活は一変しました。土間に電気洗濯機が置かれ、居間にテレビが置かれるようになりました。炭を使う掘りごたつに代わって電気こたつが普及し、火鉢に代わってストーブそしてエアコンが登場するようになりました。こうして、都市と農村の住まいの形態の差は次第に少なくなりました。

1. 青果類
会話カード 2

野菜類の食べ方

（訓練教材集の 65 ページ）

以下の設問を切り口として、会話をします。

> トマトを生で食べるときに味つけはどうしますか。

☞ 訓練教材集
p.65
トマトの写真を提示しながら

🛍 **知恵袋**
▶トマトの食べ方は、さまざまです。マヨネーズ、塩、ソース、砂糖、ドレッシング、醤油、コショウ、オリーブオイルをかける人もいる一方で、何もかけないで食べることを好む人も少なくありません。

> カレーライスにはどのような野菜を入れますか。

☞ 訓練教材集
p.65
カレーライスの写真を提示しながら

🛍 **知恵袋**
▶きわめて一般的な野菜では、ジャガイモ、ニンジン、タマネギを入れます。そのほか、カボチャ、ナス、ブロッコリー、セロリ、ピーマン、トマト、キャベツ、エリンギ、アスパラガス、オクラ、カリフラワー、ズッキーニ、ニンニク、ショウガ、グリーンピース、ダイズ、サツマイモ、レンコン、サトイモ、シメジ、マイタケなどを入れます。

ⓘ **ワンポイント・アドバイス1**
▶春野菜カレー、夏野菜カレー、秋野菜カレー、冬野菜カレーと分けて選択させるのも良いでしょう。
　春野菜カレーに入れるもの：春キャベツ、タケノコ、山菜類、など
　夏野菜カレーに入れるもの：ナス、トマト、ピーマン、ニガウリ（ゴーヤー）、など
　秋野菜カレーに入れるもの：サツマイモ、サトイモのほか、シイタケ、ナメコ、エノキタケ、シメジといったキノコ類、など
　冬野菜カレーに入れるもの：ダイコン、セロリ、コマツナ、カブ、など

ⓘ **ワンポイント・アドバイス2**
▶認知的負荷を軽減するために、訓練教材集42～45ページの野菜類の写真を提示して返答していただくのも良いでしょう。

訓練教材集
p.66
昔の夕食の絵を提示しながら

話題の泉　　昔の夕食について会話をしましょう。

▶かつては、家族そろって**ちゃぶ台**を囲んで夕食をするのが当たり前でした。夕刻になると、ちゃぶ台を拭いたり、茶碗を並べたりするのは子供たちの役割でした。

▶ご飯の**おかわり**をするときには、茶碗の底に少しだけご飯を残して母親に差し出すのが慣わしでした。

▶**漬けもの**はご飯の締めくくりに食べ、食べ終わったら茶碗に**お茶**を注いで飲みました。

▶家族がそれぞれ**自分専用の茶碗や箸**を所有するというのは今日でも変わりはありませんが、これは世界でも日本特有の習慣です。海外では、食器は家族で共有するものとされています。また、日本では、家族が亡くなると、その人が生前使っていた茶碗を割り、ほかの人が使うことはない、という習慣がありました。

▶昭和40年代頃まで、**外食**したり、**出前**を注文するのは、祝いごとがあったり来客があったりする特別のぜいたくでした。

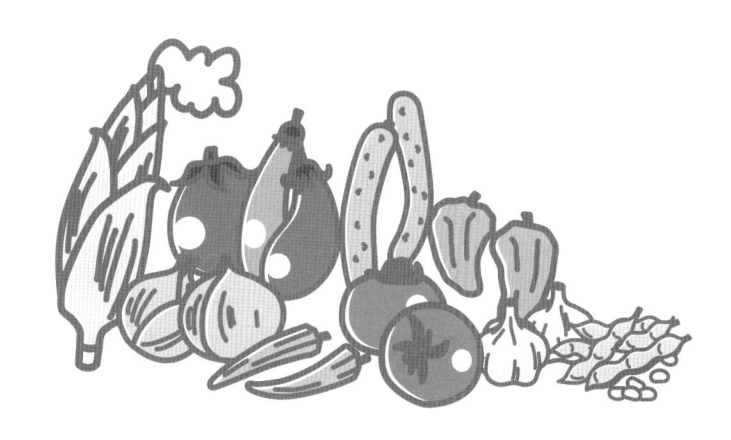

第4章

1. 青果類　野菜類の食べ方

1. 青果類

会話カード 3

山菜類

（訓練教材集の 67 ～ 76 ページ）

以下の設問を切り口として、会話をします。

| 山菜で好きな（よく食べる）ものは、何ですか。 |

| 山菜で嫌いな（あまり食べない）ものは、何ですか。 |

> 訓練教材集
> p.67、68
> 山菜類、さまざまな山菜の写真を提示しながら

🛍 **知恵袋**

▶ **山菜**は山の貴重な幸もしくは恵みです。雪の多い冷涼な地域で春から初夏にかけて採取され、春の食卓を香り豊かに彩ります。日本では非常に古くから食され、万葉集でも詠われています。そもそもは野生の食用の植物でしたが、今日では栽培による量産も行われています。

▶ 山里に暮らす人々にとって山菜は貴重な食材であるため、一年分採取して**保存食**として**塩漬け**や**乾物**にして長期間保存されました。ときには非常食としての役割も果たしてきました。こうして保存された山菜は、盆や正月、祭りなどのさいにふるまわれてきました。

▶ **フキノトウ**はフキの花のつぼみです。雪間のあぜでほつほつと丸い顔をのぞかせます。花心は苞という大葉でしっかり包まれて、寒さから身を守っています。款冬花（かんとうか）の名をもち、春を告げる土の香りと独特のほろ苦さが特徴です。山菜のなかで最も早く芽吹きます。天ぷらやみそを加えてまぜたふきみそも春を呼ぶ味です。

▶ **タラノメ**は、山菜の王といわれるほど人気があります。上品な香りと苦み、ほってりとしたコクがあります。天ぷらは最適です。その他、油炒めやサラダ料理、お浸しにも利用されます。

▶ **コシアブラ**は近年では山菜の女王と呼ばれ、とても人気があります。若芽（わかめ）を摘んで、食用とします。天ぷら、お浸し、和えものなどに用いられます。

▶ **ワラビ**は日当たりのよい山野に生えるシダ類の一種で、地中にある長い根茎（こんけい）が春になると地下から握りこぶしのような形で出てきます。最もなじみ深い山菜です。とてもアクが強く、十分なアク抜きが必要です。椀だねや煮もの、和えものに適しています。地下茎は、ワラビ粉として利用されます。地下茎を粉砕して精製したワラビ粉は、ワラビ餅やワラビダンゴに用いられます。

▶ **ゼンマイ**は「銭巻（ぜにまき）」から変化した名前といわれています。春になって綿毛（わたげ）をかぶって出る若葉の丸く巻いた形をゼニに見立てて、ゼニマキがゼンマイになったと伝えられています。アクが強いのでよくアク抜きをしてから、茹であがったものをお浸し、和えもの、煮ものに用います。

▶ **コゴミ**はシダ類に属し、クルクルと巻いて前にかがみこむような形からその名がついたといわれています。アクが少なく食べやすく、ゴマ和えなどに適しています。

▶ **ノビル**は野蒜と書き、ユリ科の多年性草木で、早春の頃から山野の道ばたや小川の土手などに緑色の細い葉を伸ばし、引き抜くと根部に白い玉がついています。東

京都内でも姿が見受けられます。特有の臭気と辛味があり、みそなどをつけて生食で食べたり、葉茎(ようけい)はゆがいて酢みそ和えなどで食べます。
▶ギョウジャニンニクは、山にこもって修行する行者と呼ばれる人たちが精力補給のために食べたということからその名が生まれたといわれています。茎や葉、つぼみは生のままおろして香辛料にしたり、茹でて油炒め、お浸し、各種の和えものに用いられます。根は刻んでみそ和え、油炒め、漬けものに用いられます。
▶サンショウは、古くから香辛料として用いられ、焼きものや煮ものに添えられたり、粉末にして蒲焼きに振りかけられたりしてきました。
▶山菜の旬(しゅん)の時期は、地域によっても異なりますが、一般的には以下の通りです。
2月：フキノトウ、ノビル
3月：ウド、タラノメ、フキ、
4月：コシアブラ、コゴミ、ウルイ、ワラビ、ギョウジャニンニク、ゼンマイ

ⓘ ワンポイント・アドバイス１
▶山菜は採れたてが最もおいしいとされています。新鮮な山菜の魅力、収穫の仕方などについて話題を展開するのも良いでしょう。

ⓘ ワンポイント・アドバイス２
▶昔から「春には苦みを盛れ」と山里でいわれてきました。山菜の苦みは、冬から春の体に変わる薬効効果があると考えられてきました。春一番に顔をだすフキノトウやタラノメなどほとんどあらゆる山菜には特有の苦みがありますが、これは春の体に必要な植物とされてきました。苦みを含んだ春の山菜を上手に取り入れることで、冬の間に体内に溜まった老廃物や脂肪を排出するという考えもあります。また、やがて訪れる暑い夏を元気に乗り切る体を作ってくれるとする考えもあります。
▶最近では、山菜にはタンニンなど抗酸化作用の高いポリフェノール群が豊富に含まれていることも話題となっています。こうしたポリフェノールは活性酸素を除去し、老化の進行を遅らせる働きがあるとする考えがあります（アンチエイジング）。しかし、アク抜きをすると、しばしば水溶性のビタミンやミネラル、ポリフェノールなどの多くが失われてしまいます。
▶「春には苦みを盛れ」として山菜を食べてきた方の体験に話題を広げるのも良いでしょう。

山菜とり（山菜摘み）に行ったことはありますか。

☞訓練教材集 p.67、68
山菜類、さまざまな山菜の写真を提示しながら

🏵 知恵袋
▶山菜は山や野に自生しているもので、食用にする植物のことをまとめて山菜と呼びます。山地で暮らしてきたクライアントには身近な話題です。山地で暮らしてきた方々は毎年山菜とりにでかけ、自分だけの穴場はだれにも教えない風習があります。昔、祖父が毎年たくさんの山菜をとってきたが、いまではその場所はだれもわからずじまい、ということがしばしばあります。**山菜の群生地は親兄弟でも教えてはいけない**、とまでいい習わされてきたからです。

ⓘ ワンポイント・アドバイス
▶自分でとった新鮮でおいしい季節の山菜を食べる喜びは格別です。しかし、山菜とりの楽しみは、単に山菜をとるばかりではありません。山野のおいしい空気を吸っ

て歩き回るのも楽しみの一つです。こうした点についても会話を広げると良いでしょう。

山菜を使った料理で何が好きですか。

☞ 訓練教材集
p.69
山菜を使った料理の種類の表を提示しながら

🛍 **知恵袋**

▶山菜として、ウド、フキノトウ、タラノメ、ゼンマイ、ワラビ、ツクシ、フキ、コゴミ、木の芽（アケビの芽）、ウルイ、アブラコゴミ、コシアブラ、ミズ、ギョウジャニンニク、ヨモギ、サンショウ、ウコギ、アイコ、シュンランなどが食され、それぞれ、天ぷら、煮もの、炒めもの（きんぴらなど）、お浸し、和えもの、漬けもの、汁もの、ご飯料理、麺類、酢のもの、サラダ、などに調理されます。

▶山菜を使った料理として、フキノトウの天ぷらや炒めもの、コゴミの和えもの、タラノメの天ぷら、木の芽のお浸し、ウドの炒めものや煮もの、ワラビのお浸し、ミズのお浸しなどがあります。

▶山菜には独特の**えぐみ**があり、そのえぐみが**アク**と呼ばれるものです。ですから、まず、そのアクを抜くことから山菜料理は始まります。**アクを抜く方法**として、水にさらす、酢水にさらす、塩ゆでする、重曹（じゅうそう）を入れて茹でるといった方法などがあります。山菜により、それぞれ適したアクの抜き方があります。昔はアク抜きにかまどの灰が使われました。揚げものにする場合は、アクを抜く必要がないものがほとんどです。最近では、アク抜きの素も市販されています。

📖 会話訓練の進め方

会話訓練の進め方について、本章最初の p.66 ～ 74 をご参照ください。

「山菜を使った料理の種類」に関する臨床家用マニュアルのページ一覧

（訓練教材集の 69 ページに対応しています）

- 天ぷら（95 ページ）
- 煮もの（95 ページ）
- 炒めもの（95 ページ）
- お浸し（96 ページ）
- 和えもの（96 ページ）
- 漬けもの・汁もの（96 ページ）
- ご飯料理（97 ページ）
- 麺類（97 ページ）
- その他

山菜の天ぷらで好きな（よく食べる）ものは、何ですか。

☞ 訓練教材集 p.70
山菜の天ぷらの写真を提示しながら

🛍 知恵袋
▶山菜の王とされるタラノメの天ぷらは、特に人気があります。また、**山菜の女王**とされるコシアブラやギョウジャニンニクの天ぷらも人気があります。その他、フキノトウ、コゴミ、ウド、ノビル、ヨモギ、ツクシなどが天ぷらとして用いられます。山菜には特有の苦みがありますが、天ぷらにすると苦みが和らぎコクとなることから、一般に山菜と天ぷらの相性はとても良いとされ、今日では山菜が旬の時期の楽しみの一つとされています。最近では、ハウス栽培により早期から各種の山菜が出荷されるようになり、山菜の天ぷらを楽しめる期間も長くなりました。

▶しかし、山里に暮らしてきた方にとって山菜を天ぷらにして食べるという習慣はかつてはほとんどなく、その歴史は浅く、戦後の高度経済成長の時期あたりになって普及したものです。農家や山村では、それまでは、油は高価であるため天ぷらはあまり普及していませんでした。また、多くの場合、山菜は塩漬けにして保存したものが食べられてきましたので、天ぷらとして食べることができるのは限られた短い旬の時期だけでした。これらに加えて、老人の方々は概して脂っこい料理を好みませんので、高齢者にとって山菜の天ぷらは身近な料理とはいいにくい傾向があるといって良いでしょう。

山菜の煮もので好きな（よく食べる）ものは、何ですか。

☞ 訓練教材集 p.71
山菜の煮ものの写真を提示しながら

🛍 知恵袋
▶ゼンマイ、ワラビ、ウド、フキ、フキノトウ、ノビル、ツクシなどが煮ものに用いられます。旬の時期以外でも、塩漬けにして保存されたものを用いて、古くから食されてきた料理の一つです。なお、山菜は塩蔵しておくとアクが抜けやすくなり、長期間塩蔵しておくと自然にアクが抜けます。

山菜の炒めもので好きな（よく食べる）ものは、何ですか。

☞ 訓練教材集 p.72
山菜の炒めものの写真を提示しながら

🛍 知恵袋
▶フキ、ワラビ、フキノトウ、アブラコゴミ、ゼンマイ、ウド、タラノメ、ギョウジャニンニク、ヨモギ、ミズなどが炒めものに用いられます。フキノトウを細かく刻んで味付けして炒め煮にした**フキみそ**（フキノトウみそ）はご飯のおかず、お茶漬け、酒の肴として人気があります。フキみそは、炒め煮にしないで、茹でてから和えて調理する仕方もあります。この場合は、和えものと分類できるでしょう。

▶概して、山菜の炒めものは戦後になって油が普及するようになってから食されるようになったものであり、それ以前は一般的な料理ではありませんでした。

山菜のお浸しで好きな（よく食べる）ものは、何ですか。

☞ 訓練教材集
p.73
山菜のお浸しの写真を提示しながら

🛍 知恵袋
▶新鮮な採りたての山菜をサッと茹でて冷水にさらして盛り込んだ**お浸し**は、山菜ならではの山の香、風味、味を楽しむことができます。山菜の種類によっては、旬（しゅん）の時期以外でも、塩漬けにして保存されたものを用いて、古くから食されてきた料理の一つです。しかし、お浸しには、旬の採れたてのものが一番です。ワラビ、コシアブラ、ゼンマイ、フキ、木の芽、コゴミ、ウルイ、タラノメ、ギョウジャニンニク、ウコギ、ミズ、ツクシなどが用いられます。
▶お浸しには、比較的アクの弱いもの、あるいはアクを抜きやすいものが適しているといえましょう。他方で、山菜好きな方は、山菜の風味を残すためにある程度のアクを残して調理することを好む傾向があります。

山菜の和えもので好きな（よく食べる）ものは、何ですか。

☞ 訓練教材集
p.74
山菜の和えものの写真を提示しながら

🛍 知恵袋
▶コシアブラ、ワラビ、タラノメ、アサツキ、コゴミ、ノビル、ギョウジャニンニク、ツクシ、ゼンマイ、フキノトウ、ウコギ、ウド、ヨモギなどが**和えもの**に用いられます。山菜の和えものには、ゴマ和え、みそ和え、白和え、酢みそ和え、酢醤油（しょうゆ）和え、辛子醤油和え、クルミ和えなどが用いられます。旬の時期以外でも、塩漬けにして保存されたものを用いて、古くから食されてきた料理の一つです。

山菜の漬けもの・汁もので好きな（よく食べる）ものは、何ですか。

☞ 訓練教材集
p.75
山菜の漬けもの・汁ものの写真を提示しながら

🛍 知恵袋
▶**漬けもの**では、ワラビ、フキ、ウド、ミズ、ウルイなどが用いられます。**醤油（しょうゆ）漬け、みそ漬け**が一般的です。多くの場合、山菜は塩漬けして保存したものを戻してさまざまな料理に調理されて食べられてきましたが、山菜の塩蔵品を戻してから醤油漬けやみそ漬けにすることは不適切であり、またそれだけの手間暇をかけている時間もありませんでした。そこで、山菜を漬けものとして食べることができるのは限られた短い旬の時期だけでした。地域にもよりますが、概して、山菜の漬けものは昔はそれほど一般的な料理ではありませんでした。
▶**山菜汁**や**山菜のみそ汁**、あるいは**山菜鍋**には、一般にワラビ、ウルイ、ゼンマイなどを入れます。ミズ、コゴミ、ウド、フキノトウを好んで入れる方もいます。旬の時期以外でも、塩漬けにして保存されたものを用いて、古くから食されてきた料理の一つです。

山菜のご飯料理で好きな（よく食べる）ものは、何ですか。

☞ 訓練教材集
p.76
山菜のご飯料理の写真を提示しながら

🛍 知恵袋
▶各種の山菜は、山菜ご飯（山菜の炊き込みご飯）、山菜のおこわ、山菜釜飯、山菜丼、山菜ピラフなどのご飯料理に用いられます。山里で暮らしてきた方々にとって、山菜の炊き込みご飯は一般的な料理です。ワラビ、フキ、ゼンマイなどが山で採取され、食されてきました。キノコ類が一緒に添えられることもあります。
▶最近の一般的な家庭では、各種の山菜が混合された市販の水煮を利用することが多いようです。これはご飯料理に限らず、山菜を使った料理全般にいえることです。

山菜を使った麺類で好きな（よく食べる）ものは、何ですか。

☞ 訓練教材集
p.76
山菜の麺類の写真を提示しながら

🛍 知恵袋
▶各種の山菜は、**山菜そば**、**山菜うどん**に用いられます。山里で暮らしてきた方々にとっては、一般的な料理です。こうした麺類に入れる山菜の種類はご飯料理とほぼ同じで、ワラビ、フキ、ゼンマイ、ウド、ツクシなどです。ナメコ、シイタケ、シメジなどのキノコ類が一緒に添えられることもあります。
▶冷やし山菜うどん・そばも近年では夏季になると人気があります。変わった料理として、山菜ラーメン、山菜スパゲッティがあります。

ℹ ワンポイント・アドバイス
▶**山里で暮らしてきたクライアント**にとって、山菜の和えもの、煮もの、汁ものや鍋もの、お浸し、ご飯料理はひときわ身近な話題となることでしょう。塩漬けして保存しておいた山菜の塩蔵品は塩抜きをして、乾燥させて保存させたものは水に浸して、適時、必要量だけ戻して食べました。山菜は糧飯（かてめし）（飢饉や非常時の食料）としても重要な役割を果たし、正月、慶事、仏事などの行事にさいしてふるまわれました。どのような山菜をどのように調理して食べてきたか、について素朴に質問をするのも良いでしょう。
▶これに対して、前述のように天ぷらや炒めものなどは比較的最近の食べ方に関する話題としてとりあげましょう。

☞ 訓練教材集
p.70～76
会話カード3に含まれる各種の料理の写真を提示しながら

●ロールカード●

役割
食堂やレストランで注文をする。

課題
料理の写真から1～3品選んで、注文する。

ℹ ワンポイント・アドバイス
▶必要に応じて、注文表に記入していただいて読み上げてもらう方法も用いましょう。臨床家は店員になりすまし、「あいにく売り切れですが」などと返答したり、

写真にないメニューを紹介するなどして話題を広げると良いでしょう。

> 訓練教材集
> p.77
> 昔の山村の家のつくりの絵を提示しながら

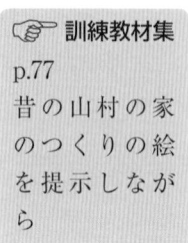

話題の泉

昔の山村の住まいや生活について会話をし、必要に応じて昔の食生活について会話をしましょう。

▶**母屋**が中心にあり、便所は母屋の外にあるという構造は、農家と同じでした。山村では、母屋の脇に水場があり、川の水を**竹どい**（竹を半分に割って作りました）や木製の**とい**で引き入れていました。生活用水は、この引き水もしくは井戸から得ました。といは、しばしば落ち葉などで詰まりました。洗濯は桶で行うか、もしくは近くの小川で洗濯板を使って手作業で行いました。

村には粉つき用の**水車**があり、共同で使用しました。また、村にもよりますが、共同で食料を蓄える郷倉（共同倉、社倉、義倉と呼ぶ地域もあります）を設置する村もありました。農村では郷倉に米が貯蔵されましたが、山村ではヒエやアワなどの雑穀をかます（藁筵で作った袋）に入れて蓄えて、凶作時の備えとして保管し、窮民の救済にあてられました。後に、山村でも米を貯蔵するようになりました。結婚式や葬式などのさいに、郷倉の米が用いられました。

▶母屋の中に、**居間**（「うちね」とも呼ぶ地域もあります）、**座敷**（「でい」と呼ぶ地域もありますが、客間のことを「でい」と呼ぶ地域もあります）、**土間**と**縁側**があり、居間に囲炉裏があるという構造は、農家と同じでした。土間の奥に台所があり、土間にかまどと風呂がありました。居間の奥に寝室に使う寝間（へりと呼ぶ地域もあります）がありました。しばしば、その他に客間もしくは中の間がありました。

また、母屋には**臼**があり、ヒエ、アワ、そばなどの脱穀や、雑穀や木の実などの粉挽きに用いられました。比較的裕福な家では、蔵がありました。

▶農家でも山村でも**カヤ葺き屋根**が主でしたが、山村では**板葺き屋根**や**石置き屋根**もみられました。

▶山里に住む人たちの仕事として主に、農業のほかに養蚕、猟師、きこり（林業）、炭焼き、和紙作り、木地師（椀や盆、しゃもじ、桶、樽、下駄、まな板などの木工品を作る渡り職人のことで定住することはありませんでした）などがありました。山村の農家の人たちは、冬季になると農村の人たちと同様に男性は**藁仕事**、女性は**糸紡ぎ**や**機織り**に勤しみました。あるいは、出稼ぎをしました。原則として、自給自足の生活でした。

▶概して、山村では稲作を行うことが困難でしたので、**ヒエ**や**アワ**を主食として食べました。しかし、農民たちの努力によって**棚田**が開田されている山村では稲作が行われ、米を主食として食べました（棚田というのは山腹などの急傾斜地につくられた階段状の水田であり、上部の小さな谷池を用水源とします）。とはいえ、棚田の耕作には農具、肥料、資材などの運搬に多くの労力を要し、機械化も困難で主に手作業によらなけ

ればなりませんでした。

▶**山村の幸**(さち)として代表的なものは、山菜、キノコ類、木の実などの種実類、果物、野生の獣鳥肉(じゅうちょうにく)類でした。

▶春の山菜は待ちわびていた青物であり、前述のように、採れるだけの山菜を収穫して1年分を塩漬けにしたり天日干しにして保存し、必要な量だけ塩抜きをして戻して、一年中食べました。山深い地域では、山菜を収穫するために、春になると山小屋に移り住んで、毎日収穫する人もいました。山菜の収穫は子供たちも手伝いました。どこでどのような山菜が収穫できるか、山里に暮らす人たちは熟知していました。

▶木の実ではクリとトチの実は日本全国で食されました。特に秋になると、クリを囲炉裏で焼いたり煮たりして食べました。クルミは東日本で、カシの実は西日本で多く食されました。トチの実やカシの実は渋みが多く、アク抜きをする必要がありました。果物では渋柿を用いた**干し柿**が保存食として盛んに作られました。カキの皮も、干して餅や漬けものに入れて食されました。

▶日本では獣鳥肉(じゅうちょうにく)を食べることを避ける食習慣がありましたが、山間部では元々獣鳥肉食に対する嫌悪感は比較的少なく、冬山に入って狩猟で射止めたシカやイノシシ、クマ、ウサギ、カモシカ、野鳥などの肉を食べる地域が少なからずありました。クマ、シカ、ウサギなどは肉を食べるばかりでなく、毛皮を敷物にしたり衣類にしたりしました。イノシシなどは毛の間にダニが潜んでいるため、毛皮は利用しませんでした。キツネ、イタチ、タヌキは皮だけを利用しました。クマの胆(い)は熊胆(ゆうたん)（胆汁(たんじゅう)を含んだクマの胆囊(たんのう)を干したもの）と呼ばれ、薬効効果が期待され高く売れました。

秋田県の内陸部など日本中に狩猟をなかば専業とする集落がありましたし、また冬季の副業とする山村は珍しくありませんでした。こうした狩りを行う人を「**マタギ**」と呼ぶ地域もありました。

こうして捕らえた山の野生の動物の肉は、かつては冬季の重要な食料の一つであり、鍋などにして食べました。鍋の残り汁に冷えたヒエやアワを入れて食べることもありました。イノシシ狩りやウサギ狩りは今日でも行われている地域があり、イノシシを用いた猪鍋(ししなべ)（ぼたん鍋とも呼ばれます）、ウサギを用いたウサギ鍋やウサギ汁が地域によってなおも食されています。アイガモ、ウズラ、キジ、スズメなどの野鳥も、今日でも食されています。特にアイガモは、そば（鴨南蛮(かもなんばん)、鴨汁(かもじる)そば、鴨せいろ）、鍋・汁もの（鴨鍋・鴨汁）、ステーキ、鉄板焼きなどとして人気があります。

しかし、魚肉に比較するとこうした山の獣鳥肉のかつての摂取量ははるかに少なく、戦後になっても、当面の間、動物性タンパク源として主に食されていたものは魚肉でした。また、今日のように牛肉や豚肉は食べませんでした。

▶山村の畑は斜面を切り開き雑木や草を焼いてその灰を肥料とする**焼畑**(やきはた)**耕作**(こうさく)が普通でした。その流れは、秋に草や細い木を刈り、木おろし（大木の枝を削除すること）をします。春に火入れ（土地を肥やすために枯れ草や雑木などを焼くこと）をして種まきをします。夏に草狩りをして、秋に収穫をします。こうして畑で収穫される主な作物は、ダイコン、サツマイモ、ジャガイモ、ヤマイモ、コンニャクイモ、ニンジン、ゴボウ、ネギ、ノザワナ、ナス、キュウリ、ハクサイ、カボチャ、アズキ、ダイズなどのほか、

雑穀としてヒエ、アワ、そば、麦、キビなどでした。**そば**は荒地でも育つ代表的な作物であり、「75日目の夕食に間に合う」といわれるほど種蒔きから収穫までの期間が短い雑穀です。その他に、山村によっては葉タバコも盛んに栽培されました。前述のように、山村では稲作は条件がそろっている一部の地域を除いて行うことができませんでした。

▶山村では農作物がしばしば山の獣に荒らされ、「イノシシにサツマイモがすっかり食べられてしまって」という経験談をクライアントから聞くこともあります。山の獣たちは作物の食べ頃を心得ているかのように、ヒエの葉が育つ時期にはシカやウサギが食い荒らし、穂狩り(ほがり)の時期になるとイノシシが食い荒らしました。こうした動物たちの侵入を防ぐために、垣根(かきね)を築いたり、**カジメ**（油をつけて焦がした古着）を畑にぶら下げたり、**カガシ**（腐らせた動物の内臓）を畑に置いたりする地域もありました。田畑の中に設置して害をもたらす鳥獣を追い払うための人形である「カカシ」はこの「カガシ」に由来するという説があります。

ⓘ ワンポイント・アドバイス

▶生活様式は、実際には山村により非常に多様です。狩猟を行う習慣がほとんどない地域もありますし、山菜があまり採れない地域さえあります。焼畑耕作は行われず、明治時代にすでに棚田が整備されていて稲作を行っていた地域も全国にあります。こうした多様性に十分に留意しましょう。

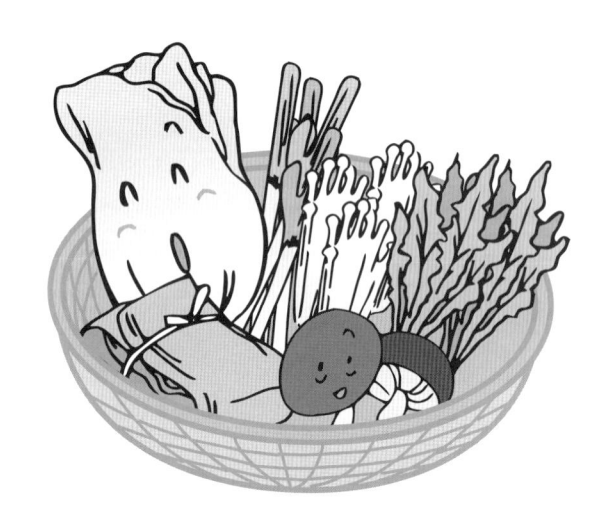

1. 青果類

会話カード 4

キノコ類

（訓練教材集の 79 ～ 87 ページ）

以下の設問を切り口として、会話をします。

> キノコで好きな（よく食べる）ものは、何ですか。

> キノコで嫌いな（あまり食べない）ものは、何ですか。

訓練教材集
p.79
キノコ類の写真を提示しながら

知恵袋

▶**キノコという名称**は、木の子供という意味に由来します。

▶キノコは山菜とならんで山の貴重な幸もしくは恵みです。山里で暮らす人たちは、こうした山の作物を食べながら、山仕事をしてきました。長期保存するために、塩漬けにしたり乾燥させたりして大切にしてきました。日本は森林が国土の約60％をしめる森林国であることから、世界でも有数のキノコ類が豊富な国とされています。

▶キノコ類は総じて油との相性が良く、中華料理では頻繁に用いられます。また、洗うと風味が落ちるので、汚れは湿らせたキッチンペーパーで拭き取ります。また、干すと栄養価が高まります。食べる前に2時間くらい干すだけでも有効です。

▶**キノコの栽培**には**原木栽培**と**菌床栽培**があります。原木栽培では、コナラやクヌギの木を伐採して原木として菌を接種して菌を繁殖させてキノコを栽培します。菌床栽培では、おがくずや丸太を細かいチップ状に砕いたものを材料として、菌を接種して菌を培養してキノコを生産します。

▶**エノキタケ**は、今日では工場で生産された栽培品がもっぱら市場に出回っています。シイタケに次ぐ生産量で、一年中店頭にならんでいます。本来、山地に住む人たちが採取してきた野生のエノキタケはこれとは大きく異なり、笠が大きくまんじゅう形です。

　独特の香りと歯ざわりがあり、ホイル焼き、炒めもの、吸いもの、鍋もの、すき焼き、天ぷら、汁ものに適しています。白いほど新鮮で、全体がピンとしているものが良質です。

▶**シイタケ**は生産量がキノコ類では最も多いことから、最も身近なキノコといえましょう。江戸時代からもっぱら干しシイタケとして流通してきました。今日のように生シイタケが市場に出回るようになったのは新しく、昭和50年代あたりからのことです。ヨーロッパのマッシュルーム、東南アジアのフクロタケとならんで世界三大キノコの一つとされています。

　天ぷら、煮もの、焼きもの、炒めもの、鍋もの、炊き込みご飯、汁ものなど幅広く用いられます。笠の裏が白く軸が太いものが良質で、笠の裏が茶褐色なものは不良です。

▶**シメジ**は、加熱すると旨味が増します。煮もの、炒めもの、鍋もの、和えもの、天ぷら、ご飯料理、サラダ、汁ものなど幅広く用いられます。笠が小さくて茎が太

第4章　1. 青果類　キノコ類

く白いものが良質です。

▶今日、シメジとして販売されているもののほとんどは、人工栽培したヒラタケの若いものです。**ホンシメジ**という名で一般に呼ばれているものはブナシメジで、シイタケ、エノキタケに次いで生産量が多く人気があります。天然のホンシメジは「味の王様」といわれる最上級のキノコであり、古来より「**香りマツタケ、味シメジ**」として親しまれてきました。人工栽培品が困難なこともあり高級料理店などに流れ、山地を除いて市場に出回ることはまれです。

▶**ブナピー**と呼ばれて市販されているものは、日本のホクト株式会社が開発した白いブナシメジの商品名です。今日では、日本全国で知名度の高いブナシメジ商品の一つとして定着しました。

▶**エリンギ**は、イタリアやフランスといったヨーロッパで食べられていたキノコで、イタリア料理やフランス料理には大切な食材の一つです。日本に同類のキノコは存在しておらず、1990年になって人工栽培が成功して日本全国に普及しました。エリンギが登場した当時は、足の部分が太くてこりこりとした歯ごたえがあるこれまでにないキノコとして話題を呼びました。

　天ぷら、炒めもの、煮もの、焼きもの、和えもの、炊き込みご飯、汁ものなどに適しています。白くて笠が割れていなくて、軸が硬くピンと伸びているものが良質です。

▶**ナメコ**は特有のぬめりがあることから、なめらっこ、なめこ、と呼ばれてきました。生は2、3日しかもちません。市販されているもののほとんどは菌床栽培によるもので、天然のものは市場に出回りません。汁もの、和えもの、酢のもの、鍋ものなどに適しています。しっかりとぬめりがあるものが良質です。

▶**マイタケ**は、非常に古くから日本で食されてきました。歯切れが良く、味も香りもすぐれています。マイタケを見つけた人は踊り上がって喜ぶことから「舞茸」と名が付いたといわれています。見つけた場所は、たとえ親子でも教えないといわれてきた美味なキノコです。幻の「キノコ」といわれてきましたが、1970年代中頃になって人工栽培に成功し手軽に手に入るようになりました。かつて関西地方では知名度が低いキノコでしたが、次第に普及しているようです。マイタケの栄養価は優れており、免疫力のアップにも効果があるとされています。白マイタケは優美でマイタケと栄養素は変わりませんが、風味は劣ります。

　炊き込みご飯、バター炒め、天ぷら、煮もの、和えもの、焼きもの、鍋もの、汁ものなどに適しています。笠に厚みがあって色が濃く硬くしまっているものが良質です。

▶**マツタケ**は「キノコの王様」と呼ばれ、日本の秋の味覚の代表です。「万葉集」にも出てくるほど古くから親しまれてきました。今日でも人工栽培が困難なキノコです。中国や韓国などからの輸入品が出回っていますが、国産品は香りが高くずっしりとした歯ごたえがあります。しかし、国産品は希少で「山のダイヤ」と呼ばれるほどきわめて高価であることから庶民の手には届きにくい食材です。欧米ではマツタケの香りが嫌われ、評価が低いキノコです。

　土瓶蒸し、網焼き、煮もの、蒸しもの、吸いもの、茶碗蒸し、炊き込みご飯や釜飯に適しています。笠が開きすぎず、軸が太いものが良質です。下処理のさいに、香りを逃がさないために、水で洗わずにぬれ布巾で汚れを拭き取ります。

▶**マッシュルーム**は日本名はツクリタケといいますが、今日では一般に英語名でこのように呼ばれます。完全な栽培種です。新鮮なものは生でも食べられます。サラダ、シチュー、スープ、炒めものに適しています。笠が開いているものは不良です。

▶**ヤマブシタケ**は、長野県、群馬県、新潟県などで栽培されています。炒めもの、

煮もの、天ぷら、和えもの、吸いもの・スープなどに適しています。非常に油を吸収しやすいので、天ぷらや油炒めのさいは注意が必要です。中国では四大山海の珍味の一つとされ、宮廷料理用の食材として珍重されました。
▶**ハナビラタケ**は、歯切れ、味ともに優れており、サラダ、炒めもの、天ぷら、和えもの、酢のもの、スープ・吸いもの、炊き込みご飯などに適しています。
▶**キクラゲ**は無味無臭でコリコリとした食感があります。八宝菜（はっぽうさい）やラーメンのような中華料理の炒めものや麺類のほか、茹でもの、酢のもの、和えもの、スープに適しています。柔らかいものが新鮮です。乾燥品は大きくて表面の黒いものが良質です。
▶**シシタケ**は、アクを抜いてから、煮もの、天ぷら、炊き込みご飯などに適しています。シシタケの煮ものは、しばしば精進料理に用いられます。
▶**ヒラタケ**は、マツタケと並んでかなり古くから食されてきたキノコです。「今昔物語」や「平家物語」にもしばしば出てきます。煮もの、炒めもの、天ぷら、汁もの、鍋もの、炊き込みご飯などに適しています。人工栽培したヒラタケは、本来のヒラタケと味が異なります。
▶**アワビタケ**は、強い香りとシコシコとした食感をもちます。この食感がアワビのもつそれと似ていることから、このように名づけられました。日本原産ではなく、中国大陸から近年入ってきたキノコです。中国では、高級食材として珍重されています。

キノコ狩りに行ったことはありますか。

🛍 知恵袋
▶**キノコ狩り**は、秋の紅葉と一緒に自然を楽しむことができます。渓流釣りと一緒に楽しむ方もいます。現在では森林のなかを散策してキノコ狩りをする人は少なくなり、キノコ狩り専用の農園に出向いて入場料を払ってキノコ狩りを楽しむ方が増えているようです。こうした農園では、自分でとったキノコをバーベキューにして楽しむことができる施設も少なくありません。自然の森林でキノコ狩りを楽しむためのバスツアーも企画されています。キノコ狩りは、キノコが生育する場所、採取して良い場所、食用かどうかの判別ができる人と同伴する必要がありますが、こうしたツアーでしたら専門家が案内してくれるので安心してキノコ狩りができます。また、自宅の庭で原木栽培、すなわち皮つき丸太にシイタケなどの種菌（たねきん）を埋め込んでキノコを育成している方もいます。
▶山村で暮らしてきた人たちは、山菜と同様に、各種の**キノコの群生地**を誰にも教えない、という風習があったようです。

ⓘ ワンポイント・アドバイス
▶**キノコ狩りの経験があるクライアント**には、どこで、どんなキノコをとったかを問います。マツタケをとったことがある、大量の群生地を知っていた、ツアーでキノコ狩りに出かけてバーベキューを楽しんだ、転落しそうになった、熊・イノシシに出会った、などさまざまな返答が返ってくることがあり、会話がはずみます。
▶また、**キノコ狩りが好きなクライアント**には、毒キノコと食用キノコとの鑑別方法、群生地の探し方、転落事故の防止方法などへと会話を広げるのも良いでしょう。毒キノコとの鑑別について、地元の人は「この場所に生える、このキノコは食べられる」というように覚えていることが多く、キノコの見た目だけで正確に判断することは実際には困難とされています。スギヒラタケのように、近年になって毒性が判明したものもあります。スギヒラタケは2004年までは食用キノコとされており、北国では和えものやみそ汁の具などとして広く食されてきました。

▶もちろん、クライアントにこうしたオープン・クエスチョンが適応可能かどうかについて、臨床家は的確に判断をして進めましょう。

キノコを使った料理で何が好きですか。

☞ 訓練教材集
p.80
キノコ類を使った料理の種類の表を提示しながら

🛍 知恵袋
▶**キノコを使った料理**として、一般的なものとして主に以下があります。煮もの、焼きもの、炒めもの、天ぷら、鍋もの、和えもの、刺身、漬けもの、キノコそば・うどんなどの麺類、汁もの、ご飯料理（マイタケご飯、シイタケご飯など）のほか、サラダ、マリネ、蒸しもの、釜飯、シチュー、カレー、吹き寄せ、バーベキューにも用いられます。

📖 会話訓練の進め方
会話訓練の進め方について、本章最初のp.66〜74をご参照ください。

「キノコ類を使った料理の種類」に関する臨床家用マニュアルのページ一覧

（訓練教材集の80ページに対応しています）

- 煮もの（105ページ）
- 焼きもの（105ページ）
- 炒めもの（105ページ）
- 天ぷら（106ページ）
- 鍋もの（106ページ）
- 和えもの（106ページ）
- 刺身（107ページ）
- 漬けもの（107ページ）
- 麺類（107ページ）
- 汁もの（108ページ）
- ご飯料理（108ページ）
- サラダ（109ページ）
- その他

キノコの煮もので好きな（よく食べる）ものは、何ですか。

訓練教材集 p.81
キノコの煮ものの写真を提示しながら

知恵袋
▶シイタケ、シメジ、エリンギ、マイタケ、マツタケ、ヤマブシタケ、シシタケ、ヒラタケなどが煮ものに用いられます。各種のキノコを複数組み合わせて醤油味で煮込むのもおいしいですが、秋が旬の野菜やイモ類、魚介類と一緒に煮ると季節感を味わうことができます。時雨煮（シメジ、エノキタケなど）、甘露煮（シメジなど）、佃煮（シイタケ、マイタケなど）にも調理されます。**ナメタケ**とは、エノキタケを醤油味で煮込んだ料理です。

キノコの焼きもので好きな（よく食べる）ものは、何ですか。

訓練教材集 p.81
キノコの焼きものの写真を提示しながら

知恵袋
▶マツタケ、シイタケ、エノキタケ、エリンギ、マイタケなどが焼きものに適しています。山で採れたてのキノコを屋外で七輪を用いて炭火で網焼きにして楽しむのは秋の楽しみです。最近のキノコ園では、バーベキューも楽しめる農園があります。シイタケは素焼きに醤油をつけて食べるだけでもおいしいですし、最近ではマヨネーズ焼き、チーズ焼きも人気があります。エノキタケやエリンギ、シイタケ、マイタケなどは、ホイル焼きとしても調理されます。各種のキノコはみそ焼きや生姜焼き、照り焼きで味つけされることもあります。各種のキノコの牛肉やベーコンの包み焼きも普及しました（エノキタケのベーコン巻きなど）。

キノコの炒めもので好きな（よく食べる）ものは、何ですか。

訓練教材集 p.82
キノコの炒めものの写真を提示しながら

知恵袋
▶シイタケ、シメジ、エリンギ、エノキタケ、マイタケ、ヤマブシタケ、ハナビラタケ、ヒラタケなどが炒めものに適しています。総じて、キノコはバターとの相性が良くバター醤油炒めは今日では広く普及し、エノキバターやシメジバターはその一端です。その他、各種のキノコは醤油炒めや塩炒めのほか、みそ炒め、オイスターソース炒め、ニンニク炒め、ショウガ炒め、中華炒めとして調理されます。キノコ炒め、野菜と組み合わせたキノコ野菜炒めのほか、マメ類、豚肉、牛肉、ベーコン、ウィンナー、卵との炒め合わせとして調理されます。マイタケ、エリンギ、シメジ、シイタケなどのきんぴらも普及しています。なお、**きんぴら**とは、千切りにした材料を油で炒めてから砂糖と醤油で煮てトウガラシで辛みをきかせた料理です。

ワンポイント・アドバイス
▶好みの炒めものの料理のほかに、一緒に炒める食材、味つけも話題を広げる問いかけとなるでしょう。こうした話題は、ほかの会話カードでも同様に使用できます。

第4章　1. 青果類　キノコ類

キノコの天ぷらで好きな（よく食べる）ものは、何ですか。

☞ 訓練教材集
p.82
キノコの天ぷらの写真を提示しながら

🛍 知恵袋
▶シイタケ、マイタケ、エノキタケ、シメジ、ブナシメジ、エリンギ、マツタケ、ヤマブシタケ、ハナビラタケ、シシタケ、ヒラタケ、アワビタケなどが天ぷらに適しています。
▶キノコは火が通るのが早いので、少し高めの温度（180度）で手早く揚げます。また、洗うと水分を含むのでカリッと揚げることが難しくなります。シイタケのような水分を含むキノコは笠の裏側から水分が出やすいので、そこに粉をたっぷりとふるい水止めをして、余分な粉を払ってから衣をつけて揚げます。マツタケやマイタケは水分が少ないので、事前に粉をつけないでそのまま衣をつけて揚げます。
▶野菜の天ぷらと同様に、天つゆで食べるのを好む人もいますし、塩で食べるのを好む人もいます。醤油を好む人もおり、キノコの天ぷらの食べ方も話題となります。

キノコの鍋もので好きな（よく食べる）ものは、何ですか。

☞ 訓練教材集
p.83
キノコの鍋ものの写真を提示しながら

🛍 知恵袋
▶エノキタケ、ナメコ、シイタケ、シメジ、エリンギ、マイタケ、ヒラタケなどがキノコ鍋に適しており、鶏肉、豆腐、ハクサイ、ニンジン、ダイコン、ネギなどが添えられます。すき焼きなど各種の鍋にも、シイタケやエノキタケなどが食材に含まれることがあります。秋田県の郷土料理である**きりたんぽ鍋**には、マイタケもしくはシメジが欠かせません。

ⓘ ワンポイント・アドバイス
▶かつて囲炉裏(いろり)を囲んでキノコ鍋を家族で食べた経験は多くの高齢者にあるものであり、しばしば話題となります。山里で暮らす人々にとっては日常的な秋の料理であり、キノコと相性の良い野菜まで心がけています。たとえば、シュンギクのような香りの強い野菜やゴボウのようなアクの強い野菜は、キノコの風味を損なってしまうので避けられます。

キノコの和えもので好きな（よく食べる）ものは、何ですか。

☞ 訓練教材集
p.84
キノコの和えものの写真を提示しながら

🛍 知恵袋
▶シメジ、エリンギ、ナメコ、マイタケ、ヤマブシタケ、ハナビラタケ、キクラゲなどが和えものに適しています。おろし和えは、キノコの風味をいかすことができるので特に人気があり、ナメコ（なめこおろし）、シメジ、シイタケ、エノキタケなどが適しています。その他に、白和え（シメジ、シシタケなど）、ゴマ和え（シメジ、シイタケ、エリンギ、エノキタケ、マイタケなど）、ポン酢和え（シイタケ、シメジ、エノキタケなど）、甘酢和え（エリンギなど）、白酢和え（シイタケなど）、酢みそ和え（エノキタケなど）、あるいは三杯酢で和えることもあります。

キノコの刺身で好きな（よく食べる）ものは、何ですか。

訓練教材集 p.84
キノコの刺身の写真を提示しながら

知恵袋
▶シイタケ、エリンギ、アワビタケなどが刺身に適しています。エリンギを煮て冷ますと、アワビのような食感となります。いずれも、最近になって広まりつつある創作料理です。

キノコの漬けもので好きな（よく食べる）ものは、何ですか。

訓練教材集 p.84
キノコの漬けものの写真を提示しながら

知恵袋
▶シメジ、ブナシメジ、ナメコ、シイタケ、エリンギ、マイタケ、エノキタケ、ヒラタケなどが漬けものに適しています。キノコの漬けものは、古くから食されてきました。山菜と同様に塩漬けにして保存食とされてきたこともあって、塩漬けが最も一般的です。その他、醤油漬け、麹漬け、酢漬けにして食されます。

キノコの麺類で好きな（よく食べる）ものは、何ですか。

訓練教材集 p.85
キノコの麺類の写真を提示しながら

知恵袋
▶エノキタケ、シイタケ、シメジ、エリンギ、ナメコ、マイタケなどは、温かいキノコそばやキノコうどんに適しています。冷たいそばでも、おろしなめこそばのようにキノコが用いられることがあります。その他、ソーメン（シイタケなど）、焼きそば（シイタケ、エリンギなど）、焼きうどん（シイタケ、エリンギなど）、ラーメン（キクラゲなど）、スパゲッティにもキノコが用いられます。スパゲッティには、マッシュルームのほか、エリンギ、エノキタケ、マイタケ、シイタケ、シメジ、ナメコなど多くのキノコが用いられ、今日ではキノコ・スパゲッティは人気料理として定着しました。

キノコの汁もので好きな（よく食べる）ものは、何ですか。

訓練教材集
p.85
キノコの汁ものの写真を提示しながら

🛍 **知恵袋**

▶エノキタケ、シイタケ、エリンギ、シメジ、ナメコ、マイタケ、白マイタケ、マツタケ、ヤマブシタケ、ハナビラタケ、キクラゲ、ヒラタケ、アワビタケなどが汁ものに適しています。キノコ汁やキノコのみそ汁は秋のごちそうです。七種のキノコを用いたキノコ汁は**七茸汁**（ななたけじる）とも呼ばれます。ナメコのみそ汁（ナメコ汁）は東北の郷土料理でしたが、今日では、エノキタケのみそ汁とならんで全国的に季節にかかわらず家庭料理の定番といえるほど普及しました。関東では、納豆と一緒に朝食の食卓にならぶことも珍しくありません。その他に、潮汁（うしおじる）、ポタージュスープ、中華スープの具材としても各種のキノコが用いられます。

▶**土瓶蒸し**というのは、土瓶を使って作る蒸しものです。マツタケの土瓶蒸しは、その代表的な料理です。マツタケ、白身魚、エビ、鶏肉、ミツバ、ギンナンなどの具とだし汁を土瓶に入れて軽く蒸します。スダチやユズの果汁を猪口（ちょこ）にしぼり入れ、土瓶から汁を注いで吸いもの風に味わいながら具も味わいます。キノコの土瓶蒸しとして、そのほかに、マイタケなども用いられます。

キノコのご飯料理で好きな（よく食べる）ものは、何ですか。

訓練教材集
p.87
キノコのご飯料理の写真を提示しながら

🛍 **知恵袋**

▶シメジ、シイタケ、マイタケ、エリンギ、マツタケ、ハナビラタケ、シシタケ、ヒラタケなどがご飯料理（炊き込みご飯や釜飯、丼）に適しています。マツタケご飯、マイタケご飯、シメジご飯、あるいは各種のキノコを組み合わせたキノコご飯は、秋の特別なごちそうです。クリやイモ類と混ぜて旬を楽しむ方もいらっしゃいます。

▶そのほかに、キノコ雑炊（シイタケ、エノキタケなど）、粥（かゆ）（シイタケなど）、おこわ（シイタケなど）、ちらし寿司（シイタケなど）、キノコ・カレーライス（シメジ、エリンギ、マイタケ、エノキタケなど）、ハヤシライス（シメジ、マイタケ、マッシュルーム、シイタケなど）、チキンライス（シメジ、シイタケ、マイタケ、マッシュルームなど）、オムライス（マッシュルームなど）、ピラフ（シイタケ、マッシュルーム、シメジ、マイタケなど）、キノコ・チャーハン（シイタケ、シメジ、エノキタケ、マイタケ、エリンギなど）、リゾット（シイタケ、シメジ、マッシュルームなど）などにもキノコが用いられます。

> キノコのサラダで好きな（よく食べる）ものは、何ですか。

訓練教材集 p.87
キノコのサラダの写真を提示しながら

🛍 **知恵袋**
▶エリンギ、マイタケ、シメジ、シイタケ、エノキタケ、マッシュルーム、マイタケ、シメジ、ブナシメジなどがサラダに適しています。サラダとはいえ、各種のキノコは下処理として焼いたり茹でたり炒めたりして加熱してから盛りつけます。家庭では、ドレッシングで味つけをするのが一般的です。

訓練教材集 p.81～87
会話カード4に含まれる料理の写真を提示しながら

●ロールカード●
[役割]
食堂やレストランで注文をする。
[課題]
写真から1～3品選んで、注文する。

ⓘ **ワンポイント・アドバイス**
▶必要に応じて、注文表に記入していただいて読み上げてもらう方法も用いましょう。臨床家は店員になりすまし、「あいにく売り切れですが」などと返答したり、写真にないメニューを紹介するなどして話題を広げると良いでしょう。

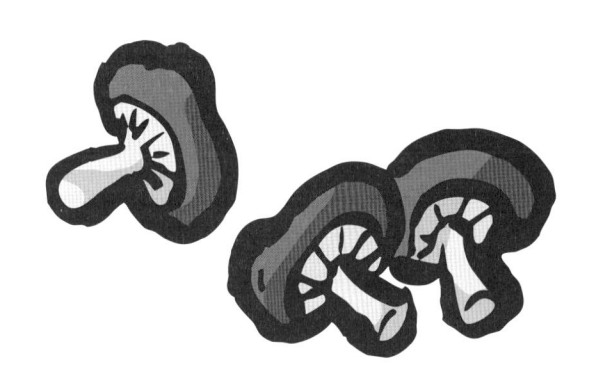

第4章　1. 青果類　キノコ類

1. 青果類
会話カード 5

豆類

（訓練教材集の 88 〜 98 ページ）

以下の設問を切り口として、会話をします。

| 豆類で好きな（よく食べる）ものは、何ですか。 |

| 豆類で嫌いな（あまり食べない）ものは、何ですか。 |

☞ 訓練教材集
p.88
豆類の写真を
提示しながら

🛍 **知恵袋**

▶豆は古くから**五穀**（米・麦・豆・粟・ヒエまたはキビ）の一つに数えられ、重要な作物とされてきました。最近では、健康志向からこれらの五種をブレンドした五穀米も市販されています。

▶**サヤインゲン、サヤエンドウ（絹さや）、グリーンピース、ソラマメ、エダマメなどのさや豆や豆モヤシ**は野菜類として分類する向きもありますが、ここでは便宜上、豆類に分類しました。たとえば、**インゲンマメ**にはサヤインゲンと呼ばれサヤごと食べるものと、乾燥させて豆だけを使うものがあります。乾燥豆は粉に加工して調理する場合と煮豆のように粒のまま調理する場合があります。

▶**エダマメ**のなかでも、新潟で栽培されている品種は「**茶豆**」と呼ばれ、山形県鶴岡市で栽培されている品種は「**だだちゃ豆**」と呼ばれています。

▶**豆モヤシ**はダイズなどを発芽させたものです。

▶一般的には、**春の豆**として、グリーンピース、ソラマメ、サヤエンドウなどがあります。**夏の豆**として、エダマメ、サヤインゲンなどがあります。**秋の豆**として、ダイズ（大豆）、アズキ（小豆）などがあります。**冬の豆**として、豆モヤシなどがあります。

▶**インゲンマメ**には、キントキマメ（金時豆）、トラマメ（虎豆）、シロハナマメ（白花豆）、ムラサキハナマメ（紫花豆）、ウズラマメ、ダイフクマメ（大福豆）など多数の種類があります。

▶**エンドウマメ**には、赤エンドウと青エンドウがあります。

▶通常**ダイズ**と呼ばれているものは黄ダイズであり、いわゆるクロマメと呼ばれているものはダイズの一種であり、黒ダイズのことです。ダイズは、**畑の肉**とよばれるほど良質のタンパク質に富んでいます。またダイズはコレステロールや中性脂肪を低下させますので、高脂血症などの予防に効果があるとされています。うち豆とは、ダイズを打ち潰したものです。

▶**ダイズから作られる主な食品**として、煮豆、いり豆、きな粉（ダイズを炒ってひいた粉）、豆腐、油揚げ、豆乳（ダイズから豆腐を作るさいの絞り汁）、納豆、湯葉（豆乳を加熱させてできる表面の皮膜）、みそ、醤油があり、いずれも生活に密着していることに加えて、**豆腐、納豆、みそ、醤油**には種類が多数あり好みもさまざまですから話題として広げやすいでしょう。さらに、豆腐やみそは全国に地域特有の種類がありますので、話題としやすいでしょう。

— 110 —

▶乾燥した**アズキ**は非常に古くから食され、祝いの赤飯、彼岸のおはぎなどの行事食からおやつまで日本人の生活に溶け込んでいます。また、水分を吸収しないので、音がきれいで感触が良かったことから、かつてはお手玉やまくらの中身としても用いられました。

豆類を使った料理で何が好きですか。

☞ 訓練教材集
p.89
豆類を使った料理の種類の表を提示しながら

🛍 知恵袋

▶豆を使った**料理**として、一般的なものとして主に以下があります。ダイズ（大豆）、キントキマメ（金時豆）、クロマメ（黒豆、黒ダイズ）、ダイフクマメ（大福豆）、五目豆などの**煮豆**、エダマメやエンドウマメ、そら豆の**塩ゆで**、**炒めものや炒りもの**、**天ぷら**（インゲンの天ぷら、ソラマメと小エビの天ぷら、エダマメのかき揚げなど）、**納豆料理**（納豆ご飯、納豆汁、納豆巻きなど）、**豆腐料理**、**汁ものやシチュー・スープ**（インゲンマメやヒヨコマメなどのクリームシチューやソラマメやグリーンピースなどのポタージュスープ）、**サラダ**、**お浸し**、**和えもの**、**ご飯料理**（赤飯、アズキ粥、アズキご飯、クロマメご飯、エンドウマメご飯、炒り豆の炊き込みご飯など）、あんおよび**あんを用いた和菓子**、**豆乳**、**きな粉料理**（わらびもち、安倍川もち、ぼたもち、きなこ飴、五家宝（ごかぼう）、くずもち、げんこつ飴など）、など。

📖 会話訓練の進め方

会話訓練の進め方について、本章最初の p.66 ～ 74 をご参照ください。

「豆類を使った料理の種類」に関する臨床家用マニュアルのページ一覧

（訓練教材集の 89 ページに対応しています）

- 煮豆・豆類の煮もの（112 ページ）
- 茹でもの（112 ページ）
- 炒めもの・炒りもの（112 ページ）
- 揚げもの（113 ページ）
- 納豆料理（113 ページ）
- 豆腐料理（114 ページ）
- 汁もの・シチュー・スープ（115 ページ）
- サラダ・お浸し（115 ページ）
- 和えもの（115 ページ）
- ご飯料理（116 ページ）
- あんを用いた和菓子（116 ページ）

煮豆・豆類の煮もので好きな（よく食べる）ものは、何ですか。

☞ 訓練教材集
p.90
煮豆・豆類の煮ものの写真を提示しながら

🛍 **知恵袋**

▶「まめ」は元来は「健康」を意味する言葉です。「まめに働く」などの語呂合わせからも、特にクロマメ（クロマメ煮）はお節料理の祝い肴の一つとされてきました。

▶クロマメ煮を含めて、**煮豆**は豆料理の代表的なものです。ダイズは、しばしば昆布と一緒に煮ます。ダイズにゴボウ、レンコン、ニンジン、コンニャク、干しシイタケなどを一緒に煮た料理は**五目豆**と呼ばれます。

▶**いとこ煮**はアズキとカボチャなどを煮た煮もの料理ですが、アズキに加える野菜は地域によって異なります。いとこ煮とは硬いものをおいおい（甥）入れて、めいめい（姪）炊き込んでいくことから名づけられた料理です。冬至に欠かさない料理とする地域もあります。

▶**そのほかの豆の煮もの**として、サヤエンドウやサヤインゲン、焼き豆腐を用いた煮ものや煮しめ、ダイズとひじきの煮もの、ダイズと鶏肉の煮もの、ダイズとちくわの煮もの、ダイズとイカの含め煮、ダイズと手羽先の煮もの、アズキ煮、豆モヤシの煮つけ、ソラマメの煮もの、ダイフクマメと鶏肉の煮もの、グリーンピースのバター煮などがあります。削ったかつお節を加えて煮た料理は**土佐煮**と呼ばれ、豆類の食材としてサヤインゲンやサヤエンドウがしばしば添えられます。

豆類の茹でもので好きな（よく食べる）ものは、何ですか。

☞ 訓練教材集
p.91
豆類の茹でものの写真を提示しながら

🛍 **知恵袋**

▶エダマメ、ソラマメ、グリーンピースなどが**塩茹で**にして食されます。これらは、おやつや酒のつまみにも用いられます。ソラマメは茹でるさいに塩と酒を少々入れることで青臭さが和らぎます。青ダイズを水につけて戻してから塩茹でしたものは、東北地方の一部で**うるかし豆**と呼ばれます。

豆類の炒めもの・炒りもので好きな（よく食べる）ものは、何ですか。

☞ 訓練教材集
p.91
豆類の炒めものの写真を提示しながら

🛍 **知恵袋**

▶**豆類の炒めもの**として、サヤインゲンとベーコンの炒めもの、サヤエンドウの炒めもの（バター炒めなど）、エダマメと豚肉の炒めもの、ソラマメにエビや鶏肉などを加えた炒めもの、豆モヤシの炒めものなど多様です。一般に、サヤ豆のほうが、乾燥豆よりも炒めものとして用いられます。

▶**炒りマメ（ダイズ）**は、節分では自分の年の数だけ豆を食べるとこれから1年病気にならないといわれています。また、妊婦のいる家庭のなかには、炒りダイズを安産のお守りにする地域もあります。

— 112 —

豆類の揚げもの（天ぷら）で好きな（よく食べる）ものは、何ですか。

☞ 訓練教材集
p.92
豆類の揚げものの写真を提示しながら

🛍 知恵袋
▶サヤインゲン、サヤエンドウ、グリーンピース、ソラマメ、エダマメなどが天ぷらとして食されます。ソラマメやエダマメなどは、しばしばかき揚げにされます。一般に、サヤ豆のほうが、乾燥豆よりも揚げものとして用いられます。ただし、ダイズの天ぷらはお茶うけにもなります。

納豆料理で好きな（よく食べる）ものは、何ですか。

☞ 訓練教材集
p.93
納豆料理の写真を提示しながら

🛍 知恵袋
▶納豆は**糸引き納豆**と**塩辛納豆**に分けられますが、現在では納豆菌を発酵させた糸引き納豆が主流です。さらに、**ひきわり納豆**（碾き割り。すなわち砕いたダイズを発酵させることによって作られる納豆）と**粒納豆**（割っていないダイズを使った納豆）に分けられ、粒の大きさもさまざまです。

▶納豆は、関東、東北では広く普及していますが、関西では避ける人が多い傾向にあります。醤油と薬味（通常はカラシとキザミネギ。好みにより、ミョウガ、大根おろし、とんぶり、カツオブシ）を添えて良く混ぜて粘りを出してから白米にかけて食べる**納豆ご飯**は朝食の定番です。鶏卵やウズラの卵を添える人もいます。しかし、かつては納豆ご飯よりも納豆汁のほうが頻繁に食卓に上っていました。なお、甘納豆は納豆とは関連がありません。

「納豆の薬味には何を添えますか」と問いかけたり、好きな納豆の種類や粒の大きさなどへと会話を広げることもできます。

▶一般に食されてきた**納豆料理**として、納豆汁、納豆そば、納豆巻き（巻き寿司の一種）、干し納豆、そぼろ納豆（切り干しダイコンと納豆の和えもの）などがあります。最近では、納豆の包み揚げ、マグロ納豆、イカ納豆、納豆チャーハン、納豆スパゲッティ、納豆オムレツなども食されます。

▶藁の中で発酵させた納豆のことを**わらづと納豆**と呼び、発泡スチロールの容器では得られない本当の納豆の風味を楽しむことができます。関東圏では、かつては自家製でわらづと納豆を作るならいがあり、納豆は買うものではなく作るものでした。

▶水戸黄門で知られる**徳川光圀**が最初に食べたとされる料理のなかにクロマメ納豆があるほか、ラーメン、餃子、チーズ、牛乳酒などがあります。

豆腐料理で好きな（よく食べる）ものは、何ですか。

訓練教材集
p.94
豆腐料理の写真を提示しながら

🛍 **知恵袋**

▶豆腐は、ダイズを原料とする加工食品の一種です。製造方法により、**絹ごし豆腐**、**木綿豆腐**、**ソフト豆腐**、**充填豆腐**に分けられます。また、全国に地域特有の豆腐が多数あります（京都府の京ふかん、山形県の六浄豆腐、鳥取県の豆腐ちくわなど）。

▶**豆腐を二次加工した食品**として、油揚げ、生揚げ（厚揚げ）、がんもどき、凍り豆腐（高野豆腐、しみ豆腐）、焼き豆腐などがあります。**がんもどき**は飛竜頭とも呼ばれ、豆腐をくずして野菜、昆布、ゴマ、ギンナンなどを入れてつなぎにヤマイモを加えてから練って揚げたものです。**凍り豆腐**は、豆腐を一旦凍らせてから乾燥させたものです。**おから**は、豆腐を製造するさいの豆乳の絞りかすで卯の花とも呼ばれます。

▶豆腐は広く普及しているばかりでなくほとんどあらゆる調理法に適しているため、会話の話題となりやすい食材です。生で食べる冷ややっこ、炒めものとしては麻婆豆腐や炒り豆腐など、汁ものとしてはみそ汁やけんちん汁など、焼きものとしては木の芽田楽、厚揚げ焼き、豆腐のステーキ、豆腐のハンバーグなど、揚げものとしては揚げ出し豆腐、生揚げ（厚揚げ）、油揚げ、がんもどきなどがあります。その他に、煮もの、湯豆腐、鍋料理、すき焼き、おでん、蒸しもの、和えもの（特に白和え）、おから料理（卯の花料理）、油揚げで包むいなり寿司、豆腐サラダなどがあります。「お好きな豆腐の種類は何ですか」「すき焼き（鍋料理）に入れる豆腐の種類は何でしょうか」という単純な質問も会話の切り口となります。

▶夏季の**冷ややっこ**（奴豆腐）、冬季の**湯豆腐**は最もシンプルで広く普及している豆腐料理です。冷ややっこは、通常、良く冷やした絹ごし豆腐もしくは木綿豆腐に薬味（刻みネギ、削り節、おろしショウガ、ミョウガ、青ジソのみじん切りなど）を添えて醤油やポン酢で食べます。薬味に辛子をのせたり、出汁をのせたりする地域があり、冷ややっこに添える薬味だけでも話題となります。なお、冷ややっこの上にかき揚げや天ぷらをのせた料理を**ざぶとん**と呼びます。湯豆腐は昆布を敷くことが多いのですが、小魚の煮出汁を使うこともあります。付けダレには醤油または醤油、酒、みりん、出汁などを合わせたもの、あるいはポン酢醤油などが用いられ、薬味としてネギ、ユズ、ダイコンおろし（紅葉おろし）、削り節などが用いられます。

▶一般に、**絹ごし豆腐**は冷ややっこや湯豆腐、汁ものなどに、**木綿豆腐**は炒めものやステーキ、鍋もの、汁ものなどに、**焼き豆腐**はすき焼きや鍋もの、煮もの、田楽などに、**凍り豆腐**は煮もの、鍋ものなどに用いられます。

▶昭和50年代頃まで、豆腐屋は自転車やバイクの荷台に箱を積んで、ラッパを吹きながら売り回りました。

▶**かわり豆腐**の種類は多く、玉子豆腐、ゴマ豆腐、エダマメ豆腐、ユズ豆腐、抹茶豆腐、カボチャ豆腐、シソ豆腐、クルミ豆腐、アズキ豆腐、ウニ豆腐、野菜豆腐、カニみそ豆腐、海鮮豆腐、ラッカセイ豆腐（千葉県）、粉豆腐（広島県）、呉豆腐（佐賀県。豆乳豆腐のこと）、いちごんにゃく（熊本県）、クワイ豆腐（長崎県）、などがあります。

▶豆腐は購入したら凝固剤を抜くために流水にさらし、**水切り**をします。豆腐の調理のポイントは、この水切りにあるといわれます。通常は、豆腐をふきんやキッチンペーパーで包んでその上に抜き板を載せ、水を入れた鍋などで重石をします。

豆類の汁もの・シチュー・スープで好きな（よく食べる）ものは、何ですか。

☞ 訓練教材集 p.96
豆類の汁もの・シチュー・スープの写真を提示しながら

知恵袋
▶**日本料理**として、ソラマメやエダマメ、豆腐の**すり流し汁**などがあります。ダイズのすり流し汁は一般に**呉汁**と呼ばれますが、類似した料理が異なる名称で各地に存在します。エダマメをすり潰して汁ものに入れたものは、**ずんだ汁**とも呼ばれます。特に家庭の食卓に並ぶのは、ダイズを原材料とする納豆汁、豆腐やサヤエンドウ（絹さや）のみそ汁、から汁（豆腐のおからを入れたみそ汁で、卯の花汁ともいいます）などです。福井県や滋賀県など地域によっては、ダイズを打ち潰したうち豆をみそ汁（おつけ）に入れます。ダイズもしくはササゲマメと冬野菜を煮込んだ汁ものは、青森県では「**けの汁**」と呼ばれ、秋田県では「**きゃの汁**」もしくは「**きゃのっこ**」と呼ばれ、本来は小正月の十六日に食されましたが、今日では冬季の間の料理とされています。また、山陽地方などで豆腐と冬野菜を煮込んだ伝統料理のことを「**けんちゃん汁**」と呼び、しばしば仏事にさいして食する精進料理とされています。

▶**洋風料理**として、インゲンマメやヒヨコマメなどのシチュー、ソラマメ、サヤインゲン、グリーンピース、エダマメなどのポタージュスープなどが今日国内で食されるようになりましたが、比較的最近になって普及した料理です。

豆類のサラダ・お浸しで好きな（よく食べる）ものは、何ですか。

☞ 訓練教材集 p.97
豆類のサラダ・お浸しの写真を提示しながら

知恵袋
▶豆類のサラダ・お浸しとして、ダイズ、グリーンピース、サヤインゲンのサラダ、ダイズとひじきのサラダ、ヒヨコマメとサヤインゲンのサラダ、豆腐サラダ、サヤインゲンのお浸し、ダイズとホウレン草のお浸しなどがあります。

豆類の和えもので好きな（よく食べる）ものは、何ですか。

☞ 訓練教材集 p.97
豆類の和えものの写真を提示しながら

知恵袋
▶サヤインゲンやサヤエンドウのゴマ和えは、特に人気があります。その他、エダマメ和え（東北ではずんだ和え、じんだ和えと呼ばれます）、サヤインゲンの酢みそ和え、クロマメの白和えなどがあります。
▶ゴマ和えを調理するさいに、市販のゴマは便利ですが、香ばしく炒ってからすったゴマの風味にはかないません。

豆類のご飯料理で好きな（よく食べる）ものは、何ですか。

☞ 訓練教材集
p.97
豆類のご飯料理の写真を提示しながら

🛍 知恵袋

▶**赤飯**とは、もち米にアズキまたはササゲマメを混ぜて蒸し上げたご飯で、**おこわ**ともいいます。アズキなどの煮汁で赤く染めることから赤飯と呼ばれます。赤飯は明治中期以降、祝いごとにさいして調理されるのが恒例となり、特に神社の祭りや誕生祝いなどにさいして食されます。地域によっては、葬式のときの食物とされています。一般に、食べるときにゴマ塩をふりかけます。

▶**アズキ粥**は、1月15日に健康を願って食べる習慣があります。正月の餅を加えて作ることが多く、通常は塩味です。アズキご飯は米にアズキを加えて炊いたもので、炊き込みご飯の一種です。

▶**その他の豆類のご飯料理**として、黒豆ご飯、グリーンピースご飯（エンドウマメご飯）、ダイズご飯、五目ダイズご飯、ダイズおこわ、エダマメご飯、ソラマメご飯、ダイズとひじきの混ぜ飯、クロマメご飯、ウチマメご飯、粥豆腐、マメ・カレーライス、マメ・チャーハン、マメ・おにぎり、ビビンバ、マメのリゾットなどがあります。

アズキから作ったあんを用いた和菓子で好きな（よく食べる）ものは、何ですか。

☞ 訓練教材集
p.98
アズキから作ったあんを用いた和菓子の写真を提示しながら

🛍 知恵袋

▶**アズキから作ったあん（あんこ）を用いた和菓子**として、おはぎ（ぼた餅）、まんじゅう、あんだんご、ようかん、大福餅、どら焼き、草餅、さくら餅、かしわ餅、もなか、たい焼きなどがあります。その他にもあんを用いた和菓子または料理として、お汁粉、ぜんざい、あんみつ、かのこ、きんつば、あんまん、あんパンなどがあります。

▶かつては自家用にアズキが栽培され、各家庭で**おはぎ（ぼた餅）**などがつくられていました。とりわけ、お彼岸に仏前におはぎを供える習慣は江戸時代から今日に至るまで続いていますが、かつては家庭で作るのが普通でした。こうしたあん（粒あん、つぶしあん、こしあん）の作り方、作った思い出、おはぎなどのあんを用いた和菓子を話題にするのも良いでしょう。

▶**あん**は、アズキで作る赤あんのほかに、白インゲンマメで作る白あん、青エンドウマメで作るうぐいすあんなどがあり、それぞれ和菓子に用いられています。

補足：その他の豆類（ソラマメ）の料理

ソラマメから作られる料理・菓子として、お多福豆（ソラマメを皮つきの状態で砂糖で甘く煮たもの）、富貴豆（ソラマメの皮を取ってお多福のように甘く煮たもの）、はじき豆（ソラマメを素炒りにしたもの）、甘納豆、フライビーンズなどがあります。さらに、トウバンジャンと呼ばれる中国の塩辛い調味料もソラマメを原材料としています。

> 訓練教材集
> p.90〜98
> 会話カード5に含まれる各種の写真を提示しながら

● ロールカード ●

役割
食堂やレストランで注文をする。

課題
料理の写真から1〜3品選んで注文をする。

ワンポイント・アドバイス1
▶必要に応じて、注文表に記入していただいて読み上げてもらう方法も用いましょう。臨床家は店員になりすまし、「あいにく売り切れですが」などと返答したり、写真にないメニューを紹介するなどして話題を広げると良いでしょう。

ワンポイント・アドバイス2
▶典型的なクローズド・クエスチョンです。各種の訓練技法を会話レベルでいかす導入的課題として利用してください。

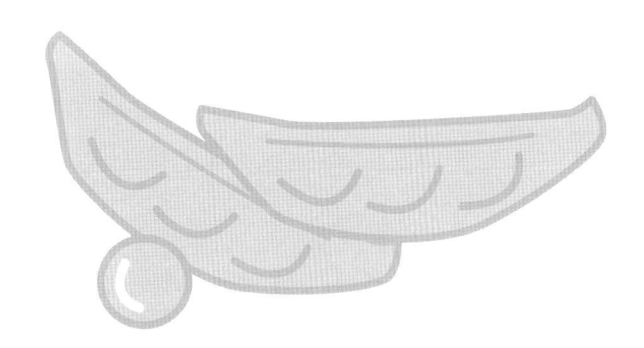

第4章

1. 青果類 豆類

1. 青果類

会話カード 6 種実類

（訓練教材集の 99 〜 101 ページ）

以下の設問を切り口として、会話をします。

| 種実類で好きな（よく食べる）ものは、何ですか。 |

| 種実類で嫌いな（あまり食べない）ものは、何ですか。 |

☞ **訓練教材集**
p.99
種実類の写真を提示しながら

🛍 **知恵袋**

▶**種実類**の多くは、自然に生育しているものを採取して食用にされてきました。食べるものがなかった頃には貴重な食材の一種であり、子供のおやつにもされました。

▶**クリ**は特に広く食され、古くから村祭り、祝事、正月料理などと密接な関係をもってきました。縄文時代から、貴重な食料とされてきました。皮の表面がすべすべして、はりとツヤ、重みがあるものが良質です。

▶**ギンナン**は、銀杏（いちょう）の木の実です。皮には強い異臭があります。薬効がある一方で、中毒を引き起こすことがあります。この場合の中毒のほとんどは小児です。白くて大きく乾燥したものが良質です。調理にさいして鬼皮（おにかわ）（実の堅い外皮）を叩き割って実を取り出し、炒ったり茹でたりして薄皮をむきます。

▶**ゴマ**は古くから不老長寿の健康食として食されてきました。日本でも非常に古くから食されてきました。ゴマには黒ゴマと白ゴマがあり、その他に金ゴマもあります。栄養学的には、いずれもほとんど差はありません。

▶**ドングリ**の種類はたくさんありますが、ほとんどは食用ではありません。食用とされるドングリは、**しいの実**です。

▶**アーモンド**は、殻つきは殻なしよりも劣化が遅いという特性があります。殻なしのものは、密封された瓶や袋に入っているもののほうが質が保持されます。

▶**カシューナッツ**は、湿気を含むと酸化しやすいので、缶詰めやしっかりと密封されたものを選びます。

▶**クルミ**は酸化しやすいので、殻つきのものを購入するほうが良いとされています。

▶**ラッカセイ**は、英語名のまま**ピーナッツ**とも呼ばれます。マメは、多くの場合、1莢（さや）に2粒のものが多いのですが、3、4粒のものもあります。粒がそろい、香りの良いものが良質です。酸化しやすいので、殻つきのものを購入するほうが良いとされています。

▶**松の実**は、淡い褐色で透明感がありよく乾燥したものが良質です。不老長寿の健康食として食され、仙人の霊薬とされてきました。

▶**ヒマワリやカボチャの種**は、良く乾燥して湿気（しけ）ていないものを選びます。

クリを使った料理で好きな（よく食べる）ものは、何ですか。

訓練教材集
p.100
クリを使った料理の写真を提示しながら

🍵 **知恵袋**
▶クリを使った料理・菓子として、焼きグリ、茹でグリ、クリきんとん、クリご飯、クリおこわ、甘露煮などのほかに、クリ羊羹（ようかん）やクリまんじゅうなどの和菓子に用いられます。モンブランやマロングラッセなどの洋菓子にも用いられます。他方で、かつては生で食べることも少なくありませんでした。今日でも、拾ったばかりのクリの硬い皮をむいて食べるときのコリコリとした食感がたまらない、という人がいます。**クリ拾い**へと話題を広げるのも良いでしょう。
▶**かちぐり（勝栗）**というのは、クリの実を乾燥して臼でつき、鬼皮（おにかわ）（実の堅い外皮）と渋皮（しぶかわ）（実の外皮の内側にある薄い皮）を除いたもので、保存食の一種です。古くから縁起物とされ、戦国時代における武士の出陣や勝利の祝い、旅立ちの携行食品、新年などの祝儀に用いられてきました。

その他の種実類を使った料理で好きな（よく食べる）ものは何ですか。

訓練教材集
p.101
種実類を使った料理の写真を提示しながら

🍵 **知恵袋**
▶種実類の炒めものとしては、鶏肉とカシューナッツの炒めもの、豚肉や鶏肉とクリの炒めもの、鶏肉やエビとギンナンの炒めものなどがあります。
▶**ギンナン**は、炒ってから塩で味つけしたり（銀杏炒め）、茹でて茶碗蒸しなどの蒸しものの具材にしたり、煮ものなどの料理の添えものにしたり、串に刺して鍋ものに加えたりします。
▶**ゴマ**は、香ばしい香りが好まれ、粒のまま炒ったり（炒りゴマ）、すり潰したり（すりゴマ）、刻んだり（切りゴマ）して用いられます。**炒りゴマ**は、主に麺類やおかずに添えて調理されます。炒りゴマに焼き塩を加えた**ゴマ塩**は、ご飯との相性が良く、おにぎりにも用いられてきました。**すりゴマ**はゴマ和え、白和え（白ゴマで和えた料理）、ゴマ酢もしくはゴマ酢和え、ゴマ豆腐、ゴマ汁、ゴマ醤油、カナッペなどに用いられます。**切りゴマ**は、浸しものやふりかけに用いられます。また、ごま油はゴマの種から作られ、香りの良さが料理をひきたてます。
▶**「ゴマ化す」**ということばは、料理にゴマが入るとどんな料理もおいしくなるということに由来するとする説があります。また、人にこび、へつらう意味の**「ゴマすり」**ということばは、すったゴマが回りにひっつきやすいところから八方美人という意味になったという説があります。
▶**ドングリ**（しいの実）は生食も可能ですが、皮ごと炒ってから皮をむいて食べると風味が増します。
▶**アーモンド**は生食もされますが、一般にローストして塩で味つけをして間食もしくは酒のつまみとして食されるほかに、菓子や料理の材料にも利用されます。薄切りのアーモンドを衣にして鶏肉などの揚げものに用いたり、炒めものに入れたりすると料理に香ばしさが加わります。
▶**カシューナッツ**も、ローストして塩で味つけをして間食もしくは酒のつまみとして食されます。中国料理では、炒めものや揚げものとしても用いられます。カレーに加えられることもあります。生のカシューナッツには有毒物質が含まれるため、生食はされません。
▶**クルミ**は、生でも食されるほか、和菓子（ようかん、クルミ餅、せんべいなど）、

洋菓子、日本料理（照り煮、飴炊き、クルミ豆腐、クルミ和え、酢のもの、サラダ、フライ衣やたれなど）に用いられます。

▶**ラッカセイ（ピーナッツ）**は、一般に、炒って塩味またはバター風味で間食もしくは酒のつまみとして食されます。すり潰したピーナッツバター、ピーナッツクリームはパンにつけたり、ホウレン草やサツマイモなどとピーナッツ和えとして調理されたり、みそ汁に入れて調理されたり、せんべいなどの菓子材料に用いられたりします。ピーナッツ豆腐にしたり、炒めものに加えると香ばしくなります（鶏肉とピーナッツ炒めなど）。

▶**松の実**は、炒って塩味で間食や酒のつまみとして食されます。生ものは、スープや煮もの、炒めもの、炊き込みご飯などに用いられます。

▶**ヒマワリやカボチャの種**は、十分に乾燥させたむき身を炒って塩で味つけして菓子代わりもしくは酒のつまみとして食されます。ヒマワリの種は、海外とは異なり、日本では生食する習慣はありません。海外では、生のまま口に含んで種皮を吐き出しながら歩くのをしばしばみかけますし、アメリカでも大リーグのプロ野球選手がヒマワリの種を生のまま口に含んで殻をベンチやグラウンドに吐き出している場面をしばしば見かけます。

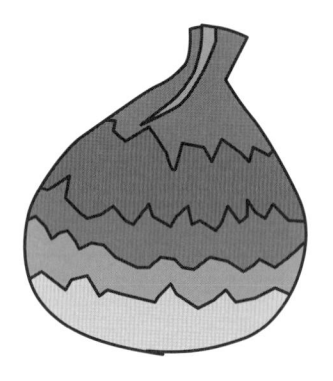

1. 青果類
会話カード 7

イモ類

（訓練教材集の 102 ～ 109 ページ）

以下の設問を切り口として、会話をします。

> イモ類で好きな（よく食べる）ものは、何ですか。

> イモ類で嫌いな（あまり食べない）ものは、何ですか。

☞ 訓練教材集
p.102
イモ類の写真を提示しながら

🛍 知恵袋

▶**サツマイモ**はふっくらしていてでこぼこが少なく、赤色が濃くてつやがあるものが良質です。イモ類のなかで最も繊維質が多く含まれています。

▶**ジャガイモ**は世界 5 大食用作物（小麦、米、大麦、トウモロコシ）の一つです。一般にスーパーで販売されているものは、男爵イモ、もしくはメークインです。大きすぎず皮が黄色くみずみずしいものが良質です。芽が出ているもの、皮にしわがあるものは不良です。特に、ジャガイモの芽や光に当たって緑色になった部分には天然毒素が多く含まれているので、これらの部分を十分取り除くことが大切です。

▶**ヤマイモ**には 13 種類もあり、主なものはナガイモ、ヤマトイモ、イチョウイモなどです。サツマイモ、ジャガイモ、サトイモは必ず加熱調理して食べるのに対して、ヤマイモは生のままでも食べることができる特性があります。皮が薄めで傷がなく、すんなりしているものが良質です。表面がいたんでいるものは避けます。

▶**サトイモ**は泥がついていてやや湿っているものが良質です。皮がひび割れているもの、緑色や赤黄色のものにはえぐみがあります。

▶**コンニャク**はコンニャクイモから作られ、加工製品として、板コンニャク、球コンニャク、しらたき（糸コンニャク）、刺身コンニャクなどがあります。日本の主要な生産地は群馬県で、下仁田（しもにた）が集散地として著名です。コンニャクイモはもっぱらコンニャクの材料として用いられ、家庭で調理されることがないためスーパーや八百屋で販売されることはありません。

▶**ヤツガシラ**は、主に正月に煮ものとして食されます。「たくさんの人たちの頭（かしら）となりますように」という願いを込めた縁起物です。

第 4 章　1. 青果類　イモ類

— 121 —

イモ類を使った料理で何が好きですか。

☞ 訓練教材集
p.103
イモ類を使った料理の表を提示しながら

🎒 知恵袋
▶イモ類として、ジャガイモ、サツマイモ、ヤマイモ、サトイモ、コンニャクイモなどがあり、それぞれ、煮もの、揚げもの、炒めもの、焼きもの、サラダ、和えもの、鍋もの、汁ものなどに調理されます。

ⓘ ワンポイント・アドバイス
▶イモ類を用いた郷土料理は全国的に非常に多く、クライアントが住む地域の伝統的な料理を取り上げるのも良いでしょう（山形県のイモ煮汁、青森県のイモのおづけばっと、新潟県などののっぺ、栃木県のイモ串、奈良県のイモのみそ炊き、和歌山県のイモ餅、徳島県の出世イモ）。これらの多くは、煮もの、もしくは鍋もの・汁ものです。戦後になって洋風料理やさまざまな創作料理が普及しましたが、日本人にとって親近性の高い伝統的なイモ料理は、こうした煮ものや鍋もの・汁ものであることをわきまえて会話を進めましょう。

📖 会話訓練の進め方
会話訓練の進め方について、本章最初の p.66～74 をご参照ください。

「イモ類を使った料理の種類」に関する臨床家用マニュアルのページ一覧

(訓練教材集の 103 ページに対応しています)

- ジャガイモの料理（123 ページ）
- サツマイモの料理（123 ページ）
- ヤマイモの料理（124 ページ）
- サトイモの料理（124 ページ）
- コンニャクの料理（125 ページ）
- その他

ジャガイモの料理で好きな（よく食べる）ものは、何ですか。

☞ 訓練教材集
p.104
さまざまな
ジャガイモの
料理の写真を
提示しながら

🛍 知恵袋
▶古典的には、煮ものや汁ものとして用いられてきました。味が淡泊なので、今日では幅広くさまざまな料理に用いられます。
▶**ジャガイモの料理**として、肉じゃがやおでん、ジャガイモ煮（煮っころがし、カレー煮など）などの煮もの、ジャガイモの炒めもの（ジャーマンポテト、カレー炒め、ガーリック炒め、キンピラなど）、ポテトサラダ、ジャガイモのホイル焼き（ジャガバター、ベイクドポテト）、ポテト（ジャガイモ）のチーズ焼き、ふかしジャガイモ、お焼き、コロッケ、ポテトフライ、みそ汁や鍋、ポタージュスープ、カレーライス、シチュー、天ぷら、ポテトグラタンなどがあります。
▶後述のサツマイモとならんで **救荒作物** としての役割を果たしてきました。

サツマイモの料理で好きな（よく食べる）ものは、何ですか。

☞ 訓練教材集
p.106
さまざまなサ
ツマイモの料
理の写真を提
示しながら

🛍 知恵袋
▶**サツマイモの料理**として、焼きイモ、ふかしイモ、大学イモ、スイートポテト、煮もの（べっこう煮、甘煮など）、栗きんとん、天ぷら、きんぴら、白和え、干しイモ、サツマイモご飯、イモ粥、さつま汁やみそ汁などの汁ものなどがあります。
▶サツマイモは、江戸時代から飢饉などに備えた **救荒作物** としての役割を担ってきました。第二次世界大戦中および戦後に食料不足が深刻化したさいには食料増産の重要作物とされ、サツマイモを主食としたり、ご飯の増量材とすること（米にサツマイモを加えて炊いて主食の量を増やす）で危機を乗り越えました。当時は、そのつるまで食べました。「ふかしイモが主食で、汁ものの中にもイモが入っていた」という経験から、「サツマイモが嫌いになった」という声も高齢者のクライアントから聞くことがあります。
▶戦後になって、リヤカーの **石焼きイモ屋** が国内に大量に登場しました。その後、ハンバーグなどに人気を奪われましたが、老人にとっては、なつかしい話題となることがあります。
▶サツマイモは **芋焼酎** の原料となり、南九州などでつくられています。

ⓘ ワンポイント・アドバイス
▶秋に、落ち葉を集めて **焼きイモ** をつくった経験も話題となるでしょう。

ヤマイモの料理で好きな（よく食べる）ものは、何ですか。

> 訓練教材集
> p.107
> さまざまなヤマイモの料理の写真を提示しながら

🛍 知恵袋

▶ヤマイモの料理として、山かけ、とろろ、とろろご飯、山イモの千切り、山イモのサラダ、山イモ納豆、醤油炒め、磯辺揚げ、竜田揚げ、キュウリなどとの和えもの、とろろ汁、お好み焼き、とろろそば（山かけそば）・うどん、軽羹（鹿児島県など九州特産の和菓子）などがあります。

サトイモの料理で好きな（よく食べる）ものは、何ですか。

> 訓練教材集
> p.108
> さまざまなサトイモの料理の写真を提示しながら

🛍 知恵袋

▶サトイモの料理として、煮もの、蒸しもの、素揚げ、蒸しサトイモ、イモ串、イモ田楽、のっぺ、イモ煮汁、イモ棒、ずいきの煮もの、いもがらの煮しめ、サトイモご飯、雑煮、いもがら汁などのみそ汁、サトイモ粥などがあります。
▶**イモ串**は栃木県の郷土料理であり、かつては囲炉裏の周りで焼いて食べる楽しみがありました。**のっぺ**（のっぺい、またはのっぺい汁とも呼ばれます）というのは新潟県など全国でみられる郷土料理であり、サトイモに塩ザケ、ニンジン、コンニャク、シイタケ、イクラ、ゴボウ、レンコン、ギンナン、貝柱などを加えた煮物です。地域により、加える具材や汁の量などが異なりますが、いずれものっぺりとした料理です。**イモ煮汁**は山形の郷土料理であり、残った汁にうどんを入れて食べることもあります。**イモ棒**は京都の料理であり、サトイモと棒ダラの煮ものです。
▶**ずいき**とはサトイモの茎のことであり、それを干したもの（サトイモの干し茎）のことをいもがらと呼びます。
▶サトイモのぬめりは調味料の浸透をさまたげるので、煮る前に塩もみするか塩水で茹でこぼすのが調理のポイントです。
▶**芋煮会**というのは、主に東北地方で行われる季節行事であり、秋に河川敷などの野外にグループで集まってサトイモを使った鍋料理などを作って食べる行事のことです。家族や友人、地域、学校、職場などのグループで親睦を深める行事として行われています。芋煮会を開催する人々にとって、このイベントは春の花見に匹敵するほど盛んで江戸時代から続いてきた伝統行事です。
▶**いもたき**というのは、愛媛県で広く行われている季節行事で、秋に月見をかねて河川敷などの屋外に集まってサトイモを炊くものです。
▶西日本では、かつてサトイモを主食の一部とする村がありました。そのため、正月の雑煮には餅を入れることを禁じてサトイモだけを食べたり、神仏に供えるなどの村や一族があり、「**餅無し正月**」と呼ばれています。そのほかに、盆、八月十五夜などの年中行事をはじめ冠婚葬祭などにサトイモを供えものにするなど、料理に欠くことのできない食料とする地方は多くあります。

コンニャクの料理で好きな（よく食べる）ものは、何ですか。

☞ 訓練教材集
p.109
さまざまなコンニャクの料理の写真を提示しながら

🛍 知恵袋
▶**コンニャクの料理**として、煮もの、鍋もの、おでん、刺身コンニャク、コンニャク田楽、和えもの（コンニャクのずんだ和えなど）、豚汁、けんちん汁などがあります。
▶コンニャクは栄養的にはほとんど無価値ですが、弾力のある歯ざわりが喜ばれます。

☞ 訓練教材集
p.104〜109
会話カード7に含まれる各種の料理の写真を提示しながら

●ロールカード●
役割
食堂やレストランで注文をする。
課題
料理の写真から1〜3品選んで注文をする。

ⓘ ワンポイント・アドバイス1
▶必要に応じて、注文表に記入していただいて読み上げてもらう方法も用いましょう。臨床家は店員になりすまし、「あいにく売り切れですが」などと返答したり、写真にないメニューを紹介するなどして話題を広げると良いでしょう。

ⓘ ワンポイント・アドバイス2
▶典型的なクローズド・クエスチョンです。各種の訓練技法を会話レベルでいかす導入的課題として利用してください。

☞ 訓練教材集
p.110
精進料理の写真を提示しながら

話題の泉　精進料理（しょうじん）について会話をしましょう。

▶**精進料理**とは、仏教思想に基づいていて、一般に仏事もしくは法事のさいの料理と理解されています。肉類や魚介類を一切使わず、野菜類のほか、豆腐、がんもどき、油揚げ、納豆、湯葉、凍豆腐、麩、コンニャク、干しシイタケ、干しノリ、かんぴょう、コンブなどの加工品や乾物類がよく使われます。出汁（だし）にもカツオは使わずコンブやシイタケを使用します。
▶**精進料理の調理法**は、五味（甘い・辛い・酸っぱい・苦い・塩辛い味のこと）、五色（赤・白・緑・黄・黒のこと）、五法（生・煮る・焼く・揚げる・蒸らすこと）と決まっています。
▶具体的には、命日、盆、年末、正月、彼岸、葬儀の後などに精進料理（お斎（とき））を調理して食べる風習がありました。宗派によって、あるいは地域によ

って異なります。葬儀のさいなどに、かつては村の衆が集まって一緒に精進料理を調理して食べました。また、四十九日の忌明けに精進料理から通常の食事に戻すことを「**精進落とし**」といい、「**精進明け**」もしくは「**精進上げ**」ともいいます。しかし、最近ではこうした習わしは崩れ、葬儀後の会食で鶏の唐揚げがふるまわれる、といったこともあります。都会ほど精進料理の風習はくずれており、他方で、今日でもこうした風習を守っている地域が全国にあります。

▶かつての農家の食事は野菜が中心でしたので、日々の食そのものが精進料理と類似したものでした。

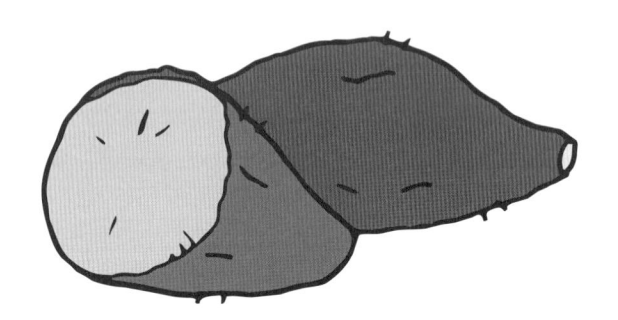

1. 青果類
会話カード 8

果実類（果物）

（訓練教材集の111～113ページ）

以下の設問を切り口として、会話をします。

| 果物で好きな（よく食べる）ものは、何ですか。 |

| 果物で嫌いな（あまり食べない）ものは、何ですか。 |

☞ 訓練教材集
p.111
果実類の写真を提示しながら

🛍 知恵袋
▶日本で古くから食べられてきた果物は多くありません。今日食されているものの多くは、明治時代以降に海外より栽培方法が伝えられたものです。江戸時代以前から食されていたものは、カキ、ミカン、ブドウ、ウメ、ナツメ、ビワ、ナシ、モモ、リンゴ、ザクロなどです。戦後の昭和50年以降に、海外から新しい果物がたくさん輸入され、今日のように普及するようになりました。
▶イチゴは、そのままデザートとして生食されるほかに、ジュースやゼリーとして利用されたり、フルーツサラダ、パフェ、ゼリー、ケーキに添えられたり、ジャム、菓子（ストロベリーパイ、フルーツタルトなど）として加工されます。品種として、栃木県のとちおとめ、福岡県のあまおうなどが有名です。
▶オレンジは主に生食されますが、フルーツサラダ、パフェ、ゼリー、ケーキに添えられたり、風味をいかして煮もの（鶏肉のオレンジ煮など）、炒めもの、和えものとしても用いられます。ジャム（マーマレード）の材料としても用いられます。
▶キウィフルーツは主に生食されますが、フルーツサラダ、パフェ、ケーキに添えられたり、ソース、ジャム、ワインにも加工されます。
▶グレープフルーツは生食が主で、特に朝食のデザートとして人気があります。横に2つ切りにして、専用ナイフで芯を抜き、皮と果肉を分けてから砂糖をまぶして食べます。リンゴのように皮をむいてから切って食べる人もいます。その他に、ジュース、ゼリー、カクテルとして利用されたり、フルーツサラダ、パフェ、ケーキに添えられたりします。
▶アボカドは、生食のほかに、フルーツサラダやシャーベットに利用したり、マグロなどとの和えもの、煮もの、天ぷらにして食されます。アボカドを具材とした巻き寿司は洋風寿司の一種であり、カリフォルニアロールと呼ばれます。
▶サクランボは主に生食されますが、フルーツサラダ、パフェ、ケーキに添えられたり、シロップ漬けやサクランボ酒に加工されたりします。
▶スイカは、主に冷やして生食されます。食塩を加えるとさらに甘みが増します。その他に、フルーツサラダ、パフェに添えられたりします。また、冷やし中華に添えられたり中華料理のつまみに利用されます。今日では、黄色スイカも出回っています。**スイカ割り**は、日本の夏の風物詩です。
▶ナシ（日本ナシ）は、収穫後もっぱらそのまま生食されます。シャリシャリとした食感とみずみずしさを味わうことができます。この点で、セイヨウナシと異なり

第4章
1．青果類　果実類（果物）

ます。「ナシ」は「無し」に通じるといって嫌われ、俗に「ありの実」と呼ばれます。今日では、二十世紀と長十郎が二大品種といわれています。

▶**バナナ**は主に生食されますが、ジュースとして利用されるほかに、フルーツサラダ、パフェ、ケーキに添えられます。ドライフルーツとしても利用されます。お見舞いの定番とされていますが、栄養学的にも消化に良い炭水化物が豊富に含まれ、病人や幼児に適していることが示されています。

▶**ブドウ**は一般に生食されますが、ジュース、カクテルとしても利用されます。レーズン（干しブドウ）としても加工されます。**ワイン**は、ブドウを発酵させてつくられます。よく知られている品種として、マスカットは黄緑色で主産地は岡山県です。デラウェアは小粒で赤褐色で、主産地は山梨県、山形県、大阪府、島根県です。巨峰は日本で育成された紫黒色の大粒の品種で、主産地は長野県、福岡県、山梨県です。

▶**ブルーベリー**は生食のほかに、ジュース、カクテルとして利用されたり、ジャムやソースに加工されたりします。ブルーベリーは視覚機能を改善させる効果が認められており、ヨーロッパでは医薬品として用いる国もあります。

▶**マンゴー**は生食されるほかに、ジュース、ゼリー、プリンにされたり、フルーツサラダやケーキに添えられたりします。乾燥食品にも加工されます。マンゴーを具材とした巻き寿司は洋風寿司の一種であり、マンゴーロールと呼ばれています。

▶**ミカン**は、一般にそのまま生食されます。ジュースやゼリーとしても利用されます。

▶**ハッサク**は、多くの場合そのまま生食されますが、酢のもの、和えものにも用いられます。果汁が比較的少なく、肉質が硬いのが特徴です。1880年頃、広島県因島市で偶発発生として発見されました。

▶**イヨカン**は、多くの場合、そのまま生食されます。1886年頃に、現在の山口県萩市で偶発的に発生しているものが発見され、その後愛媛県で生産されイヨカンと命名されました。ミカン類とオレンジが自然に交雑してできたものと考えられています。

▶**メロン**は主に生食されるほかに、ジュース、ゼリーとして利用されたり、フルーツサラダ、パフェ、ケーキに添えられたりします。

▶**モモ**は主に生食されるほかに、ジュース、ゼリーとして利用されたり、フルーツサラダ、パフェ、ケーキに添えられたり、シロップ漬けに加工されたりします。ピーチネクターは、ネクターのなかでも最も人気があります。日本で最も生産量が多い品種は、白鳳です。表面に毛のないタイプはネクタリンと呼ばれ、モモとは区別されます。

▶**ライチ**は主に生食されるほかに、シロップ漬けにされたり菓子に用いられたりします。白くてゼリー状の果肉は、甘く果汁が多いのが特徴です。

▶**ザクロ**は、日本では古くから栽培されてきました。一般に生食されますが、種子が多く、食用となる部分はとても少ないのが特徴です。ジュースとして利用されることもあります。果実酒（ザクロ酒）として加工されることもあります。料理に用いられることはほとんどありませんが、博多ではザクロのなますが食されます。

▶**リンゴ**は主に生食されるほかに、ジュース、ゼリー、リンゴ煮として利用されたり、フルーツサラダ、パフェに添えられたり、菓子（アップルパイ、フルーツタルトなど）、ジャムに加工されたりします。非常に多数の品種があるなかで、主なものとして、つがる、さんさ、千秋、ジョナゴールド、紅玉、王林、ふじなどがあります。

　古来より「一日1個のリンゴを食べると医者知らず」といわれ、血糖値やコレステロールを低下させる作用があることが確認されています。また、旧約聖書の記

述より、エデンの園でアダムとイブが食べた知恵の木の実としても知られていますが、学際的には現在呼ばれているリンゴというよりも木の実と解釈する説が一般的のようです。

▶**レモン**は、果汁や皮を料理やデザート、飲みものに風味を添えたり臭みを消したりするために用いられます。果汁は、酸味料として幅広く用いられます。くし形に切ったレモンは非常に多くの料理に添えられ、香りづけ、アク止めとして好まれます。皮は主に香りづけに用いられ、ケーキ、紅茶、ジュース、カクテルなどに添えられます。

▶**柚餅子**（ゆべし）というのは、ユズの実をくりぬき、そのなかに果肉、もち米粉、うるち米粉、白みそ、醤油、砂糖などを入れて蒸したものです。地域によって、作り方が若干異なります。

▶**カキ**は、主に生食されますが、干し柿、あんぽ柿、酢のもの、和えもの（サツマイモとカキの和えものなど）、揚げもの、蒸しものとしても利用されます。日本では長い間最も生産量の多い果樹であり、農家の庭先や畦に多く植えられました。カキは日本から16世紀にポルトガル人によりヨーロッパに伝えられ、以来、「kaki」の名称で海外でも流通しています。ペリーが黒船で来航したさいにも、「kaki」を日本から持ち帰り米国で栽培されるようになりました。

日本で古くから栽培されてきたカキには**甘ガキ**と**渋ガキ**があります。渋ガキは渋くてそのままでは食べることができません。甘い干しガキは、渋ガキの皮をむいてから風にさらして作られます。かつて日本で生育されてきたカキのほとんどは渋ガキでした。甘ガキは渋ガキの突然変異と考えられており、日本の特産品です。

▶**干しガキ**は日本の伝統的な果物の保存食であり、ドライフルーツです。干しガキの表面の白い粉は、乾燥させることで糖分が濃縮されたものであり、これが甘みを増す成分となっています。これに類似した**あんぽガキ**は福島県の名産で、なかば生のようなジューシーな感触で、軟らかいのが特徴です。

ドライフルーツとして、今日では、その他にバナナ、リンゴ、パイナップル、マンゴー、プルーン、ブドウ、アンズ、イチジク、イチゴ、レーズン（干しブドウ）、ブルーベリーなどたくさんの種類があり、いずれも保存食の一種です。

▶**セイヨウナシ**（洋梨）は収穫後すぐに食用にはできず、収穫後に追熟させる必要があります。主に冷やして生食されるほかに、フルーツサラダ、パフェ、ケーキに添えられます。

▶**イチジク**はそのまま生食されるほかに、コンポート（シロップ煮）、ジャムなどとして加工されます。

▶**ウメ**は、鑑賞用もしくは薬用として古くから用いられてきました。そのまま利用されることはほとんどありません。塩漬けにしたり梅酒漬けにした果実を、梅干し、和えもの、酢のもの、煮もの、炒めもの、焼きもの、ご飯ものなどに利用します。

▶**ウメ干し**は日本独自の加工品であり、平安時代の医学書にもウメ干しの効能が記載され、江戸時代には薬効の高い食べ物として庶民の生活にはなくてはならないものとなりました。今日では、梅酒も広く普及しています。ウメは日本と中国だけに生育し、欧米の食生活になじまない食品として扱われています。

▶**アケビ**は日本の山地に広く自生し、秋の果物として親しまれてきました。生食のほかに、中の種子の部分を除いた果皮を茹でてから水につけて苦みを抜いて、煮もの、和えもの、炒めものにします。揚げものや菓子としても利用されます。揚げものでは、詰めもの料理（肉などを詰めます）が一般的です。

▶**パイナップル**は生食されるほかに、ジュースとして利用されたり、フルーツサラダ、パフェ、ケーキに添えられます。また、酢豚に加えられるなど、料理の具材と

しても用いられます。
　パイナップルに含まれている酵素の働きにより肉のタンパク質が分解されて軟らかくなります。また、この酵素の作用により唾液中のタンパク質が分解され、パイナップルの生食後に舌に痛みを感じたり、出血することがあります。パイナップルのこうした働きを利用して舌苔を除去することができますが、正常な粘膜部分も溶かしてしまうこともありますので、口腔ケアとして適切な手法とはいえません。
▶**グミ**は、主に生食されます。渋みと酸味に加えて甘味があります。焼酎に漬けてグミ酒にも加工されます。原産地は日本とされ、30以上の種類があります。

ⓘ ワンポイント・アドバイス１
▶**野生の果物**は、かつては子供たちのおやつでもありました。果物を買う、という習慣は昔はありませんでした。こうして自然の中で育ち食べられてきた果物として、グミ、木イチゴ、スグリ、アケビ、山モモ、山ブドウ、ユスラウメ、クワなどがあります。かつては甘い食べ物が少なかったため、果物は「**水菓子**」と呼ばれました。子供の頃に自然の中でつみ取って食べた果物にはどういったものがありますか、と問いかけるのも良いでしょう。

ⓘ ワンポイント・アドバイス２
▶**果物**は加工して、ジュース、ジャム、ドライフルーツ、シロップ漬け（青梅のシロップ漬け、桃のシロップ漬け、洋梨のシロップ漬け、サクランボのシロップ漬け）、砂糖漬け（夏ミカンの皮の砂糖漬け、ブンタンの皮の砂糖漬け）、果実酒（梅酒、サクランボ酒、柑橘酒）などになります。各果物について、生食以外にどのように食べるかについて問いかけるのも良いでしょう。

あなたの住む地域で特産物といわれる果物は何ですか。

☞ 訓練教材集
p.111
果実類の写真を提示しながら

🛍 **知恵袋**
▶**リンゴ**は、青森県、長野県が圧倒的に生産量が多く、次に岩手県、山形県、福島県が続きます。
▶**ミカン**は、和歌山県、愛媛県、静岡県、熊本県、長崎県の順で生産量が多いと報告されています。
▶**ブドウ**は、山梨県、長野県、山形県、岡山県、福岡県の順で生産量が多いと報告されています。
▶**カキ**は、和歌山県、奈良県、岐阜県、福島県、福岡県の順で生産量が多いと報告されています。
▶**イチゴ**は、栃木県、福岡県、熊本県、静岡県、佐賀県の順で生産量が多いと報告されています。栃木では「女峰」、福岡では「とよのか」の生産が有名です。
▶**スイカ**は、熊本県、千葉県、山形県、鳥取県、長野県の順で生産量が多いと報告されています。
▶**サクランボ**は、全体の生産量の半分以上を山形県が占めています。
▶**セイヨウナシ**は、山形県の生産量が国内で最も多くを占めています。
▶**ナシ**は、二十世紀は鳥取県が群を抜いて生産量が多く、長野県、福島県がこれに次ぎます。
▶**バナナ**の国内の主な生産地は、鹿児島県（奄美大島）、沖縄県です。

> 訓練教材集 p.113 果樹園の写真を提示しながら

ワンポイント・アドバイス
▶果樹園へ果物狩りにでかけた経験のある方も少なくないでしょう。各地の特産の果樹狩りの思い出について問いかけるのも良いでしょう。あるいは、旅行先で経験した果樹狩りの思い出について問いかけるのも良いでしょう。

食後や食間に果物を食べますか。どんなものを食べますか。

> 訓練教材集 p.111 果実類の写真を提示しながら

知恵袋
▶果物が旬の時期、すなわち最も新鮮でおいしく収穫量の多い出盛り期は、地域と果物の種類によって異なりますので、この点を考慮して会話を進めましょう。一般的には、**春の果物**として、イチゴ、デコポン、キウイフルーツなどがあります。**夏の果物**として、ビワ、ウメ、サクランボ、モモ、スイカなどがあります。**秋の果物**として、カキ、イチジク、ブドウ、ナシ、リンゴ、アケビ、メロンなどがあります。**冬の果物**として、ミカン、リンゴなどがあります。こうした旬の果物を選んでいただくのも良いでしょう。

お見舞いには、どのような果物を持参しますか。また、どの程度の金額のものを選びますか。

知恵袋
▶見た目も華やかで季節を感じられる**果物の詰め合わせ**が一般に選ばれます。具体的には、メロン、リンゴ、モモ、バナナ、ミカン、イチゴなどの詰め合わせが多いようです。果物の缶詰やゼリー、ジュースも好まれます。お見舞い品の金額の目安は、一般的に3千円から1万円程度です。金額や商品名に4（死）9（苦）を含むものは避けるのが習わしです。

▶また、**事故によるお見舞い**とは異なり、**病気によるお見舞い**ではそれぞれの疾患に対応した栄養成分を含んだものが選ばれます。たとえば、糖尿病では糖分のとりすぎに注意しなければいけませんが、適度な果糖、ビタミン、カリウム、食物繊維などの栄養を含んだメロン、キウイ、サクランボ、バナナなどが適しています。風邪の場合は、ビタミンCが風邪ウイルスに対する抵抗力を高めてくれます。カキ、イチゴ、キウイ、レモン、ミカン、グレープフルーツなどは、ビタミンCが豊富に含まれているので適しています。

1. 青果類
会話カード 9

野菜にまつわることば

以下の設問を切り口として、会話をします。

「秋ナスは嫁に食わすな」とは、どのような意味でしょうか。

🛍 **知恵袋**
▶秋ナスは旨味があり嫁に食わせるのは惜しい、という姑の根性を示すものという説と、ナスは体を冷やす働きがあるため嫁の体を守ることを示すものという説があります。

「青菜に塩」とは、どのような意味でしょうか。

🛍 **知恵袋**
▶青菜に塩をふりかけるとしおれてしまうところから、上司から叱られるなどして元気を失ってしおれていることのたとえです。

「根も葉もない」とは、どのような意味でしょうか。

🛍 **知恵袋**
▶ダイコンに根も葉もなかったら、何もないということです。つまり、「根も葉もないうわさ」というように、何の根拠もないことを意味します。

「ウドの大木」とは、どのような意味でしょうか。

🛍 **知恵袋**
▶ウドは成長するととても大きくなりますが、材木にも食用にもなりません。このことから、体ばかり大きくて何の役にも立たない、という意味で用いられます。

「サンショウは小粒でもピリリと辛い」とは、どのような意味でしょうか。

🛍 **知恵袋**
▶サンショウの実は小粒ですが、その辛さは相当なものです。そこから、体が小さくても、あるいは若くても、なかなかやり手であるという意味で用いられます。

「タデ食う虫も好きずき」とは、どのような意味でしょうか。

知恵袋
▶タデのように苦みのあるものでも食べる虫がいるように、人の好みはさまざまであるという意味です。

「ダイコン役者」とは、どのような意味でしょうか。

知恵袋
▶ダイコンは食中毒がほとんど起こらない野菜です。そこで、どんなにがんばってもあたらない（ヒットしない）役者のことをダイコン役者といいます。すなわち、芸の拙い役者や俳優のことを意味します。

ワンポイント・アドバイス
▶クライアントの知的レベルに適した会話カードを選択することに留意しましょう。

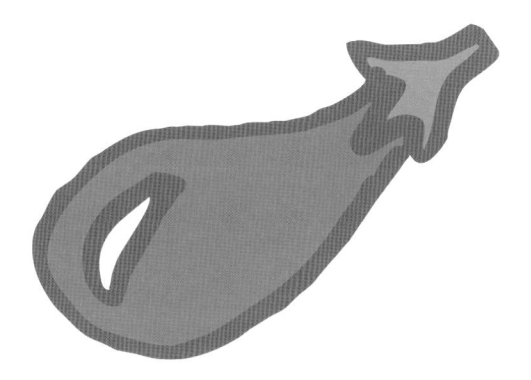

第4章 会話訓練の実践的課題
―食生活―

2. 魚介類

- ■会話カード1　　海魚（海水魚）… 136
- ■会話カード2　　川魚（淡水魚）… 143
- ■会話カード3　　鮮魚類の食べ方 … 149
- ■会話カード4　　鮮魚のおもしろ話 … 154
- ■会話カード5　　貝類 … 158
- ■会話カード6　　イカ、タコ、エビ、カニ類 … 165
- ■会話カード7　　海藻類 … 172
- ■会話カード8　　刺身 … 179
- ■会話カード9　　干もの … 180
- ■会話カード10　魚にまつわる言葉 … 182

> 釣りが趣味の人、海沿いで育った人、魚料理が好きな人などは、鮮魚類の話題で会話が弾みます。決して、調理担当者だけが対象となるわけではないことに留意しましょう。もちろん、調理関係の職種についている方にとっては、親密性が高い課題となります。

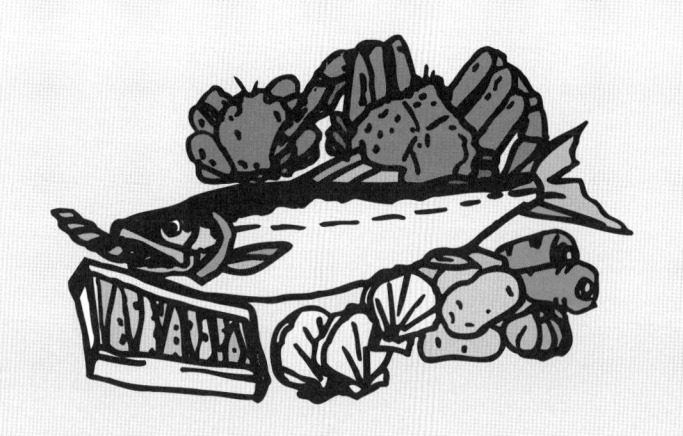

2. 魚介類

会話カード 1

海魚（海水魚）

（訓練教材集の 116～133 ページ）

以下の設問を切り口として、会話をします。

> 海魚（海水魚）で好きな（よく食べる）ものは、何ですか。

> 海魚（海水魚）で嫌いな（あまり食べない）ものは、何ですか。

☞ 訓練教材集 p.116～119 海魚（海水魚）の写真を提示しながら

🛍 知恵袋
▶魚類は**海水魚**（海産魚）と**淡水魚**とに分けられます。海水魚とは海にすむ魚類のことで、池沼や河川に住む魚類のことを淡水魚といいます。しかし、なかには一生の間に川と海との間を移動するもの（カワヤツメ、サケ、アユ、ウナギ、イトヨ）もあります。また塩分変化の著しい河口の汽水域に住む魚種も少なくありません。
「**海魚**（海水魚）と**川魚**（淡水魚）とどちらが好きですか」という問いかけも良いでしょう。山地に住む方々にとって、淡水魚は日常的で貴重な食材としての役割を果たしてきました。
▶クライアントと会話をするさいには、多くの場合、海水魚や淡水魚という用語よりも海魚や川魚という用語のほうが適しているでしょう。

> 海魚（海水魚）を使った料理で何が好きですか。

☞ 訓練教材集 p.120 海魚（海水魚）を使った料理の種類の表を提示しながら

🛍 知恵袋
▶**海水魚を使った一般的な料理**として、刺身、寿司、焼きもの、煮もの、揚げもの、鍋もの、汁もの、ご飯料理などがあります。その他に、酢のもの、薫製などがあります。
▶なお、農林水産省によって実施されている食品ロス調査（2005）による1週間7日の夕食の献立の魚料理の頻度では、焼きものが1.0回で煮ものの0.4回の2倍以上とされています。

📖 会話訓練の進め方

会話訓練の進め方について、本章最初の p.66～74 をご参照ください。

「海魚（海水魚）を使った料理の種類」に関する臨床家用マニュアルのページ一覧

（訓練教材集の120ページに対応しています）

- 刺身（137ページ）
- 寿司（137ページ）
- 焼きもの（138ページ）
- 煮もの（139ページ）
- 揚げもの（139ページ）
- 鍋もの（140ページ）
- 汁もの（140ページ）
- ご飯料理（141ページ）

海水魚の刺身で好きな（よく食べる）ものは、何ですか。

☞ 訓練教材集 p.121、180
刺身の盛り合わせ、刺身の写真を提示しながら

🛍 知恵袋
▶臨床家用マニュアルの179ページをご参照ください。

海水魚の寿司で好きな（よく食べる）ものは、何ですか。

☞ 訓練教材集 p.122
寿司の写真を提示しながら

🛍 知恵袋
▶しばしば食される**寿司の主な種類**には、握り寿司のほかに、**ちらし寿司、巻き寿司、いなり寿司**があります。その他に、なれ寿司、押し寿司、姿寿司などがあります。押し寿司は、大阪府のバッテラ（しめサバの押し寿司）や京都府のサバの棒寿司、富山県のマスの寿司、アジ寿司、サンマ寿司、鳥取県の吾左衛門寿司、広島県の角寿司、山口県の岩国寿司などが有名です。
▶家庭では、巻き寿司や手巻き寿司がしばしば食べられます。細巻き寿司では、かんぴょう巻、かっぱ巻、新香巻、納豆巻、鉄火巻、ネギトロ巻、梅紫蘇巻、穴きゅう巻（アナゴとキュウリを使用）、ツナマヨ巻などがあります。太巻き寿司では、玉子焼き、高野豆腐、かんぴょう、シイタケ、キクラゲ、でんぶ、おぼろ、焼穴子、キュウリ、三つ葉などが具材として用いられます。最近は、エビや生魚の切り身を用いた海鮮巻きも好まれます。
▶寿司は、ハレの日の代表的な料理です。ですから、正月、盆、桃の節句、結婚式、祭事、田植え、稲刈りなどの日にしばしば食されます。その他、客を招いたときやさまざまな宴会の場で食されます。

▶**人気のあるにぎり寿司**として、マグロ、ウニ、イカ、イクラ、アナゴ、サーモン、甘エビ、蒸しエビ、エンガワ、タコ、サザエ、アワビ、ツブ貝、ホタテ貝、赤貝、バイ貝、ホッキ貝、ナマガキ、カズノコ、カンパチ、ブリ、シメサバ、アジ、イワシ、カレイ、カツオ、コハダ、タイ、サンマ、スズキ、ヒラメ、キス、カニ、玉子などがあります。

▶**人気のある巻き寿司**として、カッパ巻き、かんぴょう巻き、納豆巻き、鉄火巻き、新香巻き、梅巻き、太巻き、ネギトロ巻きなどがあります。

▶**マグロ**は、**赤身**、**中トロ**、**大トロ**に分けられます。トロというのは、背側の赤身以外の部分であり、脂肪を多く含みます。マグロの腹の部分が最も脂肪を多く含む大トロ、次に脂肪を多く含む背中の両脇の部分を中トロといいます。また、骨の間の肉を中落ちといい、味が濃く美味と評されます。

海魚（海水魚）の焼きもの（焼き魚）で好きな（よく食べる）ものは、何ですか。

訓練教材集 p.123
海魚（海水魚）の焼きもの（焼き魚）の写真を提示しながら

知恵袋

▶サンマ、サバ、アジ、ブリ、ヒラメなどは、焼き魚として**しばしば食卓に上る海水魚**です。新鮮な生の魚を炭火で**串焼き**にするのが特においしいとされ、ガスやレンジで焼くとうまみが損なわれてしまいます。しかし、今日ではほとんどの家庭ではガスやレンジで調理されています。そこで、海岸沿いへ旅行などで出かけたさいに、こうした炭火を用いた串焼き（**浜焼き**）に人気が集まります。

▶また、魚を焼くときのコツは「**強火の遠火**」といわれます。これは、火力の強い炭火を使い、熱源である炭火と焼きものとの距離で火加減を調節するというものです。炭が主な熱源だった時代の生活の知恵です。炭では適切な火力に調節することは難しいので、火は強火のままで、魚と火の距離を加減して加熱温度を調節して「強火の遠火」にするわけです。

▶なお、家庭でグリルなどで魚を焼く場合、魚の皮がグリルの網に付着してしまうことがしばしばあります。そこで、うまく焼くためにグリルを3、4分赤くなるまで熱してから魚を網にのせると、皮がくっつきにくくなります。また、グリルの網にサラダ油を少々塗ってから焼くと良いでしょう。

▶焼き魚にしばしば用いられる**干もの**（日干し）については、訓練教材集の182ページ、臨床家用マニュアルの180ページを参照してください。

▶干もの（日干し）は保存性にすぐれているばかりでなく、魚の生臭さが消えて魚肉中のタンパク質が酵素の作用により分解されアミノ酸やペプチドなどが作り出されるため、干もの特有のうまみ成分を味わうことができます。仮にクライアントが「サンマ」と返答した場合、「サンマは、生ものと開き干しとどちらを焼いて食べるのがお好きですか」などと問いかけるのも良いでしょう。

ワンポイント・アドバイス

▶焼き魚は、家庭における最も一般的な料理の一つであり、多様に会話を進めることができます。嫌いな（あまり食べない）焼き魚について問いかけたり、朝食でよく食べる焼き魚を教えてください、と問いかけるのも良いでしょう。**焼き方**だけでも話題として取り上げることができます。炭火焼き、串焼きも用いられますが、前述のように現在では多くの家庭でガスコンロのグリル機能が用いられます。昭和の

中ごろまでは七輪に金網をのせて、そのうえで魚を焼く姿が多くの日本の家庭でみられ、なつかしい話題とさせることができます。その他に、「塩焼き・みそ漬け焼き・醤油漬け焼きなどでどれを好みますか」など多彩に話題を広げることができます。
▶なお、**西京焼**とは、白みそをみりんや酒でのばした漬け床に軽く塩をした魚の切り身を漬けた「西京漬」を焼いた料理のことです。**照り焼き**とは、醤油を基本にした甘みのあるタレを食材に塗りながら焼いた料理のことです。**幽庵焼き**とは、魚の切り身や鶏肉などを醤油、酒、みりんを1：1：1で合わせ、ユズの輪切りを加えて作った漬けダレである「ゆうあん地」に数日間漬けこんでから汁気を切った後に焼き上げた料理のことです。いずれも、国内で親しまれてきた調理方法です。

海魚（海水魚）の煮もので好きな（よく食べる）ものは、何ですか。

訓練教材集
p.126
海魚（海水魚）の煮ものの写真を提示しながら

知恵袋
▶煮魚の調理では、一般的には、醤油：みりん：酒：水を1：1：4：4で合わせた煮汁を用い、これを**酒八方**といいます。砂糖が加えられたり、だし汁が用いられることもありますが、みりんと醤油を同量にするのは和食の基本的味つけです。煮汁の量は、魚の身が少し空気に触れる程度とします。
▶**煮魚の調理**では、煮汁が煮立ってから魚を入れることがポイントです。そして再び煮立ったら、中火にして落とし蓋をして煮詰めます。これにより、魚のうまみを閉じ込めることができます。オーブンシートやアルミホイルで落とし蓋をする方法もあります。調理中は、魚の身が崩れることを防ぐために裏返さないことに留意します。
▶その他、みそで味つけをする場合もあります。魚の生臭さを消したり味を引きしめるために、薬味や調味料としてショウガ、ネギ、酒などが用いられます。

海魚（海水魚）の揚げもので好きな（よく食べる）ものは、何ですか。

訓練教材集
p.128
海魚（海水魚）の揚げものの写真を提示しながら

知恵袋
▶白身魚（キス・ハゼ・サワラ・アナゴなど）の天ぷら、アジフライなどは**特に食卓に上る海水魚の揚げもの料理**です。概して、火通りの良い白身魚が揚げものに適しています。
▶**魚の天ぷらを調理するポイント**は、キッチンペーパーなどで水分をきちんと拭き取ることです。その後、軽く小麦粉をまぶしておいてから天ぷら衣をつけると衣が均一につきます。
▶青果類でも述べたように、かつては油は高価であったことから、揚げものの料理は一般の家庭ではあまり普及していませんでした。

ワンポイント・アドバイス
▶旅行や会食などで食べた思い出の揚げもの料理についての問いに設問を置き換えても良いでしょう。「タイの姿揚げは豪快だった」といったことが聞かれることがあります。これは、ほかの種類の料理の多くの設問についてもいえることです。また、設問によっては、家庭の日常生活で食べる料理だけでなく、外食で食べるものも含めてお答えください、という言葉を設問に加えたほうが良いものも多数あります。

海魚（海水魚）の鍋もので好きな（よく食べる）ものは、何ですか。

☞ 訓練教材集
p.130
海魚（海水魚）の鍋ものの写真を提示しながら

🛍 知恵袋

▶**全国的に食される鍋**としては、寄せ鍋、海鮮鍋、海鮮チゲ鍋、ちり鍋（用いる魚によってタイちり、タラちり、フグちりなどと呼ばれます）、つみれ鍋（イワシなど）、タイしゃぶ（タイすき、ともいう）、アンコウ鍋、キンキ鍋、カニ鍋、サメ鍋などがあります。

▶クライアントが住む**地域特有の鍋料理**は親近性が高く、話題として適しています。郷土料理では海水魚を用いた鍋として、北海道の三平汁と石狩鍋（いずれもサケを用いる）、秋田県のしょっつる鍋（ハタハタを用いた塩汁）、どんがら汁（タラを用い、寒ダラ汁ともいう）、青森県など東北地方のタラのじゃっぱ汁、岩手県のどんこ汁、福島県のアンコウのどぶ汁、茨城県や新潟県などのあんこう鍋、大阪府のてっちり（フグ鍋）、関西地方の魚すき（沖すきともいい、牛肉のかわりに魚を具材としたすき焼き）などがあります。

▶なお、サケは基本的には淡水魚に分類されますが、川でふ化し、海へ下って成長し、産卵するために生まれた川に帰ってくる遡河回遊魚であり、本書では海水魚の料理に分類するほうが妥当と思われるものについてはそのようにしました。石狩鍋も本来は石狩川に遡上するサケが用いられましたが、今日では一般に海で漁獲されるサケが用いられます。

ⓘ ワンポイント・アドバイス

▶味つけや一緒に用いる具材も話題となります。また、鍋は多くの人が集まったさいに食べることが多いので、思い出に残る宴会や会食などと関連づけることができることもあります。たとえば、「年末に息子たちが帰省すると魚すきを作るんですよ」といった会話へと発展することもあります。

▶あるいは、自分が住む地域以外の鍋料理を、旅行に出かけた折に口にした思い出があるクライアントは少なくないでしょう。ですから、旅行と関連させて上述の郷土料理について触れるのも良いでしょう。

海魚（海水魚）の汁もので好きな（よく食べる）ものは、何ですか。

☞ 訓練教材集
p.131
海魚（海水魚）の汁ものの写真を提示しながら

🛍 知恵袋

▶**みそ汁の具材として用いられる海水魚**として、ブリ、サバ、サケ、キンメダイ、タラ、キス、アジ、サンマ、イワシ、タイ、カツオ、白子などがあります。アジ、サンマ、イワシは、しばしば、つみれにして用いられます（**つみれ汁**）。魚から身を切り出した残り（骨や頭など）をアラといい、これを用いた汁ものは**あら汁**と呼ばれます。

▶汁ものの味つけはみそ、塩、醤油あるいは粕仕立てと多様です。**吸いもの**と一般にいわれているものは、塩と醤油で調味し（**すまし仕立て**）、椀づゆとしたもので、**すまし汁**、おすましとも呼ばれます。

▶タイの**すまし汁**は、しばしばお祝い膳に用いられます。**船場汁**は、塩サバを用いた吸いものです。**潮汁**というのは魚介を用いたすまし汁のことです。**粕汁**とはだし汁に酒粕を溶いた汁もので、だし汁にみそと酒粕を合わせたものを溶くこともあり、しばしば魚にニンジンとダイコンが具材として用いられます。いわゆる**海鮮汁**

と呼ばれる汁ものに用いられる魚介類の具材は決まっているわけではありません。

> 海魚（海水魚）を使ったご飯料理では、何が好きですか。普段食べることがなくても、旅行や会食で食べたことのあるものがあれば教えてください。

☞ 訓練教材集
p.132
海魚（海水魚）を使ったご飯料理の写真を提示しながら

🛍 知恵袋
▶一般に食される海水魚を使ったご飯ものとして、寿司、海鮮丼（漁師丼）、鉄火丼、マグロ漬け丼、マグロのたたき丼、イクラ丼（はらこ丼、はらこ飯）、ウニ丼、タイやサケなどの魚を用いた釜飯、鯛飯（そもそもは愛媛県の郷土料理）のように魚をご飯と一緒に炊きあげた料理、アナゴ丼、イカ飯（そもそもは北海道の郷土料理）、ブリなどの混ぜご飯、深川丼（深川飯。アサリを用いた丼で東京の郷土料理）、カニ飯、マグロやアジ、タイ、カツオなどを用いた茶漬け、海鮮わっぱ飯、エビやカニのドリアなどがあります。

ⓘ ワンポイント・アドバイス１
▶普段食卓に並ぶことはない料理については、旅行などに出かけたさいに食べておいしかった料理などへと話を広げると良いでしょう。

ⓘ ワンポイント・アドバイス２
▶海水魚を使ったご飯料理には、さまざまな**郷土料理**があります。前述の深川丼（東京都）や鯛飯（愛媛県）も郷土料理です。クライアントの住む地域の郷土料理について問いかけるのも良いでしょう。

☞ 訓練教材集
p.121〜133
海魚（海水魚）を使った各種の料理の写真を提示しながら

●ロールカード●
役割
食堂やレストランで注文をする。
課題
料理の写真から１〜３品選んで、注文する。

ⓘ ワンポイント・アドバイス１
▶必要に応じて、注文表に記入していただいて読み上げてもらう方法も用いましょう。臨床家は店員になりすまし、「あいにく売り切れですが」などと返答したり、写真にないメニューを紹介するなどして話題を広げると良いでしょう。

ⓘ ワンポイント・アドバイス２
▶典型的なクローズド・クエスチョンです。たとえば、ペーシング・ボードの活用を学んでいるクライアントでは、こうした単純に答えられる課題を通して、１モーラもしくは文節ごとに区切ってスロットをポインティングしながら明瞭に返答することができるでしょう。各種の訓練技法を会話レベルでいかす導入的課題として利用してください。

訓練教材集
p.134
昔の漁村のつくりの絵を提示しながら

話題の泉

昔の漁村のつくりや生活について会話をし、必要に応じて昔の食生活について会話をしましょう。

▶漁村は、浜と漁師の家が並ぶ区域に分けられます。浜には漁船を置く**船小屋**、**漁網の干し場**、**魚を天日干しにする干し場**がありました。漁船をつなぐ岸壁がなかった頃は、浜に建てた船小屋に入れておきました。これにより、漁船は強風から守られ、漁船に雪が積もることもありませんでした。

▶浜につづく平地が狭く背後に山々が連なっている漁村では、家が横一列に並んでいます。漁村によっては、山の一部を削って階段状に家を建てました。

▶**漁村の家のつくり**は、農家と大きく変わりません。雨風が強いため、漁師の家の雨戸は丈夫に造られました。村には、**共同で使用する井戸**がありました。

▶**漁師の毎日の生活**は漁法、季節、漁獲する魚の種類などによって異なりました。概して、昔の小さな漁村では、夕方もしくは夜半過ぎに漁に出て、早朝に浜に戻ってくる生活が一般的でした。早朝の市場のせりに出すにしろ、行商で売り歩くにしろ、新鮮な魚を提供できたからです。早朝に浜に戻った網漁の漁師は漁獲した魚の水揚げを終えると、網干し場に網を掛けて干し、必要に応じて修理をしました。

▶**海が荒れた日**、漁師は網の修理や船の手入れなどをしました。

▶**漁師の家庭の食卓**では、一年を通して新鮮な旬の魚介類がならびました。農家の食生活との大きな相違は、この点にありました。多くの場合は、切り身の煮もの、焼きもの、汁もの、刺身でした。

▶近郊の農村や山村で**魚を売り歩く仕事**を担うのは、多くの場合、女性でした。なかには、魚を売り歩いた農村で野菜を仕入れて漁村で売り歩く人もいました。魚介類と農産物を物々交換する地域もありました。冷蔵設備がなかった頃は、魚は鮮度が重要であったため、両側のかごに魚介類を入れた天秤棒を担ぐなどして、小走りに農村や山村を売り歩きました。電車に乗って行商に出る人もいました。朝市で売ることもありました。

2. 魚介類

会話カード 2

川魚（淡水魚）

（訓練教材集の 135 〜 145 ページ）

以下の設問を切り口として、会話をします。

> 川魚（淡水魚）で好きな（よく食べる）ものは、何ですか。

> 川魚（淡水魚）で嫌いな（あまり食べない）ものは何ですか。

☞ 訓練教材集 p.135
淡水魚の写真を提示しながら

🛍 知恵袋
▶主な食用の淡水魚類もしくは川魚として、アユ、コイ、サケ、ウグイ、フナ、イワナ、ヤマメ、サクラマス、カジカ、モロコ、ブラックバス、ウナギ、ワカサギ、オイカワ（ハヤ）、ナマズ、ハス、カワガニ、ドジョウ、シラウオ、シシャモなどがあります。
▶川の**上流部**は急流をなし水温が低く冷水性のイワナ、ヤマメ、カジカなどが、**中流部**はオイカワ、アマゴなどが、**下流域**は流れが緩やかで水温もやや高くウグイ、モツゴ、ナマズ、ドンコなど種類が多く生息しています。メダカは水田などの用水路や小さな小川に生息しています。新潟県の一部などでは、佃煮や唐揚げにして食されます。

> 川魚（淡水魚）を使った料理で何が好きですか。

☞ 訓練教材集 p.136
淡水魚を使った料理の種類の表を提示しながら

🛍 知恵袋
▶**淡水魚を使った一般的な料理**として、刺身、焼きもの（サケ、アユ、イワナ、ヤマメ、ウグイなど）、煮もの、酢のもの（アユ、フナなど）、揚げもの、ムニエル（サケ、マスなど）、汁もの（鯉こくと呼ばれる鯉のみそ汁、サケのみそ汁、石狩汁など）、鍋もの（石狩鍋、スッポン鍋など）、ご飯料理などがあります。その他、塩辛（アユのウルカと呼ばれる塩辛など）などの多様な郷土料理、薫製（くんせい）（スモークサーモンなど）などがあります。
▶**氷頭（ひず）なます**というのは、サケの頭の軟骨の部分のなますのことです。

ⓘ ワンポイント・アドバイス
▶山間部で暮らしてきたクライアントにとって、淡水魚はしばしば親近性の高い話題となります。しかし、コイなどのように川魚特有のくさみとにおいがある魚は、好む人と拒否する人とはっきりしている傾向にあります。

会話訓練の進め方

会話訓練の進め方について、本章最初の p.66～74 をご参照ください。

「淡水魚（川魚）を使った料理の種類」に関する臨床家用マニュアルのページ一覧

（訓練教材集の 136 ページに対応しています）

- 刺身（144 ページ）
- 焼きもの（144 ページ）
- 煮もの（145 ページ）
- 酢のもの（145 ページ）
- 揚げもの（146 ページ）
- ムニエル（146 ページ）
- 汁もの（147 ページ）
- ご飯料理（147 ページ）

川魚（淡水魚）の刺身で好きな（よく食べる）ものは、何ですか。

☞ 訓練教材集 p.137
淡水魚の刺身の写真を提示しながら

🛍 知恵袋

▶**刺身として食されてきた主な淡水魚**には、コイ（クロゴイのあらい）、フナ（ギンブナのあらい）、アユなどがあります。しかし、淡水魚のなかには**寄生虫**が多く含まれているものも少なくなく、危険ですので加熱するか冷凍してから調理することが推奨されています。なかでも、「ドジョウのおどり食い」などのように、非常に危険な料理とされているものもあります。

▶淡水魚の一種である**サケ**が生食されないのも、**寄生虫**（アニサキス）を含んでいるからです。アニサキスは 60 度以上の加熱もしくはマイナス 20 度以下の凍結により死滅します。寿司屋で提供されているサーモン（サケ）は冷凍してアニサキスを処理して提供されています。また、北海道では**ルイベ**（ルイペ）と称して凍結してから刺身で食べる食習慣がありますが、これはアイヌ料理です。

▶**あらい**（洗い）というのは、新鮮な魚肉を冷水にさらし、硬く縮むのを利用した刺身の一種です。水でさらし洗いにするところから、「洗い」と呼ばれます。酢みそやワサビ醤油で食べます。

> 川魚（淡水魚）の焼きもの（焼き魚）で好きな（よく食べる）ものは、何ですか。

📚 訓練教材集
p.137
淡水魚の焼きものの写真を提示しながら

🛍 知恵袋

▶サケ、アユ、ニジマス、イワナ、ヤマメ、イトウ、ウグイ、ナマズ、フナ、コイ、モロコ、ニギス、ウナギなどの淡水魚は、山地では貴重なタンパク源として重宝されてきた長い歴史がありますので、海水魚が流通した今日でも焼き魚としてしばしば食卓に上ります。特に、**サケの塩焼き**は和食の朝食の定番として広く普及しています。

▶**アユ**は、養殖は天然物と比較して香りと肉の弾力が劣ります。**天然アユの人気は高く**、6〜9月に山地の料理店などで主に塩焼きにして提供されます。一般に出回っているアユのほとんどは養殖です。

▶淡水魚は独特のくさみとにおいがあり鮮度が落ちるのが早いので、まず新鮮な食材を用いることが大切です。**塩焼き**は最も**一般的な調理法**の一つです。

▶**ウナギ**は、**土用の丑の日**に食べる夏バテ予防の食習慣が江戸時代から続いています。一般には蒲焼きが普及していますが、タレをつけないで炭火で焼いてワサビと大根おろしまたはショウガ醤油などをつけて食べる白焼きもあります。ウナギの蒲焼きを芯にしてだし巻き玉子を巻いた料理はう巻きと称されます。ナマズを蒲焼きにして食する地域もあります。

▶**小ブナ（鮒）**を開いて串焼きにしたものは、スズメに似ていることから**小ブナのスズメ焼き**と呼ばれます。

▶ナマズは「川アンコウ」と呼ばれるほど美味な魚とされてきました。蒲焼きのほかに天ぷら、フライ、煮つけ、みそ汁などに調理されます。

📚 訓練教材集
p.139
簗、川魚の炭火焼きの写真を提示しながら

▶竹を粗く編んですだれ状にしておくことで川の流れをせき止めてアユなどの川魚を獲る漁法の一種である**簗**（ヤナ漁）に出かけて、竹のすのこ状のところでアユを捕まえて**炭火焼き**にして食べた思い出は、山地に住む方ばかりでなく平地に住む方にとっても旅行の思い出などとして話題となることがあります。

> 川魚（淡水魚）の煮もので好きな（よく食べる）ものは、何ですか。

📚 訓練教材集
p.140
淡水魚の煮ものの写真を提示しながら

🛍 知恵袋

▶コイ、アユ、フナ、ドジョウなどは、山地では**煮魚として食卓に上る淡水魚**です。煮ものは山地では最も一般的な川魚の料理です。

▶**コイの旨煮（甘煮、甘露煮、煮つけ）**は地域によってはしばしば食卓に上る人気料理であり、旬である冬になるとスーパーに筒切りにしたパックが並びます。においと味に独特のくせがあるため、味つけは濃くします。食習慣のない地域ではなじみにくい料理といえましょう。

▶**カジカ**は各地で**ゴリ**という名称で親しまれ、佃煮、あめ煮、唐揚げなどに調理されます。石川県金沢市のゴリ料理は有名です。その他、アユ、イワナ、フナ、ウグイ、ワカサギ、オイカワ、モロコなどは、煮つけや煮びたし、もしくは甘露煮や佃煮に調理されます。ドジョウの丸煮、ウナギの山椒煮も知られています。

第4章 2. 魚介類 川魚（淡水魚）

— 145 —

川魚（淡水魚）の酢のもので好きな（よく食べる）ものは、何ですか。

☞ 訓練教材集
p.141
淡水魚の酢のものの写真を提示しながら

🎒 知恵袋
▶アユ、フナなどの淡水魚が酢のものとして食されます。
▶氷頭(ひず)とはサケやクジラの頭の先から目のあたりまでの軟骨のことであり、氷のようにすきとおってみえるところからこの部位の酢のものは**氷頭なます**と呼ばれるようになりました。独特のコリコリした歯ごたえが酒の肴(さかな)に適しています。調理するさいには、氷頭は薄く切って一晩酢につけておきます。ダイコンとニンジンは二杯酢につけ、氷頭とあわせて和えます。
▶**ウナギ**は蒲焼きを使って、**うざく**と称される酢のものに調理されます。

川魚（淡水魚）の揚げもので好きな（よく食べる）ものは、何ですか。

☞ 訓練教材集
p.141
淡水魚の揚げものの写真を提示しながら

🎒 知恵袋
▶ワカサギ（唐揚げ、フライなど）、ニジマス（唐揚げ、天ぷら）、アユ（天ぷらなど）、サケ（南蛮漬けなど）などは、**揚げものとして食卓に上る淡水魚**です。ナマズ、コイ、フナ、ウナギ、イワナ、ドジョウ、ウグイ、ブラックバス、コイなども揚げものとして調理されます。
▶コイを丸ごと唐揚げにして、甘酢あんかけをかける中国料理は、専門店で高級料理として提供されています。
▶青果類と同様に、かつては油は高価であったことから、川魚の揚げものは一般の家庭ではあまり普及していませんでした。

川魚（淡水魚）のムニエルで好きな（よく食べる）ものは、何ですか。

☞ 訓練教材集
p.143
淡水魚のムニエルの写真を提示しながら

🎒 知恵袋
▶**ムニエル**とは、下ごしらえした魚に塩、こしょうして小麦粉を軽くつけ、バターで焼き上げる料理のことで、バター焼きともいいます。
▶一般の家庭では、サケ、ニジマスが**主なムニエルの食材**として用いられます。イワナなども、ムニエルに調理されます。最近では、家庭用のムニエル粉が市販されており、簡単に調理することができます。その他に、ブラックバスやイトウなどもムニエルに調理して食されます。

> 川魚（淡水魚）の汁もので好きな（よく食べる）ものは、何ですか。

訓練教材集
p.144
淡水魚の汁ものの写真を提示しながら

🛍 **知恵袋**
▶コイ（鯉こくと呼ばれるコイのみそ汁など）、サケ（石狩汁、三平汁、粕汁など）、アユ（鮎汁）、フナ（フナ汁）、イワナ（イワナ汁）、ヤマメ（ヤマメ汁）、ドジョウ（ドジョウ汁など）、カジカ（カジカ汁、ゴリ汁）、スッポン（スッポン汁）などが**主な淡水魚の汁ものの食材**として用いられます。特に**鯉こく**はコイの代表的な料理であるとともに、古くから山地で食されてきた淡水魚のみそ汁の代表的なものです。

> 川魚（淡水魚）を使ったご飯料理では、何が好きですか。普段食べることがなくても、旅先で食べたことのあるものがあれば教えてください。

訓練教材集
p.144
淡水魚を使ったご飯料理の写真を提示しながら

🛍 **知恵袋**
▶一般に食される**淡水魚のご飯もの**として、アユ飯（アユご飯）、アユやサケの釜飯、うな重、うな丼、ひつまぶし（ウナギの蒲焼きを細かく刻んで小ぶりなおひつに入れたご飯にのせた料理）、ウナギ茶漬け、サケご飯、サケのわっぱ飯、イクラ丼（はらこ丼）、サケ・イワナ・ヤマメ・ニジマスなどの炊き込みご飯などがあります。その他に、マスの寿司、アユ寿司、フナ寿司、ウナギの姿寿司、シシャモ寿司、モロコの押し寿司など郷土料理として発展した多彩な川魚を用いた寿司があります。

訓練教材集
p.137～145
淡水魚を使った各種の料理の写真を提示しながら

●**ロールカード**●
[役割]
食堂やレストランで注文をする。
[課題]
料理の写真から1～3品選んで、注文する。

ⓘ **ワンポイント・アドバイス1**
▶必要に応じて、注文表に記入していただいて読み上げてもらう方法も用いましょう。臨床家は店員になりすまし、「あいにく売り切れですが」などと返答したり、写真にないメニューを紹介するなどして話題を広げると良いでしょう。

ⓘ **ワンポイント・アドバイス2**
▶前述のとおり、典型的なクローズド・クエスチョンですので、各種の訓練技法を会話レベルでいかす導入的課題として利用してください。

話題の泉

昔から、あるものとあるものを一緒に食べると病気になる、という言い伝えがあります。一般に、消化に害を来たすとするものが多くあります。こうした食い合わせについて会話をしましょう。

知恵袋

▶食い合わせの言い伝えとして、以下があります。

天ぷらとスイカ	カニとシイタケ
ウナギと梅干し	そばとタニシ
柿とタコ	トウモロコシとハマグリ
フグと青梅	餅（もち）とトロロ
アユとゴボウ	タケノコと黒砂糖

▶今日では、これらの多くの言い伝えには医学的根拠がないことが明らかにされています。

会話訓練の進め方

訓練教材集には写真もイラストもありません。「どのような食い合わせに注意していますか」「食い合わせで病気になったことがありますか」などの問いかけを切り口とすると良いでしょう。

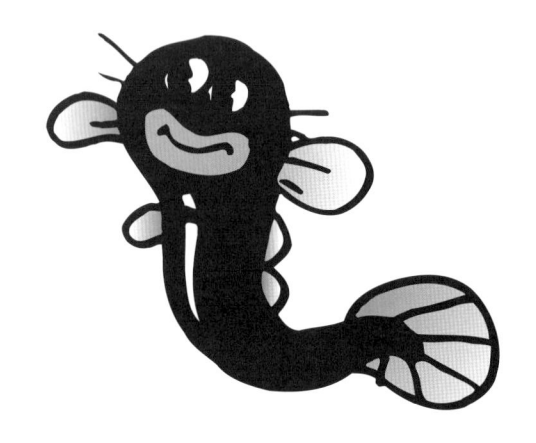

2. 魚介類
会話カード 3
鮮魚類の食べ方

以下の設問を切り口として、会話をします。各種の訓練技法を会話レベルでいかす導入的課題として利用する場合は、クローズド・クエスチョンとして利用してください。この場合は、最初に「知恵袋」に記載されている内容をいくつか述べて、そのなかから選択していただきます。

> 祝いごとなど特別な日に、どんな魚をどんなふうに料理しますか。

🛍 知恵袋
▶**タイの姿焼き、キンメダイの姿煮つけ、イセエビのお造り**などは、地鎮祭でのお供え物、建築物の竣工式、落成式、昇進祝、就任祝、当選祝、受賞祝、結納式、お正月などのさまざまな祝いごとに用いられます。**タイ**は姿形がよく色鮮やかで「めでたい」に通じるところから祝儀の席にはつきものの魚にされます。特に姿焼きは祝い膳の代表的料理で、お食い初めでも用いられます。広島県や愛媛県では、そうめんの上に姿ごと煮たタイをのせた鯛めんがふるまわれます。日本では「魚の王様」とも呼ばれています。

▶**イセエビ**は腰を曲げて進む形を老人になぞらえて長寿を祝う縁起ものとして、またその立派な形から正月の飾りや祝い膳の装飾用にも用いられます。尾頭付きの魚（尾と頭が付いた魚）は、出世を願ってふるまわれます。宴会を催すさいには、しばしば刺身の盛り合わせ（舟盛り）もふるまわれます。

▶滝をさかのぼる勢いをもつ**コイ**も祝い膳に用いられます。ブリやボラなどの**出世魚**（成長に伴い呼び名が変わる魚）は、縁起をかついでふるまわれます。**カズノコ**は子の数が多いことから子孫繁栄を願って祝い膳に添えられてきましたが、現在では正月料理としてその風習が残っています。

> 新年を迎えるさいに用意する魚を総称して「年取り魚」と呼びます。あなたの家庭では、大晦日やお正月にはどんな魚を食べますか。その年取り魚をどのようにして料理しますか。

🛍 知恵袋
▶概して、**年取り魚**は大晦日の夕食に添える料理であり、**東日本はサケ、西日本はブリ**とされてきました。これは、かつて東日本で獲れる立派な魚がサケで、西日本ではブリだったということに由来しています。切り身を焼いて調理する場合が多いようですが、雑煮にもサケとブリがしばしば用いられます。**新巻きザケ**や**塩引きザケ**は、東日本では年末になると買い求められます。しかし必ずしもこうした傾向がはっきりとしているわけではありません。関西では、タイを正月に食べる地域もあります。サンマあるいはイワシを年取り魚に使う地域もあります。

マグロはどのように料理して食べるのが好きですか。

🎒 知恵袋
▶**一般的なマグロの料理**として、刺身、寿司、焼きもの（照り焼き、ショウガ焼きなど）、煮もの、山かけ、汁もの（みそ汁、ねぎ間汁など）などがあります。その他に、たたき、串焼き、ステーキ、磯和え、ぬた、納豆和え、サラダ、フライ、天ぷら、竜田揚げ、炒め煮、鉄火丼、漬け丼（醤油とみりんを合わせた地にマグロの赤身を浸して漬けにした料理）、漬け茶漬け、ネギトロ丼などとしても調理されます。缶詰のツナ（シーチキンとも呼ばれます）は、マヨネーズやドレッシングをかけて食べたり、サラダ、サンドイッチ、おにぎり、コロッケ、ピラフ、ピザの具材としても用いられます。
▶マグロのなかでも、クロマグロは**ホンマグロ**とも呼ばれ、希少価値も高く最上等種とされ、高価格帯で取り引きされています。その希少価値から「黒いダイヤ」とも呼ばれています。日本にはマグロ好きが多く、「マグロはホンマグロ以外は食べられない」という人もいます。
▶津軽海峡に面した青森県大間町で水揚げされるクロマグロは**大間のマグロ**と呼ばれ、高級ブランドとして知られています。

タイはどのように料理して食べるのが好きですか。

🎒 知恵袋
▶**一般的なタイの料理**として、刺身（生け造り）、焼きもの（姿焼き、かぶと焼き、浜焼き、山椒焼き、幽庵焼き、若狭焼き、木の芽焼き、難波焼きなど）、酒蒸し、唐蒸し、かぶら蒸し、あら炊き、煮つけ、かぶと煮、ちり鍋などがあります。地域によっては、骨蒸し、信州蒸し、鯛めん、鯛飯、鯛茶漬け、汁もの（潮汁、あら汁など）などが食されます。

ブリはどのように料理して食べるのが好きですか。

🎒 知恵袋
▶**一般的なブリの料理**として、刺身、寿司、ブリ大根、焼きもの（みそ焼き、ブリカマの塩焼き、照り焼きなど）、ステーキ、あら炊き、煮つけ、有馬煮、治部煮などがあります。その他に、難波蒸し、揚げ煮、南蛮漬け、しゃぶしゃぶ、竜田揚げ、粕漬け、汁もの（みそ汁、粕汁、塩ブリなど）、みぞれ和え、漬け丼、ブリなます、かぶら寿司、ブリ雑煮、鍋（ブリ鍋、しゃぶ鍋、ブリ大根粕煮鍋）などとしても調理されます。

イワシはどのように料理して食べるのが好きですか。

🎒 知恵袋
▶**一般的なイワシの料理**として、刺身、寿司、焼きもの（塩焼き、みそ焼きなど）、蒲焼き、煮もの（醤油煮、みそ煮、梅煮、酢煮など）、唐揚げ、さつま揚げ、つみれ揚げ、天ぷら、フライ、みりん干し、オイル漬け、ごまじゃこ、煮干しとダイコンのうま煮、イワシとワケギのぬた、ごまめ（田作り）、汁もの（みそ汁、つみれ汁、吸いものなど）、鍋（つみれ鍋、しゃぶ鍋）などがあり、最近ではキムチピカタなどとしても調理されます。

イワシの加工品はたくさんありますが、好みのものを教えてください。

🛍 知恵袋
▶**イワシの加工品**には、シラス干し（イワシの稚魚であるシラスを塩ゆでにして干したもの）、ちりめんじゃこ（シラス干しよりも硬く干したもの）、たたみいわし（イワシを板状にして干したもの）、煮干し（イリコ）、目刺し（イワシの目に串を刺して干したもの）、丸干し、オイルサーディン（オリーブオイルに漬けた缶詰）、アンチョビーなどがあります。

サバはどのように料理して食べるのが好きですか。

🛍 知恵袋
▶**一般的なサバの料理**として、しめサバ、酢漬、棒寿司、焼きサバ寿司、塩焼き、煮もの（みそ煮、醤油煮、ショウガ煮など）、唐揚げ（甘酢あんかけなど）、竜田揚げなどがあります。その他に、船場汁、すき焼き（サバすき）、ぬた、ニンニク和え、サバ飯、サバそぼろ、酒蒸し、かぶと揚げ、酢煮、ごまサバ、焼きサバそうめん、焼きサバとフキの煮もの、サバ鍋などとしても調理されます。

サケはどのように料理して食べるのが好きですか。

🛍 知恵袋
▶切り身を焼いた**塩ザケ**（塩ジャケともいいます）は、日本人の朝食の定番です。その他に**一般的なサケの料理**として、刺身や寿司、ムニエル、**生ザケ**（生ジャケともいいます）のバター焼き、みそ漬け、焼き漬け、カマ塩焼き、ホイル包み焼き、照り焼き、幽庵焼き、南蛮焼き、ステーキ、唐揚げのあんかけなどがあります。その他に氷頭（頭の軟骨の部分）なます、氷頭をたたきにしたチタタプ、石狩鍋（サケと豆腐、野菜などをみそで煮込むもの。勝鍋ともいいます）、粕鍋、三平汁（塩ザケのアラ、切り身を野菜と煮込んだ料理）、ちゃんちゃん焼き（バターをひいた鉄板にサケの切り身を並べ、まわりにキャベツ・ネギ・モヤシなどを配して焼き、甘塩辛い白みそを塗って食べる料理）、けんちん焼き、昆布巻き、そぼろ、しんじょ、ルイベ（半解凍状態の刺身）、みぞれ酢、サケと野菜のうま煮、サケ飯（サケご飯）、サケの釜飯、サケのわっぱ飯、イクラ醤油漬け、イクラご飯、汁もの（みそ汁、潮汁、粕汁など）、サケ茶漬け、雑煮、薫製（スモークサーモン・サケトバ）などとしても調理されます。
▶サケは川でふ化し、海へ下って成長し、産卵するために群れをなして生まれた川に帰ってくるという本能をもっており、これを母川回帰といいます。サケは、辞書的には淡水魚と分類されることが多く、本章でも基本的にはそのようにしましたが、川で生活しているときは淡水魚であり、海で生活しているときは海水魚であるともいえます。
▶一般には、**川に遡上したサケ**は脂肪が落ちて身が水っぽくなってしまうので遡上する前のものがおいしく、産卵後のものはおいしくありません。ですから、秋から冬にかけてが旬といえます。また、オスのほうがメスよりもおいしく好まれます。
▶**サケが回帰する主な地域**は北海道から東北、および北陸と関東の一部です。したがって、西日本ではかつてはサケを食べる習慣はありませんでしたので、話題になりにくいでしょう。今日でも、西日本と東日本ではサケに対する親密度がかなり異なります。
▶**サケとマス**は、基本的には同類です。

塩ザケなどの塩蔵の魚は、どのようにして塩抜きをしますか。

🛍 知恵袋
▶真水ではなく、塩水で塩抜きをします。真水につけると魚のほうが塩分濃度が高いため真水を吸い込み、ふやけてしまいます。これに対して1～2%の塩水に2～3時間つけておくと魚が水を吸い込むことなく塩抜きができます。うまく塩を呼び出すことから、これを**よび塩**といいます。**迎え塩**ともいいます。

あなたの家庭では、塩焼きするときに内臓を取り除く魚、取り除かない魚はどれでしょうか。

🛍 知恵袋
▶一般に、アユやサンマの内臓には独特の風味があるため、内臓を除かないで焼きます。これに対して、アジ、イサキ、カマスなどの内臓は苦みが強くおいしくないので、腹に切り込みを入れて内臓を取り除いてから塩焼きにします。

血合い肉は、食べますか。

🛍 知恵袋
▶**血合い肉**とは、魚肉特有の暗赤色の筋肉で、単に血合いともいいます。魚の背肉と腹肉の境目にあります。
▶血合い肉には、鉄分、ビタミンA・Bなどの栄養成分が多く含まれていることから好む人もいる一方で、生臭みが強く、赤黒く華やかさに欠けるため調理の下処理の段階で捨てられる場合もしばしばあります。刺身など生で食べる場合は、一般に除きます。カツオ、マグロ、サバなどの赤身魚には、血合い肉が多く含まれています。

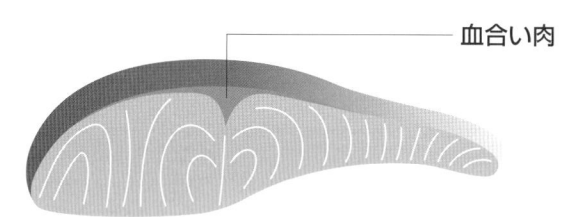

> 新巻きザケ、塩引きザケ、塩時ザケは、正月などにしばしば1尾丸ごと購入し、捨てるところがないといわれるくらいすべて調理されます。あなたの家庭では、それぞれの部位をどのように調理しますか。

☞ 訓練教材集
p.146
サケの部位の絵を提示しながら

💰 知恵袋
▶氷頭（軟骨）：氷頭なます（塩ザケ）、たたき（生ザケ）、氷頭せんべい（生ザケ）、など
▶頭：粕汁（塩ザケ）、しもつかれ（塩ザケ）、すっぽん煮（生ザケ）、など
▶えら：たたき（生ザケ）、など
▶ひれ：干してひれ酒、など
▶めふん（腎臓または背わた）：塩辛
▶尾びれ：昆布巻き、など
▶かま：粕汁（塩ザケ）、煮もの、焼きもの、など
▶心臓（どんびこ）：どんびこの煮もの、塩焼き、など
▶白子（オス）：霜降りにして生食、焼きもの、煮もの、茶碗蒸し、など
▶はらわた（内臓全般）：塩をして汁もの、など
▶腹子（メス）：筋子（未成熟なものの塩漬け）、イクラ（成熟卵）の醤油漬け、など
▶身：刺身、薫製、寿司、焼き漬け、みそバター炒め、石狩鍋、揚げもの、汁もの、飯寿司、など
▶中骨：粕汁（塩ザケ）、煮もの、缶詰、など

> カレーライスにはどのようなシーフード（海鮮類）を入れますか。

💰 知恵袋
▶一般的なシーフードカレーには、エビ、タコ、イカ、ホタテなどを入れます。地域特有のシーフードカレーとして、青森県のホタテカレー、千葉県のサバカレー、広島県のカキカレーなどがあります。

2. 魚介類
会話カード 4

鮮魚のおもしろ話
（訓練教材集の 146 ～ 148 ページ）

以下の設問を切り口として、会話をします。典型的なオープン・クエスチョン形式の課題ですので、ある程度の段階まで会話訓練が進展している方が適応となります。クライアントごとに、親近性に留意して設問を選択しましょう。

タコとイカの違いと共通しているところについて、お話しましょう。

🛍 **知恵袋**
▶イカやタコは、頭に足がついているので、軟体動物のなかの「頭足類（とうそくるい）」と呼ばれます。よくいわれる区別の仕方は、**タコは足が8本、イカは足が10本**という点です。また、タコもイカも墨を吐くのですが、その墨の性質は異なります。**イカ墨**はおいしく食べられますが、**タコ墨**はおいしくないので食べません。

カレイとヒラメの違いについて、お話しましょう。

☞ 訓練教材集
p.146
カレイとヒラメの絵を提示しながら

🛍 **知恵袋**
▶背ビレを上にした場合、左側に目があるのがヒラメで、右側に目があるのがカレイ。こうした目の位置から、「**左ヒラメに右カレイ**」といいます。

コイとフナの違いについて、お話しましょう。

☞ 訓練教材集
p.147
コイのヒゲの写真を提示しながら

🛍 **知恵袋**
▶どちらもコイ科ですが、口ヒゲがあるのがコイで、口ヒゲがないのがフナです。

サケとマスの違いについて、お話しましょう。

🛍 **知恵袋**
▶サケよりも小型でうろこが小さいものをマスと呼ぶ向きがありますが、学際的に本質的な違いはありません。ベニザケはベニマスともいい、ギンザケはギンマスともいいます。

魚へんの漢字で、読めるものがあれば、教えてください。

☞ **訓練教材集**
p.147
魚へんの漢字を提示しながら

🛍 **知恵袋**
▶鮒（ふな）、鰤（ぶり）、鮫（さめ）、鰊（にしん）、鮪（まぐろ）、鯉（こい）、鰻（うなぎ）
鮎（あゆ）、鮑（あわび）、鯨（くじら）、鯛（たい）、鰈（かれい）、鱶（ふか）、鯖（さば）
鮨（すし）、鰹（かつお）、鮹（たこ）、鯵（あじ）、鯰（なまず）、鰯（いわし）、鰆（さわら）
鰌（どじょう）、鮭（さけ）、鮃（ひらめ）、鱒（ます）、鱚（きす）、鱈（たら）
▶鱶とは、大型のサメのことです。

成長によって呼び名が変わる出世魚（しゅっせうお）のお話をしましょう。

🛍 **知恵袋**
▶ブリ：関東では、20cm程度までをワカシもしくはワカナゴといい、40cm程度までをイナダといい、60cm程度のものをワラサ、90cm程度以上のものをブリといいます。関西ではそれぞれを、モジャコ、ハマチ、メジロ、ブリといいます。養殖ものは、体長にかかわらず、一般にハマチと呼ばれます。
▶スズキ：稚魚はコッパ、カヤカリと呼ばれ、25cm程度のものをセイゴ、30～40cm程度のものをフッコ、60cm以上のものをスズキといいます。
▶ボラ：2、3cmのものをハク、3～18cm程度のものをオボコ、イナッコ、18～30cm程度のものをイナ、30cm以上程度のものをボラ、老魚をトドといいます。

新巻きザケ、塩引きザケ、塩時ザケについて、お話しましょう。

☞ **訓練教材集**
p.148の写真を提示しながら

🛍 **知恵袋**
▶**新巻きザケ**は、本来は塩の筵（むしろ）を利用して巻いた「ワラマキ」がなまったものです。しかし最近の新巻きザケの多くは、海で漁獲された鮭の内臓を取り除いた後で塩漬けして冷凍貯蔵されたものです。北海道の名産で、多くはシロザケです。
▶**塩引きザケ**は、内臓を取り除いた後、塩漬け、塩抜きをして魚全体の塩加減を均等にし、逆さづりにして寒風下でさらして乾して味を整えます。広い意味での干物ともいえます。製造方法は、地域によっても多少異なります。
▶**塩時ザケ**は、夏に漁獲された時ザケの内臓を取り除いた後で塩漬けして冷凍貯蔵されたものです。**時ザケ**とは産卵の時期ではない季節はずれの春や夏に沿岸に近づくサケのことで、「時しらず」ともいいます。

ワンポイント・アドバイス
▶ 149ページの「年取り魚」と絡ませて会話をすると話題が広がるでしょう。

甘エビ（ホッコクアカエビ、ナンバンエビ）が成長とともに性転換をすることについて、お話しましょう。

知恵袋
▶ 甘エビやタラバエビ類は、成長の途中で性転換をします。生まれた当初はすべて、オスでもメスでもない状態であり、まずはオスとして成長を始めます。生まれて3～5年ほどの若い個体はすべてオスです。その後、ゆっくりとオスからメスに転換します。成長してメスになった甘エビは若いオスの甘エビと交尾し産卵します。市場に販売されている大型の甘エビはすべてメスです。

タイという名前がついていても、タイとは分類が異なる魚があります。お話しましょう。

知恵袋
▶ **タイ科に属する魚**には、マダイ、クロダイ、ヘダイ、キダイ、アサヒダイ、チダイなどがあります。**タイ科に属さない魚**には、キンメダイ、アマダイ、アオコダイ、ブダイ、イシダイなどがあります。

白身魚と赤身魚について、お話をしましょう。

知恵袋
▶ 白身魚と赤身魚は、水産学的にはミオグロビンという赤色の色素タンパク質の含有量によって分類されます。
▶ **白身魚**は脂肪が少なく身がしまっており、味は淡泊で消化・吸収が良いといわれています。加熱すると肉質が柔らかくなり、離乳食や嚥下食には白身魚が適しています。タイ、タラ、ヒラメ、カレイ、イサキなどがこれに属します。サケは身が赤いのですが、実は白身魚の一種です。
▶ **赤身魚**は背が青い魚で、脂肪、血合い肉が多く、味が濃厚です。白身魚と比較して高カロリーですが、たんぱく質や、中性脂肪を低下させ、高脂血症、高血圧、心疾患、脳卒中、認知症の予防になるとされているDHA（ドコサヘキサエン酸）、EPA（エイコサペンタエン酸）を豊富に含んでいます。マグロ、カツオ、サバ、サンマなどがこれに属します。サワラは身が白いのですが、実は赤身魚の一種です。
▶ **青魚**と呼ばれているものは皮の背が青色の魚で、多くは赤身魚に属します（白身魚に属するものもあります）。アジ、イワシ、サバ、サンマなどがこれに属します。

ワンポイント・アドバイス
▶ 好み、分類、料理の仕方などクライアントに合わせて会話をしましょう。

おいしいサンマの選び方についてお話しましょう。

知恵袋
▶小さいものや、やせたものは避け、30cm以上でからだの幅がある大型のものがおいしい傾向にあります。尾の付け根と口先が黄色くなったものは脂質がのって栄養状態が良い証拠であり、味も良いといえるでしょう。

「イワシ7度洗えばタイの味」といいますが、どのような意味でしょうか。

知恵袋
▶イワシは庶民的で安くて脂肪が多く生臭い魚ですが、よく洗って生臭味と脂肪を落とせば、高級魚のタイ並においしく調理することができる、という調理のポイントを示唆することばです。

「秋サバは嫁に食わすな」といいますが、どのような意味でしょうか。

知恵袋
▶サバは秋には脂がのって美味になります。嫁に食わせるのは惜しい、という姑の根性をいったものという俗説が広まっています。しかし本来は、サバは鮮度がすぐに落ちるので、体に良くないといわれ、魚の鮮度を保つ技術もなかった時代に嫁の体を守る意味で使われていました。

2. 魚介類
会話カード 5

貝類
（訓練教材集の 149 〜 156 ページ）

以下の設問を切り口として、会話をします。

| 貝類で好きな（よく食べる）ものは、何ですか。 |

| 貝類で嫌いな（あまり食べない）ものは、何ですか。 |

☞ 訓練教材集
p.149
貝類の写真を
提示しながら

🛍 知恵袋
▶**貝**はきわめて古くから世界中で食べ物として海や川で採取されてきました。その食べた後の殻が積み重なってできたのが**貝塚**ですが、各地に遺跡として残されています。日本の縄文時代の貝塚から出土した貝のなかで最も多いのは**ハマグリ**と**カキ**で、アカニシ、アワビ、サザエなどがそれらに続きます。これらのうち、アカニシ以外はいまも食されており、特に**アワビ**は古来から重視されてきました。
▶また美しい貝は飾りに使われたり、貨幣として使われてきました。今日では、貝を養殖して食用にしたり、真珠をとる技術も大きく進展しました。

🛍 知恵袋
▶ホタテガイ、アカザラガイ、カキなどは、ときに**食中毒**の原因となります。貝類の食中毒件数としては、生食などによるビブリオ腸炎やノロウイルスによる中毒事例が圧倒的に多く、貝毒（かいどく）による中毒は全体の 10% 以下と少数です。
　貝毒というのは、サキシトキシンなどの毒素を摂取することにより起こる中毒です。貝毒の原因となるこうした毒素は、加熱しても毒性はほとんど失われません。食後 30 分程度で発症し、治療薬もないことから致死量以上の摂取で死亡してしまう例もあります。
▶貝の摂取による食中毒のことを、一般的に**「貝にあたる」**といいます。ですから、貝にあたった経験のある人は、しばしばその類の貝を強く嫌う傾向にあります。「以前、生ガキであたってひどい目にあったから、見るのも嫌だ」などという話はしばしば耳にします。
▶近年では、**バイ貝（ツブ貝）**の唾液腺にテトラミンという毒素が含まれていることが注目され話題になりました。唾液腺を食べると、30 分から 2 時間後に視覚異常、めまい、吐き気、頭痛などの食中毒症状があらわれることがあります。一般的に症状は一過性で比較的軽いこともあってか、今日でも食している人は少なくありません。「肝（きも）がうまいからバイ貝を丸ごと食べる」という人も少なくありません。そこで、全国の保健衛生課などから注意が呼びかけられています。なお、テトラミンは、加熱しても分解されません。

貝類を使った料理で何が好きですか。

☞ 訓練教材集
p.150
貝類を使った料理の種類の表を提示しながら

🛍 **知恵袋**
▶**貝類を使った一般的な料理**として、刺身、煮もの・鍋もの、蒸しもの、汁もの、揚げもの、焼きもの、炒めもの、酢のもの、和えもの、佃煮、ご飯料理などがあります。

📖 会話訓練の進め方
会話訓練の進め方について、本章最初の p.66 ～ 74 をご参照ください。

「貝類を使った料理」の種類に関する臨床家用マニュアルのページ一覧

（訓練教材集の 150 ページに対応しています）

- 刺身（160 ページ）
- 煮もの・鍋もの（160 ページ）
- 蒸しもの（160 ページ）
- 汁もの（161 ページ）
- 揚げもの（161 ページ）
- 焼きもの（161 ページ）
- 和えもの（162 ページ）
- 佃煮（162 ページ）
- ご飯料理（162 ページ）

貝類を使った刺身で好きな（よく食べる）ものは、何ですか。

訓練教材集
p.151
貝類を使った刺身の写真を提示しながら

🛍 **知恵袋**
▶貝類を使った刺身として、主にアワビ、アカガイ、トリガイ、ツブガイ、サザエ、ミルガイ、ホタテガイ、ホッキガイ、生ガキなどがあります。硬さでいえば、ホタテガイやミルガイなど軟らかいもの、アワビ、サザエ、トリガイなど硬いものまでさまざまな食感を味わうことができます。

貝類を使った煮もの・鍋もので好きな（よく食べる）ものは、何ですか。

訓練教材集
p.151
貝類を使った煮もの・鍋ものの写真を提示しながら

🛍 **知恵袋**
▶バイ貝の煮ものは、特に普及している料理です。旬（しゅん）は春です。その他、アカガイ、アサリ（しぐれ煮など）、カキ、ホタテ、サザエ、アワビ、シジミなども煮ものとして食されます。
▶タニシは、水田や湖沼（こしょう）に生息しており、古くからみそ煮や醤油味の煮つけ（炊いたん）のほかに酢みそ和え、みそ汁として食されてきました。
▶貝を使った鍋料理としては、カキの土手鍋が知られており、広島の郷土料理ともされています。
▶ハマグリのような貝殻が厚くて火の通りが悪いものは水から煮ます。他方で、シジミやアサリのように貝殻が薄くてすぐに火が通る貝は煮立った湯にさっと入れます。いずれの場合も、貝の口が開いたらあまり煮過ぎないよう手早く仕上げます。貝の旨味は湯に流出しやすいので、身の味が落ちてしまいます。

貝類を使った蒸しもので好きな（よく食べる）ものは、何ですか。

訓練教材集
p.152
貝類を使った蒸しものの写真を提示しながら

🛍 **知恵袋**
▶貝類を使った蒸しものとして特に人気があるのは、アサリ、ハマグリ、ホタテ、アワビなどの酒蒸（さかむ）しです。酒蒸しには清酒が用いられますが、その目的は清酒の風味を利用するためです。シジミは土瓶蒸しとしても食され、みそ汁よりもコクがあります。

貝類を使った汁もので好きな（よく食べる）ものは、何ですか。

訓練教材集 p.153
貝類を使った汁ものの写真を提示しながら

知恵袋
▶シジミ、アサリ、ハマグリの**貝類のみそ汁**は、食卓の定番です。これらはスープ、潮汁（塩と酒で調味し材料の持ち味をいかした吸いもの）としても調理されます。サザエも磯仕立てに調理されたり、カキはみぞれ汁（おろし汁ともいい、汁の中におろしたダイコンやカブを加えたもの）として調理されたりします。一般に、シジミはうまみが強い一方でくせがあるため、みそ汁（シジミ汁）として食される傾向にあります。アサリやカキはチャウダーとしても用いられます。
▶桃の節句（ひな祭り）では、ハマグリの吸いものが、ちらし寿司、ひしもち、桜餅などと一緒に食台に並べられます（行事食の227ページを参照）。

貝類を使った揚げもので好きな（よく食べる）ものは、何ですか。

訓練教材集 p.153
貝類を使った揚げものの写真を提示しながら

知恵袋
▶**カキフライ**は特に人気のある料理です。その他に、アサリ、ハマグリ、アワビ、タイラガイ、バカガイなど貝類も揚げものとして食されます。

貝類を使った焼きもので好きな（よく食べる）ものは、何ですか。

訓練教材集 p.154
貝類を使った焼きものの写真を提示しながら

知恵袋
▶カキ、ホタテ、サザエ、ハマグリなどの貝類は、**殻つきの状態で焼いた和食風の料理**を好む人が少なくありません。炭火で焼くと、網の上でプスプスと音をたてながら身をよじらせ、やがて潮の香りを漂わせます。貝の身から染み出した汁がグツグツあふれ出したら好みで醤油などをかけます。屋外で食べるといっそうおいしく感じられます。特に、サザエは殻の形をそのままいかした壺焼きが知られています。
▶他方で、身を取り出して**酒盗焼き**や**松前焼き**などにして調理されます。ホタテやサザエなどは串焼きとして調理されることもあります。アワビやホタテなどの貝の身をステーキやソテーとして洋食風に調理された料理も人気があります。食用エスカルゴ（カタツムリ）は、フランス料理では焼きものとして食されます。ホタテはパン粉焼きとしても調理されます。

貝類を使った和えもので好きな（よく食べる）ものは、何ですか。

☞ 訓練教材集
p.155
貝類を使った和えものの写真を提示しながら

🪙 知恵袋
▶アオヤギの酢みそ和え、アカガイの白和え、サザエの肝和え、アサリ・アカガイ・バイガイなどのぬた、カキのゴマみそ和え、アサリとニラの和えものなど多数の**貝類の和えもの**があります。

貝類を使った佃煮で好きな（よく食べる）ものは、何ですか。

☞ 訓練教材集
p.155
貝類を使った佃煮の写真を提示しながら

🪙 知恵袋
▶アサリ、ツブガイ、カキ、シジミ、ホタテなどの**貝類の佃煮(つくだに)**があります。

貝類を使ったご飯料理では、何が好きですか。普段食べることがなくても、旅先で食べたことのあるものがあれば教えてください。

☞ 訓練教材集
p.156
貝類を使ったご飯料理の写真を提示しながら

🪙 知恵袋
▶**貝類を使った主なご飯料理**として、アサリ（アサリご飯、アサリのピラフ）、カキ（カキご飯、カキ釜飯、カキの土鍋ご飯）、ハマグリ（ハマグリご飯）、シジミ（シジミご飯）、ホッキガイ（ホッキガイご飯）、サザエ（サザエご飯）、ツブガイ（ツブガイご飯）など各種の貝の炊き込みご飯や釜飯などがあります。
▶東京では、アサリご飯のことを**深川飯(ふかがわめし)**と呼び郷土料理の一種とされています。スパゲッティ（シーフード・スパゲッティ）の具材としてアサリがしばしば用いられますが、その他にホタテやホッキガイなどが用いられることもあります。**パエリア**（米、魚介類、肉類、野菜類、などを用いたスペイン風の炊き込みご飯）の具材としては、アサリ、ホタテガイ、ムールガイなどが用いられます。**ドリア**の具材としてカキが用いられることがあります。

☞ 訓練教材集
p.151〜156
貝類を使った各種の料理の写真を提示しながら

●ロールカード●

[役割]
食堂やレストランで注文をする。

[課題]
料理の写真から1品選んで、注文する。

ⓘ ワンポイント・アドバイス1
▶必要に応じて、注文表に記入していただいて読み上げてもらう方法も用いましょう。臨床家は店員になりすまし、「あいにく売り切れですが」などと返答したり、写真にないメニューを紹介するなどして話題を広げると良いでしょう。

ⓘ ワンポイント・アドバイス2
▶前述のとおり、典型的なクローズド・クエスチョンですので、各種の訓練技法を会話レベルでいかす導入的課題として利用してください。

第4章　2. 魚介類　貝類

訓練教材集
p.157 潮干狩りの写真を提示しながら

話題の泉　潮干狩り（しおひがり）について会話をしましょう。

▶潮干狩りというのは、春の干潮（かんちょう）（海水面が最も低くなる）のとき、潮の引いた磯や浜で貝類や小魚をとって遊ぶ野外行事です。大潮時の潮差の大きい太平洋沿岸や瀬戸内、九州北・西岸で行われ、日本海沿岸ではほとんど行われることはありません。ゴールデンウィークの頃の風物詩ともされるようになっています。

▶干潮時に潮が引いた浜辺で熊手などを使って砂の中にもぐっている貝を掘り出し、バケツや編み込んだ袋などに集めます。採取する貝として**アサリ**がよく知られますが、ほかにもハマグリ、バカガイ、マテガイなども採取されます。干満の時間帯は地域によって若干異なるので潮汐表（ちょうせきひょう）や新聞などであらかじめ調べておくと良いでしょう。また、干満の時間帯に注意しないと満ちてくる海水で衣服が濡れたり、次第に増す水位に気づかず波にのまれて思わぬ事故を招くこともあります。

▶なお、アサリは海中で入水管と出水管の2本を砂の上にだして、海水を循環させエサをこしとって栄養にしています。潮が引いた後でアサリがもぐっている砂には**「アサリの目」**といわれる小さな穴があります。ですから、アサリを探す方法は、「アサリの目」を探すことになります。

▶かつて、漁村によっては、村人たちがごちそうをつめた重箱を持参して、海辺で共同で飲食する風習がありました。

ワンポイント・アドバイス
▶どこにだれと行きましたか、たくさんとれましたか、注意すること、うまくみつける方法などにも話題を広げましょう。

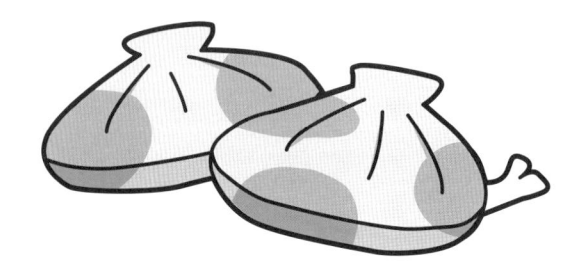

2. 魚介類
会話カード 6

イカ、タコ、エビ、カニ類

（訓練教材集の 158 ～ 169 ページ）

以下の設問を切り口として、会話をします。

> イカ、タコ、エビ、カニで好きな（よく食べる）ものは、何ですか。

> イカ、タコ、エビ、カニで嫌いな（あまり食べない）ものは、何ですか。

☞ 訓練教材集
p.158（イカ）、
p.159（タコ）、
p.159（エビ）、
p.160（カニ）
の写真を提示
しながら

🛍 知恵袋

▶イカ、タコ、エビ、カニ類は魚類とは違ってくさみがなくそれぞれうまみがあるので広く好まれ、小児にも好物とされやすい食品です。日本人一人当たりのエビ類の年間消費量は、世界の平均と比べて 10 倍以上でトップです。

イカ類：
▶食用のイカ類には、スルメイカ、アオリイカ、ヤリイカ、カミナリイカ（モンゴウイカ）、コウイカ、ホタルイカ、ケンサキイカなどがあります。
▶新鮮なイカは半透明感があるのに対して、古いものは赤茶色が濃く白く濁っています。
▶スルメイカは日本近海で多獲されるイカの代表です。国内で漁獲されるイカの半分以上を占めることから、イカのなかのイカであるとして「真いか」とも呼ばれます。秋から冬が旬です。地域によっては、ケンサキイカやコウイカのことを真イカと呼びます。
▶アオリイカは透明感があり水中では見分けがつかないことから、「ミズイカ」とも呼ばれます。北海道南部以南に生息しています。
▶ヤリイカは、北海道南部以南に生息しています。冬が旬です。
▶コウイカは市場で取り扱うときに墨を吐きやすいことから、別名「スミイカ」とも呼ばれます。春から夏が旬です。
▶ホタルイカは、富山湾で大量に漁獲されます。旬は春です。

タコ類：
▶マダコは本州以南に生息し、最も重要な食用種です。
▶ミズダコは関東以北、日本海は福井以北に生息しています。全長 3 メートルもあり、タコ類のなかでは最大種です。
▶イイダコは 20cm 程度の小形のタコです。

エビ類：
▶食用のエビ類には、イセエビ、アマエビ（ホッコクアカエビ）、ボタンエビ、ク

ルマエビ、シバエビ、タイショウエビ、タイガー（ブラックタイガー）、アカザエビ、ロブスターのほか、地域によってはスジエビ（川エビ）があります。

▶**エビ類の旬**は夏か秋ですが、今日では、冷凍されたものが季節を問わず出回っています。

▶**イセエビ**は、関東の太平洋沿岸、九州方面で漁獲されます。姿が美しいので、昔も今も、祝いの食膳に多く使われます。殻付きでぶつ切りにして煮るのを具足煮といいます。刺身は美味で、またバター焼きなどの洋風料理にも適しています。

▶**アマエビ**は、日本では富山以北の日本海沿岸と北海道で漁獲されます。

▶**ボタンエビ**は、最初に研究採取されたのが富山湾であるため**トヤマエビ**とも呼ばれています。漁獲量は北海道がトップです。

▶**クルマエビ**は養殖ものが大部分で、国内では九州、四国方面のものが多く出回っています。

▶**シバエビ**は、かつて東京湾の芝浦周辺で大量に漁獲されたことからこのように呼ばれるようになりました。

▶**アカザエビ**は、千葉以南から日向灘方面の海域に分布しています。

▶**ロブスター**は**オマールエビ**とも呼ばれ、海産のザリガニの一種です。ヨーロッパ産とアメリカ産の2種があります。

▶今日流通しているタイショウエビ、タイガー（ブラックタイガー）、ロブスターは海外から輸入されています。

▶**ザリガニ**は、河川、湖沼、ため池、用水路など水の流れのゆるい淡水域に生息しています。海外では食材として用いられておりアメリカでは養殖も盛んですが、国内では今日食されることはまれです。しかし、戦時中には食されていました。

▶**スジエビ（川エビ、モエビ）**は、川や池などの淡水域に生息するエビで釣り餌や食用に利用されます。唐揚げや佃煮、菓子など食用に利用されます。殻も軟らかく、食用のさいはまるごと使用されます。ただし寄生虫の危険があるため、生食はされません。

カニ類：

▶**食用のカニ類**には、ズワイガニ、タラバガニ、毛ガニ、花咲きガニ、ヒラツメガニ、モクズガニ、ガザミ（ワタリガニ）、サワガニなどがあります。

▶**カニ類**は、甲羅が硬くて重いものが良質です。新鮮なものは生食することもありますが、一般的には茹でて食べます。加熱することで、風味も増します。

▶**ズワイガニ**は脚が細長く、脚肉の量が比較的多く、日本産のカニ類のなかでは高値で取引されます。安価で店頭に並ぶものは、近縁のベニズワイガニです。オスとメスの大きさがあまりに違うために、漁獲される多くの地域でオスとメスに別の名前がつけられています。エチゼンガニ、マツバガニ、ヨシガニ、タイザ（タイザガニ）などはオスをさすのに対して、メガニ、オヤガニ、コッペガニ、コウバコガニ、セコガニ、セイコ（セイコガニ）、クロコなどはメスをさします。

▶**タラバガニ**は東北地方沿岸、北海道付近で漁獲され、大きさは花咲きガニと同じくらいの大きさです。非常に美味です。

▶**毛ガニ**は、全身に毛が生えているのが特徴です。茨城以北の太平洋と鳥取以北の日本海に生息しています。

▶**花咲きガニ**は、北海道沿岸で漁獲されます。漁獲量が少ないため、高価です。

▶**ヒラツメガニ**は、北海道西南部以南で漁獲され、甲にH字の溝がみられます。

▶**モクズガニ（カワガニ）**は、全国の河川に生息しています。寄生虫が宿っているため、必ず加熱処理が必要です。塩茹でやみそ汁のほか、がん汁などのように郷土

料理として食されるところもあります。
▶ガザミ（ワタリガニ）はハサミが長く、北海道から九州まで広く分布しています。脚にほとんど肉がなく、胴の肉とみそ、卵巣を食べます。
▶サワガニは、本州、四国、九州の渓流などの河川に生息しています。肉はほとんどありません。

ⓘ ワンポイント・アドバイス
▶イカ、タコ、エビなどにはコレステロールがかなり多く含まれているため、摂取を避けるように食事指導を受けているクライアントがいますので話題として取り上げるさいに留意して取り扱いましょう。しかし最近では、これらにはアミノ酸の一種で抗酸化作用が強いタウリンという成分が多く含まれていることも強調されるようになりました。タウリンは、血圧の上昇抑制やコレステロールや血糖値低下、心臓や肝臓の機能強化に働くとされています。

イカ、タコ、エビ、カニを使った料理で、何が好きですか。

☞ 訓練教材集
p.161
イカ、タコ、エビ、カニを使った料理の種類の表を提示しながら

🛍 知恵袋
▶イカ、タコ、エビ、カニを使った料理として、刺身、揚げもの、焼きもの、煮もの、和えもの、汁もの、ご飯料理などがあります。

📖 会話訓練の進め方
会話訓練の進め方について、本章最初のp.66〜74をご参照ください。

「イカ、タコ、エビ、カニを使った料理の種類」に関する臨床家用マニュアルのページ一覧

（訓練教材集の161ページに対応しています）

イカを使った料理	タコを使った料理
（168ページ）	（168ページ）
エビを使った料理	カニを使った料理
（169ページ）	（169ページ）

イカを使った料理で好きな（よく食べる）ものは、何ですか。

> 訓練教材集
> p.162
> イカを使った料理の写真を提示しながら

🛍️ **知恵袋**

▶**イカを使った一般的な料理**として、刺身（イカ刺し、イカの糸造り）、寿司種（だね）、天ぷら、かき揚げ、唐揚げ（リングフライ）、ゲソ揚げ、焼きもの（鉄板焼き・ゲソ焼き・丸焼き、松笠焼き、黄味焼き、照り焼き、串焼きなど）、一夜干し焼き、わた焼き（わたというのは内臓のこと）、煮もの（イカとダイコンの煮もの、イカのトマト煮込みなど）、シーフード・シチュー、シーフード・カレー、炒めもの、沖漬け、塩辛、松前漬け、いか飯、シーフード・スパゲッティ、和えもの（イカとウニの和えもの、イカとオクラの和えもの、イカの納豆和え、イカの明太子和え、イカのネギみそ和えなど）、ぬた（イカとワケギのぬたなど）、マリネ、イカ鍋、南蛮漬け、シーフードサラダ、ピザ、イカネギ汁などがあります。

▶**イカの塩辛**には、白造り、赤造り、黒造りがあります。イカの塩辛はイカの生肉を細切りにしたものにイカの肝臓を混ぜて塩漬けにしたものです。各家庭により特有の味付けの工夫がなされています。

▶**イカの黒造り**というのは富山県特有の料理です。当初はその外観に抵抗感を示しながらも、一度食べるとそのおいしさに驚く人も少なくありません。イカ墨には特有のうまみがあり、ヨーロッパでもスパゲッティやパエリアなどの料理に用いられてきました。近年イカ墨がブームとなり、これらの料理に加えて、イカ墨汁、イカ墨カレー、イカ墨リゾット、イカ墨焼きそば、イカ墨ラーメン、イカ墨そば、イカ墨うどん、イカ墨の炊き込みご飯、イカ墨パンなどを提供する店もあります。なお、イカ墨を摂取するとその後に便の色が黒くなり、便潜血検査で陽性になることがあるので、便の検査を受ける前の数日間は摂取を控えなくてはなりません。

▶イカは、料理以外に**酒のつまみもしくはスナック類**として、さきイカ、イカの薫製、干しスルメ、イカせんべいなどの加工品が好まれます。**干しスルメ**にすると刺身とは異なるイカ特有の甘みを味わうことができます。

▶概して、肉の厚いアオリイカやコウイカは、刺身、寿司種（だね）、天ぷら、焼きものなどに、肉の薄いスルメイカやヤリイカは刺身、和えもの、焼きもの、煮もの、天ぷらなどのほか、中国料理にも用いられます。ホタルイカは、甘酢かけ、酢みそ和えにして食されます。

タコを使った料理で好きな（よく食べる）ものは、何ですか。

> 訓練教材集
> p.164
> タコを使った料理の写真を提示しながら

🛍️ **知恵袋**

▶**タコを使った一般的な料理**として、刺身、寿司種（だね）、タコブツ（ゆでダコのブツ切り）、唐揚げ、天ぷら、煮ダコ、酢ダコ、酢のもの（タコとキュウリの酢のもの、タコとワカメの酢のものなど）、和えもの（タコの酢みそ和え、タコとシュンギクの酢みそ和えなど）、たこわさび、マリネ、カルパッチョ、タコ飯、タコ焼き、釜飯、煮もの（タコのトマト煮込み）、おでんの種（たね）、タコしゃぶ、串焼き、シーフードサラダなどがあります。タコ飯は愛媛県の郷土料理です。

▶マダコの卵は白い藤の花のようなので**海藤花**（かいとうげ）と呼ばれます。これは、吸いもの、煮もの、三杯酢などに用いられます。

▶加工品として、生干し、干しダコ、薫製、タコせんべい、削りダコなどが**酒のつまみもしくはスナック類**として食されます。

— 168 —

▶タコは西欧では「**悪魔の魚（デビル・フィッシュ）**」と呼ばれて忌み嫌われ、食用とされることはありません。しかし、日本では人間に好意的で賢くていたずら好きとイメージされてきました。古くから食用されてきたことは、貝塚からタコ壺が出土していることからもわかります。

エビを使った料理で好きな（よく食べる）ものは、何ですか。

訓練教材集
p.166
エビを使った料理の写真を提示しながら

🛍 **知恵袋**

▶**エビを使った一般的な料理**として、刺身（エビ刺し）、寿司種、天ぷら、フライ、唐揚げ、焼きもの（塩焼き、みそ焼き）、茹でエビ、炒めもの（エビと野菜の炒めもの、エビのチリソース炒めなど）、串焼き、川エビの煮つけ、天むす、天ぷらうどん・そば、エビ天丼、しゃぶしゃぶ、エビしんじょ、蒸しもの、うま煮、エビグラタン、ピザ、シーフードサラダ、エビピラフ、海鮮丼、シーフード・スパゲッティ、エビコロッケ、エビシュウマイ、みそ汁、エビ玉汁、吸いもの、塩辛などがあります。

▶**天むす**とは、エビの天ぷらをのせた小さなおにぎりで、名古屋飯とも呼ばれる名古屋の名物です。また、**スナック**としてエビせんべいが好まれます。

▶エビは甘みとうまみがあり、くさみがないので、和洋中華の食材として世界中で好まれてきました。子供にも人気があり、エビフライはお子様ランチに欠かせませんし、寿司屋でも子供に特に人気があるのはエビです。

▶エビはヒゲが長く腰の曲がった長寿の老人を思わせるところから海老の文字をあて、**長寿の象徴**としてめでたいものとされ、正月の飾りや祝い膳に欠かせないものとする風習が生じたとされています。とりわけ、イセエビの姿造りなどは、その華やかさから祝い膳の装飾用としていかされる刺身です。

カニを使った料理で好きな（よく食べる）ものは、何ですか。

訓練教材集
p.168
カニを使った料理の写真を提示しながら

🛍 **知恵袋**

▶カニは、種類により**旬の時期**が異なりますが、概して冬です。日本産の場合一般的には、ズワイガニは11月～1月頃、毛ガニは12月～3月頃、タラバガニは11月～3月頃、花咲ガニは9月～11月頃ですが、収穫される地域によってもかなり異なります。ズワイガニは、北陸ではエチゼンガニと呼ばれ、山陰ではマツバガニと呼ばれ、高級品扱いされています。

▶塩茹でして酢（カニ酢）もしくは酢醤油で食べるのが一般的ですが、これはカニのうまみが酢によって増すからです。

▶**カニを使った一般的な料理**として、塩茹でのほかに刺身（カニ刺し）、寿司種、蒸しガニ、焼きガニ、天ぷら、カニ鍋、カニすき、カニしゃぶ、カニ釜飯、唐揚げ、カニ爪のフライ、カニミソ、カニミソの炭火焼き、カニ玉、カニシュウマイ、カニ飯、カニドリア、サワガニの唐揚げ、カニ汁、カニグラタン、カニコロッケ、カニ雑炊、ちらし寿司、シーフードサラダなどがあります。

▶**カニみそ**として珍重されているのは、甲羅の裏側の肝臓と膵臓の部分です。**スナック**として、カニせんべいなどが好まれます。

▶近年では、カニの外観、テクスチャー、味をまねたコピー商品が人気を集めています。

ワンポイント・アドバイス1
▶ズワイガニ、タラバガニ、毛ガニ、花咲ガニ、ヒラツメガニ、モクズガニを比較して好みをうかがうのも良いでしょう。

ワンポイント・アドバイス2
▶あまり食べないものであっても、食べてみたいと思う料理はどれですか、酒のつまみに食べるのはどれですか、子供の頃好きだった料理はどれですか、などと多様に会話を進めましょう。

> 訓練教材集
> p.162～169
> イカ、タコ、エビ、カニを使った各種の料理の写真を提示しながら

●ロールカード●
[役割]
食堂やレストランで注文をする。
[課題]
料理の写真から1品選んで、注文する。

ワンポイント・アドバイス1
▶必要に応じて、注文表に記入していただいて読み上げてもらう方法も用いましょう。臨床家は店員になりすまし、「あいにく売り切れですが」などと返答したり、写真にないメニューを紹介するなどして話題を広げると良いでしょう。

ワンポイント・アドバイス2
▶前述のとおり、典型的なクローズド・クエスチョンですので、各種の訓練技法を会話レベルでいかす導入的課題として利用してください。

> 訓練教材集
> p.170
> 昔の学校給食の写真を提示しながら

話題の泉　　昔の学校給食について会話をしましょう。

▶学校給食が全国的に普及したのは、戦後になってからのことでした。以下は、年代ごとの給食の例です。

1947年（昭和22年）
トマトシチュー、ミルク（脱脂粉乳）
おかずだけで、パンはまだありませんでした。戦後の食料不足の時代に再開された給食は、多くの子どもたちを飢えから救いました。この時代には、黄金バットや少年王者などの紙芝居が子どもたちの人気を集めました。

1952年（昭和27年）
コッペパン、ジャム、クジラの竜田揚げ、千切りキャベツ、ミルク（脱脂粉乳）
この頃からパンも加わるようになりました。アメリカから援助された小

麦粉を使ったものでした。クジラの肉は、当時は貴重なタンパク源として戦後の給食の代表的な献立のひとつでした。この頃には、風船ガムが子どもたちの人気を集めました。

1965年（昭和40年）
ソフト麺のカレーあんかけ、野菜の甘酢和え、果物（黄桃）、牛乳、角チーズ
脱脂粉乳に代わって牛乳が提供されるのが全国的に一般化しました。ソフト麺が昭和40年代から登場し、給食の定番メニューになりました。この頃には、オバケのQ太郎がアニメ化され、子どもたちの人気を集めました。

1977年（昭和52年）
カレーライス、スープ、野菜の塩もみ、果物（バナナ）、牛乳
昭和51年から、米を使った米飯給食が導入されるようになりました。主食は徐々にパンから米飯へと移行し、カレーライスは大人気メニューとなりました。昭和52年には巨人の王貞治選手が756号本塁打の世界新記録を達成しました。この頃にはスーパーカーがブームとなり、宇宙戦艦ヤマトのアニメーション映画が子どもたちの人気を集めました。

▶**脱脂粉乳**というのは、脱脂乳を原料として粉末状にしたものです。脱粉と略称されることもあります。学校給食に用いられたのは、主にユニセフからの援助品でした。保存性や栄養価などを評価されることは多いのですが、当時の学校給食で用いられた脱脂粉乳の味を知っている方からは、これをおいしかったという意見を耳にすることはほとんどありません。特ににおいがひどかったという意見が多く聞かれます。

ワンポイント・アドバイス
▶どの老人も経験した話題です。「今からふりかえれば粗末な食事だったが、当時は楽しみだった」、「食べ物がない兄弟のためにこっそりとパンを持ち帰った」、「脱脂粉乳は臭くて、鼻をつまんで飲んだ」、「急いで給食を平らげて、お代わりを勝ち取るためのじゃんけん大会に真剣に参加した」、「クジラの竜田揚げはよく食べた、懐かしい」など、さまざまな思い出話が聞かれます。

2. 魚介類
会話カード 7
海藻類
（訓練教材集の 172 ～ 179 ページ）

以下の設問を切り口として、会話をします。

| 海藻類で好きな（よく食べる）ものは、何ですか。 |

| 海藻類で嫌いな（あまり食べない）ものは、何ですか。 |

☞ 訓練教材集 p.172 海藻類の写真を提示しながら

🛍 **知恵袋**

▶**海藻**とは、海に生える藻類（そうるい）の総称です。ワカメ類、コンブ類、アラメ、ヒトエグサ、ヒジキ、モズク、ノリ、アオサ、アカモク（ギンバソウ、ジンバソウ）、テングサ、オゴノリ、エゴノリ、アオノリなど多数の種類が食用とされています。

▶国際的に、日本人は海藻を好んで食べる代表的な民族とされています。**海藻のにおい**は日本人にとってさわやかな磯の香りとされますが、外国人にとってしばしば磯のくさみとしてとらえられ、食されるのはノリ巻きの類のノリくらいです。

▶**ワカメ**は、非常に古くから食されてきました。平たい葉のほかに、茎ワカメとメカブに分けられます。**茎ワカメ**とは、葉の中央を走る中肋（ちゅうろく）と呼ばれる部分です。**メカブ**は、成長したワカメの茎のひだの部分です。

生のワカメは褐色（かっしょく）（やや黒みをおびた茶色）ですが、湯に落とすと即座に鮮やかな黄緑色に変色します。しかし、こうした生ワカメは沿岸部を除いて一般の店でみかけることはほとんどありません。「生ワカメ」の名称で販売されていても、湯通ししてあるものがほとんどです。現在、ワカメはほとんどが乾燥品もしくは塩蔵品として販売され、酢のもの、みそ汁、煮もの、和えもののほかに、炒めもの（ワカメと卵の炒めもの、ワカメと豚肉の炒めもの、ワカメと野菜の炒めもの、ワカメとイカの炒めものなど）、うどんやそばなどの麺類の具材、ぬた、混ぜご飯、ワカメ寿司などに用いられます。

ワカメにニシンの卵（カズノコ）が産みつけられたものは**子持ちワカメ**と呼ばれ、通常、塩漬けにして食されます。

▶**コンブ**は、多くの場合煮ものや汁ものとして調理されるほかに、漬けもの（千枚漬けや白菜の漬けものに旨味をだすために切りコンブを添えます）としても調理されます。北海道が主産地で、ほとんどは干しコンブとして流通していますが、一部は塩蔵品として流通しています。生コンブは、一部を除いて市場に流通していません。

出汁（だし）をとるのに用いられるコンブは**出汁昆布（だしこんぶ）**と呼ばれて旨味成分を多く含んでおり、真昆布（まこんぶ）や利尻昆布（りしりこんぶ）などが知られています。切出汁昆布は、一般の出汁昆布を短く切ったものです。根昆布とは、乾燥した昆布の「根」の部分をいいます。コンブは「喜こ（ん）ぶ」に通じることから、正月など慶事全般に用いられます。

なお、コンブにニシンの卵（カズノコ）が産みつけられたものは**子持ち昆布**と呼ばれ、通常、塩漬けにして食されます。子持ちが子だくさんに通じることから、慶

弔の料理にしばしば用いられます。
▶コンブの加工品の一種である**とろろ昆布**や**おぼろ昆布**は、うどんやそば、にゅうめん、みそ汁、バッテラ寿司などに添えられたり、おにぎりに巻いたり、あるいはだし汁を注ぐだけで即席吸いものができます。おぼろ昆布を具材にのせたうどんはおぼろうどんと呼ばれ、関西では一般的に食されますが関東ではあまり食されません。

なお、おぼろ昆布は薄く帯状に削った加工品で、とろろ昆布は糸状に細く削った加工品です。おぼろ昆布ばかりでなく、関西では塩コンブ、コンブの佃煮などが頻回に食卓に上ります。
▶**アラメ**は、ワカメやヒジキなどと同様に非常に古くから食されてきました。別名でカジメとも呼ばれます。煮もの（アラメ炊き）、とろろ汁、とろろご飯（とろろ汁をご飯にかけた料理）などとして食されます。
▶**ヒトエグサ**（一重草）は古くからアオサと混同され、沖縄ではアーサーと呼ばれアーサー汁に用いられます。旬は春です。ヒトエグサはアオサとは明らかに別物で、アオサよりもはるかに軟らかく、みそ汁に用いられたり、うどんやそばに添えられたりします。その他、サラダ、天ぷら、佃煮に利用されることもあります。今日、アオサの名称で一般に流通しているもののほとんどは、実はヒトエグサです。

これに対して、本来のアオサはとても硬くて、汁ものに調理されることはまずありません。主に、アオノリの代用として粉末にしてお好み焼きやタコ焼き、焼きそばにふりかけて食されますが、味はありません。
▶**ヒジキ**は、ワカメと並んで庶民に親しまれてきました。ヒジキご飯は江戸時代から日常的に食されてきました。その他に、煮もの、和えもの（白和え、ゴマ和え）、酢のもの、炊き込みご飯などとして食されます。
▶**岩ノリ**はみそ汁や酢のものなどに用いられるほかに、うどん、そば、ラーメンに添えられます。
▶**アカモク**はギンバソウもしくはジンバソウとも呼ばれ、新潟県ではナガモ、秋田県ではギバサと呼ばれます。北陸以北の日本海側で食されます。旬は3月前後です。茹でてみそ汁にしたり、うどんやそば、ラーメンに添えて食されたり、湯通しをして醬油やワサビ醬油などにつけて食されます。天ぷらに調理されることもあります。また、しばしばご飯にかけて食されます。
▶**テングサ**と**オゴノリ**は寒天の原料とされます。**エゴノリ**も寒天の補助材料として用いられるほか、エゴやエゴねり（新潟県などの郷土料理）の原料とされます。
▶**モズク**は、通常は酢のものとして食されますが、みそ汁、モズク粥、モズク雑炊としても調理されることがあります。
▶**焼きノリ**とは、アサクサノリやスサビノリなどを薄く抄いて乾燥させた干しノリを加熱して焼き上げたものです。ノリ巻き、おにぎり、お茶漬けに用いられたり、ラーメンやざるそばに添えられたり、サラダに添えられたりします。また、単に朝食に添えられたり、薬味として用いられるほかに、ノリを衣にした磯部揚げ、ノリで巻いた磯辺巻き、ノリで巻いて焼いた磯辺焼きなどの料理があります。
▶**アオノリ**は香りが高いことから、粉末にしてお好み焼きやタコ焼き、焼きそばにふりかけて食されたり、ふりかけ、酢のもの、佃煮に利用されます。アオサとは異なり汁ものとして調理されることがあります。

海藻を使った料理で何が好きですか。

☞ 訓練教材集
p.174
海藻を使った料理の種類の表を提示しながら

🛍 知恵袋
▶海藻を使った一般的な料理として、酢のもの、煮もの、汁もののほかさまざまな料理があります。

📖 会話訓練の進め方
会話訓練の進め方について、本章最初の p.66 〜 74 をご参照ください。

「海藻を使った料理の種類」に関する臨床家用マニュアルのページ一覧

（訓練教材集の 174 ページに対応しています）

- 酢のもの（175 ページ）
- 煮もの（175 ページ）
- 汁もの（175 ページ）

海藻を使った酢のもので好きな（よく食べる）ものは、何ですか。

☞ 訓練教材集
p.175
海藻を使った酢のものの写真を提示しながら

🛍 知恵袋
▶海藻は、酢のもの、和えもの、煮もの、汁もの、サラダ、佃煮などにして食されますが、とりわけ二杯酢、三杯酢など酢を用いて調理されて食されることが多い傾向にあります。というのは、酢の味と香りは海藻の香りとよく調和するからです。特に、ワカメ、モズク、トサカノリなどは酢のものとして調理されることが多いといえましょう。海藻の酢のものに、野菜や小魚が加えられることもあります。
▶海藻を使った酢のものとして、ワカメとキュウリの酢のもの、ワカメとチリメンジャコの酢のもの、モズクの酢のもの、メカブの酢のものなどがあります。イカ、タコ、カニなどを添えた海藻の酢のものも食されます。

海藻を使った煮もので好きな（よく食べる）ものは、何ですか。

☞ 訓練教材集
p.176
海藻を使った煮ものの写真を提示しながら

🛍 知恵袋
▶身欠きニシンの昆布巻きやサケの昆布巻きは、地域によって正月料理に欠かせない干しコンブを用いた料理です。そのほか、切り昆布煮、アラメと野菜の煮もの、ヒジキの煮もの、結び昆布煮、ダイズと昆布の煮もの、茎ワカメ煮、昆布の佃煮、ノリの佃煮、ワカメとタケノコの煮もの、松前漬け（細切りにしたコンブ、スルメ、ニンジン、ダイコン、カブなどを煮て、みりん醤油に漬けたもの）などがあります。

海藻を使った汁もので好きな（よく食べる）ものは、何ですか。

☞ 訓練教材集
p.177
海藻を使った汁ものの写真を提示しながら

🛍 知恵袋
▶海藻のみそ汁は、広く普及している料理です。ワカメ、アオサ、メカブ、モズク、アラメ、アカモク（ギンバソウ、ジンバソウ、ナガモ、ギバサともいいます）、ウミゾウメン（ウミソーメンともいいます）などがみそ汁やスープに用いられます。ワカメとタケノコの吸いものは若竹汁（若竹椀）として知られています。

その他の海藻を使った料理・菓子で好きな（よく食べる）ものは、何ですか。

> 訓練教材集
> p.178
> その他の海藻を使った料理・菓子の写真を提示しながら

🛍 **知恵袋**

▶**エゴ**は、**エゴノリ**を原料とした北陸の名産です。煮て寒天のように冷やし固めた料理で、からし酢みそやショウガ醤油などにつけて食べます。

▶**ところてん**はテングサやオゴノリを原料とした全国的に普及した料理です。テングサを煮てから冷やし固め、天突きと呼ばれる専用の器具を用いて押し出しながら細い麺状に切り出し、二杯酢あるいは三杯酢をかけて和辛子を添えて食べます。

▶京都の旅館でところてんを戸外で凍結させてから乾燥させて偶然できたものが寒天です。

▶**寒天**はテングサやオゴノリ、エゴノリのエキスを原料とした凝固剤（ゲル化剤）です。**蜜豆**（みつまめ）や**水羊羹**（みずようかん）、**杏仁豆腐**（あんにんどうふ）は、寒天を用いた代表的なデザートです。寒天はよせものとしても調理されます。かき玉汁の寒天寄せは、石川県金沢市では**えびす**と呼ばれ、富山県では**べっこう**と呼ばれています。

▶**その他の海藻料理**として、麺類（おぼろうどん、ワカメやギンバソウ（ナガモ）のうどん・そば）、天ぷら・唐揚げ（コンブ、ワカメ、メカブなど）、海藻サラダ、メカブ納豆丼、漬けものなどがあります。

▶沖縄では、切り昆布に豚肉と切り干しダイコンを加えて炒めた**くーぶいりちー**という料理が知られています。

▶また、コンブは塩昆布として食されたり、昆布茶として用いられたり、おやつ昆布として食されたりします。

> 訓練教材集
> p.179
> 海中に生息するワカメ、海中に生息するモズク、岩面に着生する岩ノリ、岩上に生育するウミゾウメンの写真を提示しながら

話題の泉

海辺でワカメ拾いをしたり、岩ノリ採りや、モズク採り、アオサ採り、ウミゾウメン採りなどをしたことがありますか。どのようにして採りましたか。

▶ワカメはコンブとともに最も身近な海草です。海辺に流れ着いたワカメを拾って食することは海沿いで暮らす人たちにとっては、かつては身近な話題でした。岩ノリ、モズク、アオサなどをとるのも身近な話題でした。子供にとっては遊びであり、両親から仕事として命じられる場合もありました。今日では海遊びの一環として行われることのほうが多いようです。

▶ワカメは冬に岩に着床し、春には70〜80センチ程度に成長し、海水が温かくなると消滅します。ですから、ワカメの採取時期は春です。岩場や防波堤でワカメを採取する場合は、1〜2メートル位の棒の先に鎌などを取りつけて根元から切りとります。素潜りでとる人もいます。

ワンポイント・アドバイス

▶厳密には、天然のものであってもワカメを採取すると、漁業権に抵触しますし、漁業権を得ていても解禁日（多くは3月1日）を守らないと、密漁となります。また、その地域の貴重な資源となっており、漁師であっても漁獲期間が厳しく規定されている海藻もあります。

▶慣例的に昔ながらに採取することについて許容範囲とされる程度も海藻の種類も、地域と時代によって異なります。ですから、クライアントの考え方に合わせて会話を進めましょう。

> 訓練教材集
> p.175〜178
> 海藻を使った各種の料理の写真を提示しながら

●ロールカード●

【役割】
食堂やレストランで注文をする。

【課題】
料理の写真から1〜3品選んで、注文する。

ワンポイント・アドバイス1

▶必要に応じて、注文表に記入していただいて読み上げてもらう方法も用いましょう。臨床家は店員になりすまし、「あいにく売り切れですが」などと返答したり、写真にないメニューを紹介するなどして話題を広げると良いでしょう。

ワンポイント・アドバイス2
▶前述のとおり、典型的なクローズド・クエスチョンですので、各種の訓練技法を会話レベルでいかす導入的課題として利用してください。

> 祝いごとで、コンブを贈ったり、いただいたり、あるいは食べたりしたことがありますか。どのような祝いごとですか。

知恵袋
▶コンブは祝いごとに使われてきました。また、「**養老昆布**(よろこぶ)」というめでたい文字をあてて不老長寿を祝う席には欠かせない縁起ものとして使われてきました。特に、結婚とコンブの関わりは深く、仲人が女性の家を訪問したときに、コンブ（コブ）茶に結びコンブを入れて縁結びを祈る地域があります。結納にコンブを用いるのも、「子生婦(こんぶ)」をもじって元気な子供がたくさん産まれることを願ったことに由来します。武家では鼓舞(こぶ)をもじって士気を高めるという意味で用いられました。その他、現在でも、精進料理や新年のおせち料理などで、広く用いられている食材の一つです。

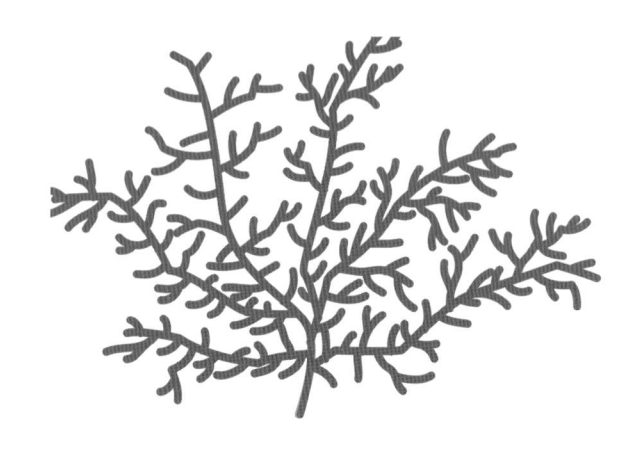

2. 魚介類

会話カード 8

刺身

（訓練教材集の 180 ～ 181 ページ）

以下の設問を切り口として、会話をします。

刺身で好きな（よく食べる）ものは、何ですか。

☞ 訓練教材集
p.180
刺身の写真を
提示しながら

🛍 **知恵袋**

▶**刺身**は、魚介類を生食する日本料理の代表的な料理です。**お造り**（お作り）ともいいます。最も一般的な平作りのほか、姿作り、薄作り、細作り、たたき、背ごし作り、洗い、生け作り（活け造り）、松皮作り、花作り、昆布締めなど多数の調理法があります。醤油、ポン酢醤油、酢みそなどの調味料にワサビ、ショウガ、ニンニクなどの薬味を合わせて食べます。

▶盛りつけには、通常つまと辛みを添えます。つまはけんともいい、口直しの役目とともに外観を整えるために使われます。ダイコン、ニンジン、海藻、葉ジソなどが用いられます。

▶**日常的にしばしば食べられる刺身**は、マグロ（赤身）、イカ、サーモン、カツオ、シメサバ、アジ、ブリ、甘エビなどです。地域によっては、サメを湯引きして刺身として食されます。

ℹ️ **ワンポイント・アドバイス**

▶マグロ、カツオなどの**赤身魚**とタイ、カレイ、ヒラメ、タラなどの**白身魚**に分けて話題を進めるのも良いでしょう。白身魚は脂肪分が少なく味が淡泊で身がしまっています。赤身魚は味が濃厚で脂肪分が多く身が軟らかいのが特徴です。イワシ、サバ、サンマ、コハダなどは、皮の背が青色であることから**青魚**とも呼ばれ、寿司用語では光り物といいます。青魚を赤身魚に属すると分類する向きもありますが、学際的には、青魚は赤身魚であることもありますし、白身魚であることもあります。川魚はほとんどが白身魚です。サケも白身魚に属します。

刺身で嫌いな（あまり食べない）ものは、何ですか。

☞ 訓練教材集
p.180
刺身の写真を
提示しながら

🛍 **知恵袋**

▶山地で育った方のなかには、刺身の生臭さを嫌う方がいます。特に、青魚のにおいを嫌う人がいます。概して、マグロ、カニ、甘エビ、サーモンなど子供が好む魚介類は、広く受け入れられやすいようです。マグロのなかでも大トロは脂肪成分が多く含まれ、そのうまみを好む人がいる一方で、脂肪成分をしつこいと感じて嫌う人もいます。

2. 魚介類
会話カード 9
干もの
（訓練教材集の 182 ～ 186 ページ）

以下の設問を切り口として、会話をします。

> 干もので好きな（よく食べる）ものは、何ですか。

> 干もので嫌いな（あまり食べない）ものは、何ですか。

☞ 訓練教材集
p.182 ～ 186
干ものの写真を提示しながら

🛍 **知恵袋**

▶**干もの**とは、魚介類の身などを干した加工食品のことです。棒ダラやサケトバ、身欠きニシンは代表的な干ものです。生鮮食品を常温で放置すると急速に腐敗しますが、水分を減少させると細菌類の繁殖を抑えることが可能となり、腐敗を防ぐことができるため、古くから**保存食品**として重用されてきました。

▶地域によっては、干ものを扱った料理が発展しました。たとえば、会津地方は四方を山に囲まれ海から遠く交通が不便であることから、魚介類は保存のきく干ものを用いた料理（ニシンの山椒漬けや棒ダラ煮など）が普及しました。概して、日本の内陸部では、古くから干ものは貴重なタンパク源としての役割を果たしてきました。

▶干ものは、製造法によって、素干し、煮干し、塩干し、焼干し、調味干しなどと分類されます。**素干し**は塩を加えずにそのまま乾燥させるもので、スルメ、ごまめ、カズノコ、身欠きニシンなどに用いられます。**煮干し**は一度煮てから乾燥させたもので、イワシ、コウナゴ、干しエビなどに用いられます。**シラス干し**（ちりめんじゃこ）はイワシ類の仔稚魚を煮てから干した食品で広く普及しています。

▶**塩干し**は塩をつけて乾燥させたもので、干ものといえば一般的に塩干しのことをいいます。さっと水分を抜くように干す一夜干しや風干しなども塩干しに含まれます。塩干しには下処理の仕方によって**丸干し**と**開き干し**などに分けられます。内臓をとらずに丸ごと干したものを丸干しといい、イワシの丸干しが代表的です。内臓をとり開いて干したものを開き干しといい、サンマ、アジ、サバ、ホッケ、カマスなど多くの魚が開き干しにされます。

▶**焼干し**は焼いて乾かしたもので、アユ、フナ、ワカサギ、ハゼなどで作られます。

▶**調味干し**は、醤油（醤油干し）やみりん（みりん干し）などの調味液に開いた魚を漬けてから乾かしたもので、イワシや小型のアジやカレイなどが調味干しに用いられます。

▶**目刺し**イワシの丸干しは、目に串を刺すことからこう呼ばれます。サケトバとは、秋ザケを皮付きのまま縦に細く切り干ものにしたもののことです。**身欠きニシン**とは、ニシンの干もののことです。ニシンそばに用いられるほか、煮ものにされます。**棒ダラ**とは、マダラを干ものにしたものです。**スルメ**は、イカの素干し品のことです。**くさや**というのは、ムロアジの１種のアオムロ（クサヤモロ）などで作る干もののことです。腹開きにして内臓を除いた魚を独特の漬け汁に一晩漬けてから天日干しします。

ワンポイント・アドバイス

▶干ものは、全国の海辺で土産品としてよく扱われています。そこで、旅行で出かけたさいにお土産として買いたいもの（買ったことのあるもの）について話題を広げるのも良いでしょう。干ものが好きなクライアントでは、「熱海で買ったアジのみりん干しがおいしくて…」と会話が弾むでしょう。

得意な（よく作る）干ものの料理の調理の仕方について教えてください。

知恵袋

▶漁村で暮らす人々は、かつては魚介類の天日干しも自分たちで行っていました。天日干しは真冬でも行い、一年中行っていました。

▶干ものは、主に**焼き魚**や**甘露煮**などの煮ものに用いられます。具体的には、アジ、サバ、ホッケなどの干ものの焼き魚などは、しばしば食卓に上ります。炭火であぶることでうまみがでますが、ガスの火では干もののうまみを十分にだすことは難しいとされています。食べるさいには、干ものは基本的には頭、骨ごと食べることでうまみを味わうことができます。魚の種類にもよりますが、身だけをつついて食べるのでは、干もの本来のおいしさを味わうことができません。

▶**郷土料理**として発展したものとして、ニシンの山椒漬け、棒ダラ煮、棒ダラとダイコンの煮もの、棒ダラとゴボウの煮しめ、イモ棒、身欠きニシンの煮もの・煮つけ、ササゲマメと身欠きニシンのみそ煮、フキと身欠きニシンのみそ煮、ニシンみそ、ウツボの煮つけ・みそ煮、ニシンやサケなどの昆布巻き、アユのあめ炊き、干ダラの焼き酢、サケの酒びたし、小ブナのスズメ焼き、フナの甘露煮、コイのスズメ焼きなどがあります。概して、棒ダラと身欠きニシンを用いた料理は特に種類が豊富で全国的に普及しています。

2. 魚介類
会話カード 10
魚にまつわることば

以下の設問を切り口として、会話をします。

「エビでタイを釣る」とは、どのような意味でしょうか。

🛍 知恵袋
▶わずかな労力や品物で多くの利益を得ることのたとえです。

「腐ってもタイ」とは、どのような意味でしょうか。

🛍 知恵袋
▶本質的にすぐれたものは、どのようになっても価値を失わないことを意味します。

「ウナギのぼり」とは、どのような意味でしょうか。

🛍 知恵袋
▶物事が急激に上がっていくことで、物価や昇任などで使われます。

「サバを読む」とは、どのような意味でしょうか。

🛍 知恵袋
▶数をごまかすことを意味します。

「フグは食いたし命は惜しし」とは、どのような意味でしょうか。

🛍 知恵袋
▶おいしいフグ料理は食べたいが、毒にあたるのが恐ろしい。結果の恐ろしさを思うがあまりに物事をなかなか実行に移せないことを意味します。

「魚の水を得たよう」とは、どのような意味でしょうか。

🛍 知恵袋
▶能力を発揮できる場や環境を得て、生き生きと活躍するさまのたとえです。また、親密な交情のたとえにも用いられます。

「魚に芸を教える」とは、どのような意味でしょうか。

知恵袋
▶無駄なことのたとえです。

「水のあるところには魚が集まる」とは、どのような意味でしょうか。

知恵袋
▶ある環境のところには、それに気持ちの合った人が集まるという意味です。

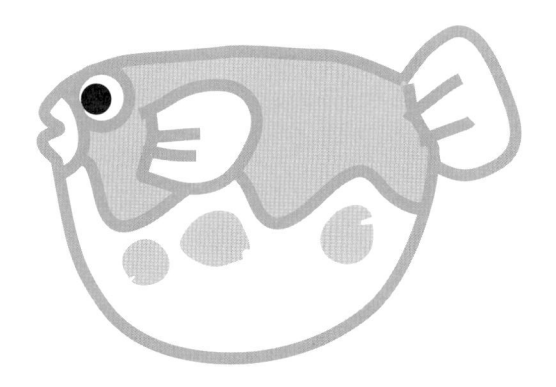

第4章 会話訓練の実践的課題
―食生活―

3. 肉類

- ■会話カード1　　肉全般 … 186
- ■会話カード2　　牛肉 … 193
- ■会話カード3　　豚肉 … 197
- ■会話カード4　　鶏肉 … 201
- ■会話カード5　　内臓（モツ・ホルモン）… 204
- ■会話カード6　　肉にまつわることば … 205

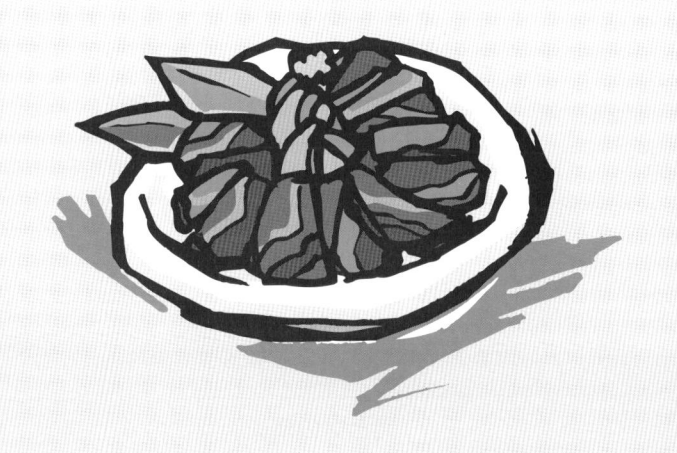

3. 肉類

会話カード 1　肉全般

（訓練教材集の 188 ～ 194 ページ）

以下の設問を切り口として、会話をします。

> 肉と魚では、どちらが好きですか。

🛍 **知恵袋**

▶世界的にみてきわめて特異な例に属しますが、近代になるまで日本人の多くは獣肉食を嫌って避けてきました。獣肉食を禁止するたび重なる布告により、日本人の間に獣肉食を罪悪視する感覚が定着しました。

▶日本人が公然と肉食を始めたのは幕末から明治初めのことですが、それも当初は限られた一部の人たちでした。当時の西洋通の日本人たちは、肉食が西洋人の優越の源と考え、初めに流行したのは牛鍋でした。牛肉の流行に続いて豚肉などほかの肉も食べられるようになり、洋食が日本人の食生活のなかに浸透していきました。

▶このように日本人の肉食の歴史が浅いことから、ほとんどの肉料理は海外で発展し国内に普及したものです。したがって、獣肉と魚のどちらを好むか、という設問は、洋食と和食とどちらを好むか、という問いに近いといえましょう。

▶今日では、**東日本**では魚介類の消費額が肉類の消費額を上回っているのに対して、**西日本**では両者がほぼ同等となっています。なお、農林水産省によって実施されている食品ロス調査（2005）による1週間7日の**夕食の献立の料理別頻度**では、魚料理が 3.3 回で最も多く、野菜料理が 3.2 回、肉料理が 1.9 回と報告されています。また、**年齢別調査**では、肉の摂取頻度は 50 代以上になると減少する傾向が報告されており、高齢者になると肉より魚を好むようになることが明らかです。

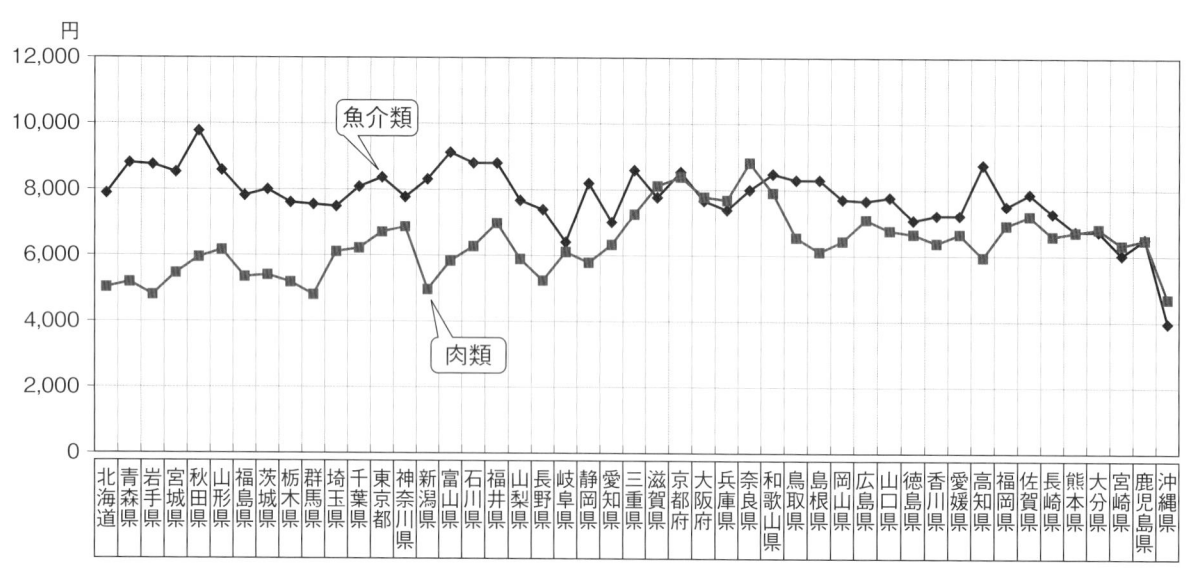

肉と魚の都道府県別の1世帯当たり月間支出額

（注）2004 年 9 ～ 11 月平均。2 人以上の世帯。
（資料）全国消費実態調査
（社会実情データ図録　http://www2.ttcn.ne.jp/honkawa/7237.html　より）

— 186 —

ワンポイント・アドバイス

▶朝食と夕食に分けて問いかけるのも良いでしょう。朝食では魚、夕食では肉という方もいらっしゃいます。

牛肉、豚肉、鶏肉では、どれをよく食べますか。

知恵袋

▶都道府県により、豚肉と牛肉の消費額に差がみられます。概して、**東日本**では豚肉の消費額が牛肉を上回っているのに対して、**西日本**では牛肉の消費額が豚肉を上回っています。ただし、西日本のなかでも宮崎県は牛と豚の消費が近づき、鹿児島県と沖縄県では、逆に豚肉が牛肉を上回っています。

▶実際に、肉じゃがという料理を取り上げても、関東圏では豚肉が使用される傾向にあるのに対して、関西圏では牛肉が使用される傾向にあります。あるいは、カツといえば関東圏ではトンカツが好まれるのに対して、関西圏ではビーフカツが好まれます。カレーライスに入れる肉も、同様です。

▶また、農林水産省によって実施されている食品ロス調査（2005）による1週間7日の夕食の献立の肉料理の頻度では、豚肉料理が0.7回で最も多く、鶏肉料理、牛肉料理と続いています。

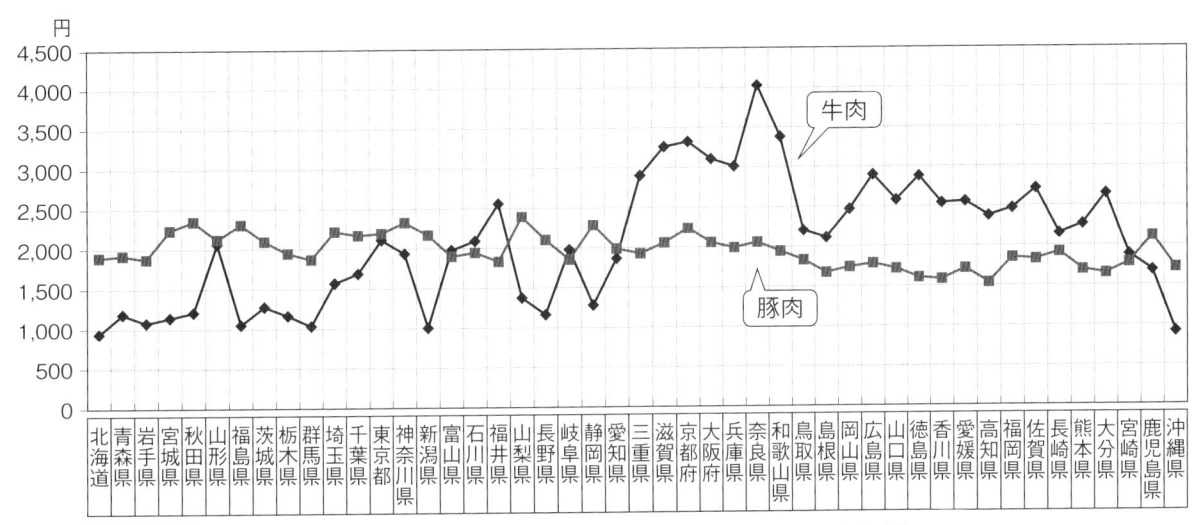

牛肉と豚肉の都道府県別の1世帯当たり月間支出額

（注）2004年9～11月平均。2人以上の世帯。生鮮肉であり、ハム、ソーセージ、ベーコンなど豚肉製品は除く。
（資料）全国消費実態調査
（社会実情データ図録　http://www2.ttcn.ne.jp/honkawa/7238.html　より）

肉を使った主な中華料理で、好きな(よく食べる)ものを、3つ教えてください。

☞ 訓練教材集
p.188
肉を使った中華料理の写真を提示しながら

🛍 知恵袋
▶肉を使った**中華料理**として、中華丼、八宝菜、酢豚、麻婆豆腐(まーぼー)、麻婆茄子、ホイコーロー(回鍋肉)、ニラレバ炒め、牛肉とピーマンの細切り炒め(チンジャオロース)、北京ダック、バンバンジー(棒々鶏)、牛肉のオイスター炒め、チャーシュー(煮豚、焼き豚)、春巻き、焼き餃子(ぎょうざ)、豚まん、シュウマイなどがあります。

☞ 訓練教材集
p.188
肉を使った中華料理の写真を提示しながら

●ロールカード●

役割
食堂やレストランで注文をする。

課題
料理の写真を提示して、1〜3品選んで注文する。

ⓘ ワンポイント・アドバイス1
▶必要に応じて、注文表に記入していただいて読み上げてもらう方法も用いましょう。臨床家は店員になりすまし、「あいにく売り切れですが」などと返答したり、写真にないメニューを紹介するなどして話題を広げると良いでしょう。

ⓘ ワンポイント・アドバイス2
▶前述のとおり、典型的なクローズド・クエスチョンですので、各種の訓練技法を会話レベルでいかす導入的課題として利用してください。

ラム肉で好きな(よく食べる)料理は、何ですか。

☞ 訓練教材集
p.190
ラム肉の料理の写真を提示しながら

🛍 知恵袋
▶**ラム**というのは子羊のことです。成長したヒツジは**マトン**といいます。ラム肉はくせがあるため敬遠されがちですが、軟らかく、くせを抑えやすく、香辛料や香味野菜をうまく用いるとおいしくいただけます。
▶**ラム肉の料理**として、ジンギスカン鍋(ジンギスカン鍋と呼ばれる専用の鉄板を用いた焼き肉料理で、生ラムもしくはタレに漬けたラムの鉄板焼きとほぼ同語)、ラムのステーキ、ラムの有馬焼き、みそ炒め、たたき、ラムシチューなどがあります。

> カレーライスには、牛肉、豚肉、鶏肉と人によって入れる肉が違いますが、あなたはどれが好きですか。また、ばら、かた、スジ、ひき肉と用いる種類もさまざまですが、あなたはどれが好きですか。牛肉や豚肉の内臓を入れたものを食べたことがありますか。

☞ 訓練教材集
p.191
カレーライスの写真を提示しながら

🛍 知恵袋

▶**代表的なカレーライス**として、牛肉を用いたビーフカレー、豚肉を用いたポークカレー、鶏肉を用いたチキンカレーがあります。概して、**関東地方**ではポークカレー、**近畿地方**ではビーフカレーが家庭で調理されます。その他、ひき肉を用いたキーマカレーも人気があります。

▶一般に、**牛肉**では、かた、かたロース、もも、そともも、すねなど筋肉の多い部位が適しています。ばらは避けられます。**豚肉**ではかた、かたロース、もものほかにばらも好んで用いられます。**鶏肉**では、もも、むね、ささみが用いられます。

▶ひき肉を用いたものは、**キーマカレー**と呼ばれています。その他、豚のスペアリブを入れたスペアリブカレー、鶏の手羽元（てばもと）を入れたカレーがあります。

▶**地域特有のカレーライス**として、宮城県の牛タンを入れた牛タンカレー、北海道のシカ、クマ、クジラの肉を入れたえぞ鹿カレー、熊カレー、鯨肉（げいにく）カレー、静岡県のモツ（鳥獣肉の内臓）を入れたモツカレー、三重県の松阪牛カレー、愛知県の名古屋コーチンを用いた名古屋コーチンチキンカレー、兵庫県の牛スジを入れたぼっかけカレー、熊本県の馬肉を入れた馬肉カレー、沖縄県のランチョンミートを用いたSPAMカレーがあります。

ⓘ ワンポイント・アドバイス

▶関東と関西と異なるのは、肉だけではありません。関西では、生卵、ソース、醤油など、カレーライスに何かを添える傾向にあります。特に生卵を添える食べ方は、関東ではみられないものです。ただし関東でも、ゆで卵を添える人はいます。こうしたカレーライスの食べ方にも話題を広げると良いでしょう。

> シチューには、牛肉、豚肉、鶏肉と人によって入れる肉が違いますが、あなたはどれが好きですか。また、ばら、かた、スジ、ひき肉と用いる種類もさまざまですが、あなたはどれが好きですか。

☞ 訓練教材集
p.192
シチューの写真を提示しながら

🛍 知恵袋

▶牛肉を用いた**ビーフシチュー**では、かた、かたロース、もも、そともも、すねが用いられます。豚肉を用いた**ポークシチュー**では、かた、かたロース、もも、ばらが用いられます。これらの肉には筋肉が多量に含まれており、煮込むと筋肉に含まれるコラーゲンがゼラチンに変化し、脂肪分が溶け出して軟らかくなりうまみがでます。鶏肉を用いた**チキンシチュー**では、もも、むねが用いられます。

煮込みに入れる肉はどれですか。

> 訓練教材集
> p.192
> 煮込みの写真を提示しながら

🛍 知恵袋

▶広義でいう**煮込み**というのは長時間材料を煮込んだ料理のことをさすので、おでんやシチューなども含まれます。牛、豚、鶏のほか、地域によっては熊、ウサギ、イノシシ、アヒル、カモ、シカ、ヒツジなどの肉も使われます。

▶**煮込みに使われる肉**は骨付き肉や硬い肉のほかに内臓も使われ、**モツ煮**として知られています。モツ煮は関東では普及していますが、関西では普及していません。関西では**モツ焼き**、**モツ鍋**のほうが一般的です。なお、モツというのは、鳥獣肉の臓物（内臓）のことであり、大腸が最もよく用いられます。

▶牛肉の場合はすね、ネック、もも、そとももが用いられます。ばらも赤ワイン煮などの料理で用いられます。スジ肉というのは食肉のアキレス腱の部分、もしくは腱がついた肉のことであり、牛スジの煮込みは近畿地方では「**どて焼き（どて煮）**」と呼ばれ、好んで食べられます。豚肉ではかた、もも、ばら、スペアリブが用いられます。

しゃぶしゃぶに入れる肉はどれですか。

> 訓練教材集
> p.193
> しゃぶしゃぶの写真を提示しながら

🛍 知恵袋

▶**しゃぶしゃぶ**には、牛肉、豚肉、鶏肉が用いられます。一般的に**牛肉**ではかたロース、リブロース、サーロイン、もも、ばら、ランプの薄切りが好まれます。リブロース、サーロインは特にうまみがあるとされていますが、高価なため庶民的とはいえません。また、牛肉ではオスよりメスのほうがおいしいとされています。

▶**豚肉**ではロース（牛肉のリブロースとサーロインを合わせた部分）、かた、かたロース、もも、ばらの薄切りが好まれます。

▶地域によっては、**鶏肉**もむねやももをしゃぶしゃぶにして食されます。**冷しゃぶ**は、薄切りの牛肉や豚肉を熱湯にくぐらせてから冷やして野菜と皿に盛りつけた料理です。

▶なお、しゃぶしゃぶの名称は、湯の中でふり洗いして熱を通すところからつけられたとされています。水炊きの鍋料理の一種です。牛肉や豚肉の薄切りを熱湯に通し、熱いうちにゴマだれやポン酢醤油をつけて食べます。牛肉を用いたものを「**牛しゃぶ**」、豚肉を用いたものを「**豚しゃぶ**」といいます。ネギ、ミツバ、シュンギク、シイタケ、春雨などをとり合わせ、アサツキやさらしネギを薬味として添えます。

すき焼きに入れる肉はどれですか。

☞ 訓練教材集
p.198
すき焼きの写真を提示しながら

🛍 知恵袋

▶**すき焼き**には、牛肉、豚肉、鶏肉（鶏すき）が用いられます。牛肉では、かたロース、リブロース、ばらのような適度に脂肪を含む部位のほうがうまみがあり適しています。豚肉では、かたロース、ロース、ばらが用いられます。

▶なお、**すき焼きの作り方は関東と関西では異なります**。**関東**では明治時代に流行した牛鍋が基本となっており、出汁（だし）に醤油、砂糖、みりん、酒などの調味料を混ぜた割下（わりした）（合わせ調味料）をあらかじめ用意して、この割下の中で牛肉と野菜（ネギ、シュンギク、シイタケ、焼き豆腐、シラタキなど）を煮ます。

▶これに対して**関西**では、まず鍋を火にかけて牛脂で鍋炒めをして初めに牛肉を入れて焼き、これに砂糖をふりかけて砂糖が溶けて肉にしみ込んだところへ醤油を注いで野菜を加えます。

▶その他、**北海道や新潟など**では豚肉が用いられてきました。**愛知県や滋賀県など**では、鶏肉が用いられてきました。

ハンバーグに入れる肉はどれですか

☞ 訓練教材集
p.193
ハンバーグの写真を提示しながら

🛍 知恵袋

▶**ハンバーグに使用するひき肉**は、通常は**豚と牛の合いびき肉**（比率は４：６もしくは３：７の場合が多い）を使用します。これにより豚肉と牛肉の両方の長所が引き立つとされます。牛だけだとパサパサして硬い料理となり、豚だけだとうまみが少ない料理となります。両者を混ぜ合わせることで、うまみのあるジューシーな料理に仕上げることができます。しかし、牛肉100%のハンバーグを好む方もいますし、鶏肉を好む方もいます。

▶**ハンバーグまたはハンバーグステーキの調理の仕方**はとても簡単ですし、咀嚼力の弱い老人や子供でも食べることができますので、広く普及しています。前述のひき肉に塩、タマネギなどの野菜類のみじん切り、コショウなどの香辛料を加え、パン粉を混ぜてこね合わせたものを楕円形に整形して焼きます。つなぎのパン粉は、市販のものをそのまま使うよりも細かくちぎった食パンを牛乳などでふやかしたものを用いるほうが食感が増し、また味がまろやかになります。

▶厚みのあるハンバーグでは食中毒を起こす原因となることがあり、予防対策として水を加えて蒸し焼きにする過程を加えたり、厚みを減らして中心部を十分加熱したりする必要があります。ソースとともに煮込んだ「煮込みハンバーグ」が最近普及していますが、これは食中毒の予防にもなります。

▶なお、スーパーなどで販売されているパック入りのひき肉は、脂身の多いバラ肉が使われていることが多いので要注意です。健康に良いとはいえません。できれば、肉屋や肉売り場で脂肪の少ない赤身肉を指定し、その場でひいてもらうのが望ましいでしょう。もし、スーパーなどでパックの商品を買う場合は、パックに表示されている赤身と脂肪の割合を確認して、なるべく脂肪が少ないものを選ぶようにすると良いでしょう。

焼肉屋で食べたい内臓以外の肉はどれですか。

> 訓練教材集
> p.194
> 焼肉の写真を提示しながら

🎒 知恵袋

▶**牛肉**では、**牛カルビ**（あばら肉の朝鮮語）、**ロース**（リブロースもしくはかたロース）が人気があります。上カルビとは、あばら肉のなかでも霜降りのさしが入っている部分です。焼肉店では伝統的に、ロースと称して実際にはももが用いられている慣習があります。このため、消費者庁は平成22年に景品表示法に基づいて適正な表示をするように業界団体に求めています。

▶**豚肉**では**かたロース**、**ロース**、**はら**（**豚カルビ**）が人気があります。焼肉店で**トントロ**と呼ばれているものは、ネック（首の周囲の肉）のことですが、正式な学術用語ではなく俗語であり、店によっては頬の部分であったり、耳の部分であったり、尻の部分であったりします。**鶏肉**では、もも、手羽先が提供されます。

ステーキ・ソテーで食べたい肉はどれですか。また、お好みのステーキの焼き方は何でしょうか。

> 訓練教材集
> p.194
> ビーフステーキの写真を提示しながら

🎒 知恵袋

▶**牛肉がステーキとして用いられる代表的な肉**であり、**ビーフステーキ**と呼ばれます。肉の厚さは1～2センチくらいの場合が一般的です。通常、1人前として、100～200グラム程度の量の肉を使用します。ステーキは最も単純な肉の調理であるため、材料とする肉そのものの軟らかさや味が、料理の味に大きく影響を与えます。肉を軟らかくするポイントとして、肉タタキなどの器具で肉の組織をたたいて軟らかくします。

▶牛肉のヒレは最高級肉で、軟らかくステーキとして用いられます（**ヒレステーキ**）。その他、リブロース（**リブステーキ**）、サーロイン（**サーロインステーキ**）は適度な軟らかさとうまみ成分となる脂肪を含んでおり、ステーキとして好まれます。もも、ランプ（**ランプステーキ**）は、ややかみごたえがありますが、やはりビーフステーキとして用いられます。T字形の骨をはさんで片側にヒレ、片側にサーロインの肉のついた大きな塊を使うものは**ティーボーンステーキ**と呼ばれます。

▶**焼き方**は、日本では、**レア**（表面のみを焼いて中心部は生に近い状態）、**ミディアム**（切るとほぼ全体に色が変わっているが肉汁は生に近い状態）、**ウェルダン**（よく焼いた状態）の3種類があります。

▶豚肉は**ポークソテー**として、ヒレ、ロース、かたロース、ももが用いられますが、**ポークステーキ**と呼ばれることもあります。子羊肉は**ラムステーキ**、鶏肉は**チキンステーキ**と呼ばれます。その他、シカ、アイガモの肉もステーキとして用いられます。ハンバーグステーキやハムを使ったハムステーキも広義でいうステーキの一種です。

3. 肉類

会話カード 2

牛　肉

（訓練教材集の 195 〜 199 ページ）

以下の設問を切り口として、会話をします。

> 牛肉で好きな（よく食べる）部位は、何ですか。また、どのような料理に調理して食べますか。

> 牛肉で嫌いな（あまり食べない）部位は、何ですか。

☞ 訓練教材集
p.195
牛肉の写真を
提示しながら

🛍 **知恵袋**

❶ネックは、ひき肉、こま切れ、角切りにします。

❷かた（うでの部分）は肉質が硬く、薄切りにして焼き肉にしたり、煮込み料理、カレー、シチュー、スープにします。

❸かたロースは赤身の間に細かな脂肪を含むので風味が良く、薄切りにしてしゃぶしゃぶ、すき焼きにします。いわゆる霜降り肉となりやすい部分です。比較的スジが多いので、厚切りにして用いる料理には不向きです。

❹リブロースは、サーロインと並んで最も上質の部分で風味が良く、ローストビーフ、ステーキ、しゃぶしゃぶ、バーベキュー、すき焼きにします。

❺サーロインは最も上質の部分で、ステーキのほかに網焼き、しゃぶしゃぶにも適しています。

❻ヒレは最も脂肪分が少なくて軟らかく、ビーフカツ、ステーキにします。一頭分の牛肉のわずかに 3% しかとれないので、最も高価で最高級部分肉とされています。

❼ばらは、肉のきめが粗くやや硬めで脂肪分が多い一方で、脂肪と赤身がかみ合っていて濃厚な風味があり、料理の方法によって好まれます。なお、韓国料理においては肋骨の周辺についている肉、すなわちあばら肉のことを**カルビ**といいます。国内でも焼き肉料理でこの名称が普及しています。バラ肉を焼肉用のカルビとしてスライスする場合、一般に赤身の部分を適度に多くします。

❽ももは、脂肪が少なく赤身が多く、すき焼き、ローストビーフ、焼き肉、牛丼、シチュー、ソテー、ステーキにします。

❾そとももは、薄切りにして焼き肉や炒めものにしたり、角切りにして煮込み料理にします。

❿ランプは、軟らかいのでステーキのほか、ローストビーフ、すき焼き、バーベキューなどに使われます。

⓫すねは、スジが多くて硬いので、煮込み料理など時間をかけた料理に用いられます。

※上記の各部位の番号は、訓練教材集 195 ページの牛肉の部位の図中の番号と対応しています。

> 和牛、国産牛、交雑種、輸入牛（アメリカ産のUSビーフやオーストラリア産のオージービーフ）では、どちらが好きですか。

知恵袋
▶現在国内で食用に利用されている牛肉は、和牛、国産牛、交雑種、輸入牛です。
▶**和牛**とは、日本にもとからいる牛に外来種を交配、品種改良を重ねた牛のことをいい、そのほとんどは黒毛和牛です。和牛という言葉から日本国産の牛のことをさすと思うかもしれませんが、牛の品種をあらわした言葉なので国産牛という意味ではありません。和牛は霜降り肉になりやすく特有の風味があり、日本人に好まれています。
▶和牛以外の品種で日本で肥育された牛（ホルスタインなど）を**国産牛**と呼び、大衆向けの牛肉として広く流通しています。
▶**交雑種**とは、一般的にホルスタイン種などの乳牛と和牛（黒毛和種など）などの肉牛の間に生まれた子牛のことをいいます。肉質や脂肪交雑もホルスタイン種に比べて向上しており、良質の交雑種になると和牛に近い肉のうまみを味わうことができます。
▶**輸入牛**の多くは、アメリカ産（USビーフ）とオーストラリア産（オージービーフ）で、多くは雑種です。
▶**アメリカ産のUSビーフやオーストラリア産のオージービーフ**について、以前は穀物飼育（USビーフ）か牧草飼育（オージービーフ）かによって味に差があったのですが、最近では日本企業が現地生産者と提携して日本向けに飼育していることなどもあり、両者の差は少なくなりました。なお、国内では主要ファーストフードチェーンのハンバーガー用の牛肉は、多くがオーストラリア産を使用しています。

ワンポイント・アドバイス
▶牛肉は安全面から和牛もしくは国産牛を好むという方もいます。特に、狂牛病問題が発生して以来、アメリカ産を避ける方がいます。

> 好きな銘柄牛はありますか。また、あなたの住む地域の銘柄牛について教えてください。

知恵袋
▶**全国的に知名度の高い銘柄牛**として、兵庫県の神戸牛、三重県の松阪牛、滋賀県の近江牛は**日本三大和牛**といわれています。その他に、主に以下があります。
北海道：十勝和牛、いけだ牛、北勝牛、宗谷黒牛、白老牛、興農牛、知床牛
東　北：幻の短角牛、健育牛、あおもり倉石牛、いわて前沢牛、新生漢方牛、仙台牛、米沢牛、山形牛、蔵王牛、福島牛
関　東：常陸牛、八千代ビーフ、前日光和牛、大田原牛、甲州ワインビーフ
甲信越・北陸：にいがた和牛、村上牛、信州牛、能登牛、若狭牛
東　海：富士朝霧高原朝霧牛、知多和牛／知多牛、飛騨牛、松阪牛、伊賀牛
近　畿：近江牛、丹波ささやまビーフ、黒田庄和牛、神戸ビーフ、兵庫県産但馬牛、熊野牛
中　国：島根和牛、しまね和牛肉
四　国：阿波牛、土佐和牛、伊予牛 絹の味
九　州：佐賀牛、伊万里牛、くまもとの味彩牛、豊後牛肉、宮崎牛、鹿児島黒牛

牛肉を使った料理で何が好きですか。

☞ 訓練教材集
p.196
牛肉を使った料理の種類の表を提示しながら

🍵 知恵袋
▶**牛肉を使った一般的な料理**として、**生もの**（牛刺し、牛タンの刺身、牛のたたき、ユッケなど）、**焼きもの**（ビーフステーキ、鉄板焼き、焼き肉、ビーフソテー、ローストビーフ、バーベキュー、串焼き、牛肉の野菜巻き、八幡巻き、ホルモン焼き、オイスター炒め、プルコギなど）、**煮もの**（すき焼き、肉じゃが、水炊き、どて煮、肉豆腐、しゃぶしゃぶ、冷しゃぶ、牛鍋、牛の有馬煮、ポトフ、ボルシチ（ロシアのスープ）など）、**炒めもの**（肉野菜炒め、など）、**シチュー・カレー**（ビーフシチュー、ビーフカレー、クッパなど）、**ご飯料理**（ステーキ丼、牛丼、牛刺丼、牛のにぎりなど）などがあります。その他に、揚げものとして、ビーフカツなどがあります。
▶前述のように、肉じゃがは関東圏では豚肉が使用される傾向にあるのに対して、関西圏では牛肉が使用される傾向にあります。**どて煮（どて焼き）**とは、牛のスジ肉をみそやみりんで時間をかけて煮込んだ関西の料理です。

📖 会話訓練の進め方
▶青果類、魚介類で示したような料理の種類ごとの質問へと話題を広げる手法は、肉類では不向きであることが少なくないと判断したため臨床家用マニュアルにはありません（適応となるクライアントに対しては、ご使用ください）。そもそも、肉を食べる習慣が日本にはなかったこと、老人は肉を好んで食べない傾向にあること、家庭で調理したり食べたりする料理の種類が限られていることなどの要因が関与しています。クライアントの関心や好みにあわせて、「肉じゃがに入れる具材を教えてください」「どて煮のおいしいお店を知っていますか」「得意な肉料理は何でしょうか」など、臨機応変に話題を広げてください。
▶しかし、訓練教材集の 196 ページは、会話訓練を進めるうえである程度有用であると思われます。たとえば、クライアントが好きだと答えた肉料理の調理方法、食べ方、料理にまつわる思い出話などから話題を広げることができるでしょう。あるいは、クライアントが好きだと答えた肉料理に用いる牛肉の部位について、訓練教材集の 195 ページの牛肉を示して答えていただくことが適応となる場合もあるでしょう。
▶失語症がある方に語想起訓練、呼称訓練、単語レベルの読字・書字訓練を組み合わせたプランとすることもできるのは、青果類、魚介類と同様です。
▶なお、上記の点は、以下の豚肉、鶏肉、内臓（モツ・ホルモン）でも同様です。

☞ 訓練教材集
p.197～199
牛肉を使った各種の料理の写真を提示しながら

●ロールカード●

役割
食堂やレストランで注文をする。

課題
写真を提示して、1～3品選んで、注文する。

ⓘ ワンポイント・アドバイス1
▶必要に応じて、注文表に記入していただいて読み上げてもらう方法も用いましょう。「あいにく売り切れですが」などと返答したり、写真にないメニューを紹介するなどして話題を広げると良いでしょう。

ⓘ ワンポイント・アドバイス2
▶前述のとおり、典型的なクローズド・クエスチョンですので、各種の訓練技法を会話レベルでいかす導入的課題として利用してください。

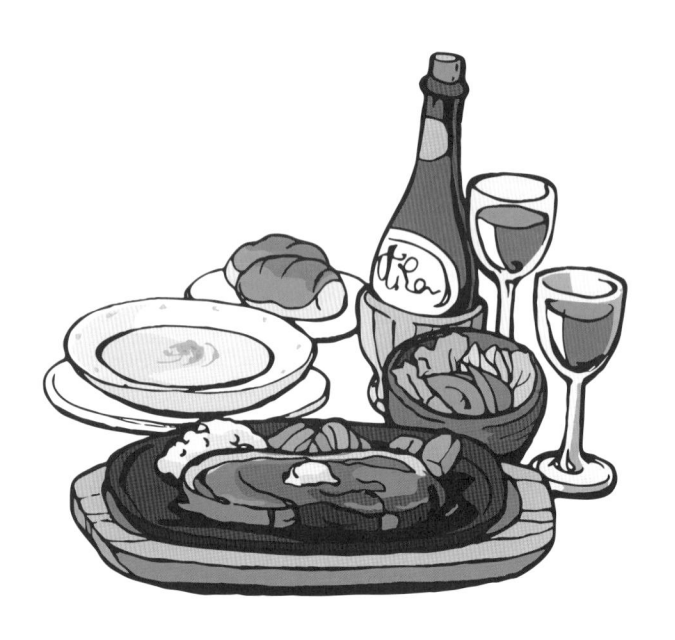

3. 肉類

会話カード 3

豚 肉

（訓練教材集の 200 〜 207 ページ）

以下の設問を切り口として、会話をします。

> 豚肉で好きな（よく食べる）部位は、何ですか。また、どのような料理に調理して食べますか。

> 豚肉で嫌いな（あまり食べない）部位は、何ですか。

☞ 訓練教材集
p.200
豚肉の写真を
提示しながら

知恵袋

❶**かた**は硬くスジが多いので薄切り、こま切れ、ひき肉にします。角切りにしたものは、軟らかく煮込む料理に用います。

❷**かたロース**は脂質を含む割合が比較的高く、肉質はかたとロースの中間とされていてうまみがあります。焼き豚、トンカツ、すき焼き、カレー、ショウガ焼きなど多くの豚肉料理に用いられます。

❸**ロース**は豚肉のなかで特に上質の部分であり、比較的軟らかく、表面の脂肪が風味の決め手となっています。牛肉のリブロースとサーロインを合わせた部分をさします。薄切りにしてすき焼き、しゃぶしゃぶ、ショウガ焼きに用いたり、厚切りにしてとんかつやポークソテーに用いたりします。ブロックではローストポーク、焼き豚などに用います。また加工して、ロースハムにします。

❹**ヒレ**は、最も軟らかく、豚肉のなかでは最上級の部分であり、脂肪もほとんど含まれません。ひれかつ、ソテー、ローストポークにします。

❺**ばら**は三枚肉とも呼ばれ、豚肉のなかで最も脂肪を含む割合が高く、脂肪を好む人の料理に向いています。カレー、シチュー、角煮、豚汁、炒めもの、煮込み料理、お好み焼き、焼きそばなどに用います。骨付きの豚ばら肉は、**スペアリブ**とも呼ばれます。沖縄では皮付き豚ばら肉のことを三枚肉と呼び、軟骨や骨のついた豚ばら肉を**ソーキ**と呼びます。煮込んだソーキが多く載った沖縄そばをソーキそばといいます。ソーキのうち、スペアリブに相当するものを本ソーキと呼び、軟骨付き豚ばら肉は軟骨ソーキといいます。

❻**もも**はほとんど赤身なので脂肪の含有量が少なく、脂肪を好まない人の料理に向いています。ローストポーク、とんかつ、ソテー、焼き豚などに用います。また加工してボンレスハムにします。

❼**そともも**はやや硬く、ローストポーク、焼き豚、煮込み料理などにします。

※上記の各部位の番号は、訓練教材集 200 ページの豚肉の部位の図中の番号と対応しています。

豚肉を使った料理で何が好きですか。

☞ 訓練教材集
p.201
豚肉を使った料理の種類の表を提示しながら

🛍 知恵袋
▶**豚肉を使った一般的な料理**として、**揚げもの**（トンカツ（ポークカツレツ）、ヒレカツ、串カツ、メンチカツなど）、**焼きもの**（ポークソテー、ポークケチャップ、ショウガ焼き、みそ漬け焼き、スペアリブのロースト、焼き豚、串焼き、ポークピカタなど）、**煮もの**（しゃぶしゃぶ、冷しゃぶ、スペアリブの煮込み、角煮、チャーシュー、肉じゃが、うま煮、モツ煮、すき焼き、とんこつ（鹿児島県の郷土料理）、ソーキ、ラフテー（豚肉の沖縄風角煮）など）、**炒めもの**（肉野菜炒め、豚肉とピーマンの炒めもの、モツ炒め、酢豚、ゴーヤチャンプルー、みそ炒め、キムチ炒めなど）、**シチュー・カレー**（ポークシチュー、ポークカレーなど）、**汁もの**（豚汁など）、**鍋もの**（チゲ鍋、坦々鍋など）、**ご飯料理・主食**（カツカレー、カツ丼、豚肉丼、カツサンド、お好み焼き、焼きそば、チャーシュー麺、ソーキそば、肉うどん・そばなど）などがあります。

好きな銘柄豚はありますか。また、あなたの住む地域の銘柄豚について教えてください。

🛍 知恵袋
▶**全国的に知名度の高い銘柄豚**として、主に以下があります。
北 海 道：サチク赤豚、十勝野ポーク、興農豚（こうのうとん）
東　　北：林大豚（りんだいとん）、日本の豚 やまと豚、白金豚、平牧三元豚、ヘルシーポーク天元豚
関　　東：ローズポーク、赤城高原豚、スーパーゴールデンポーク、ゴールデンポーク、林SPF、花悠、高座豚
甲信越・北陸：信州ポーク みゆき豚、越後もち豚、越乃黄金豚、つなんポーク
東　　海：遠州黒豚、美濃ヘルシーポーク
近　　畿：京都ポーク
中　　国：ケンボロー 芙蓉ポーク
四　　国：阿波ポーク
九　　州：梅肉ポーク、霧島黒豚、観音池ポーク、かごしま黒豚、純粋黒豚 六白（ろっぱく）、茶美豚（ちゃーみーとん）
沖　　縄：琉球ロイヤルポーク、あぐー、やんばる島豚、琉球長寿豚

> 地域特有のトンカツ、もしくはカツ丼で、食べたことがあるものがあれば、教えて下さい。

☞ 訓練教材集
p.207
トンカツ・カツ丼の写真を提示しながら

知恵袋
▶地域特有の**トンカツ**として、愛知県のみそカツ、わらじカツなどがあります。**地域特有のカツ丼**として、福井県や福島県（会津若松市）のウスターソースで味付けしたソースカツ丼、新潟県の醤油だれのたれカツ丼、愛知県のみそカツ丼、岡山県のデミグラスソースカツ丼などがあります。福井県のソースカツ丼にはキャベツが入っていませんが、福島県のソースカツ丼にはキャベツが入っています。
▶トンカツとして、主に**ロースカツ**と**ヒレカツ**があります。類似したカツとして、薄切り肉を巻いて揚げたロールカツがあります。
▶**トンカツの味付け**は、トンカツソース、ウスターソース、ウスターソースにトマトケチャップを混合させたもの、デミグラスソース、醤油などがあります。レモンを添えることもあります。
▶カツ丼は、丼に盛った飯の上に調理したトンカツを載せた日本の丼料理です。一般的なカツ丼はトンカツを卵とじにしたものですが、玉子とじにしない地域も少なくありません。玉子でとじない地域では、玉子でとじたものを区別して卵カツ丼と呼ぶことがあります。また、器を重箱にした場合、カツ重といいます。
▶**カツ丼の発祥地**は明らかではありません。東京都新宿区の早稲田界隈、群馬県桐生市、群馬県前橋市、長野県駒ヶ根市、岩手県一関市、福島県会津若松市、山梨県甲府市、福井県など諸説があり、複数の地域が発祥地と主張しています。
▶受験や試合などで「敵」に「勝つ」という験担ぎのために、前日や当日にカツ丼が食されることがあり、話題として広げられることがあります。

ワンポイント・アドバイス
▶カツ丼が好きな方もしくは関心がある方が対象となる会話カードですが、「一般的なトンカツのほかにお好きなカツはありますか」といった問いかけにより、カツ丼から話題を広げることができます。

☞ 訓練教材集
p.202～207
豚肉を使った各種の料理の写真を提示しながら

●ロールカード●
役割
食堂やレストランで注文をする。
課題
写真を提示して、1～3品選んで、注文する。

ワンポイント・アドバイス1
▶必要に応じて、注文表に記入していただいて読み上げてもらう方法も用いましょう。「あいにく売り切れですが」などと返答したり、写真にないメニューを紹介するなどして話題を広げると良いでしょう。

ⓘ ワンポイント・アドバイス２

▶前述のとおり、典型的なクローズド・クエスチョンですので、各種の訓練技法を会話レベルでいかす導入的課題として利用してください。

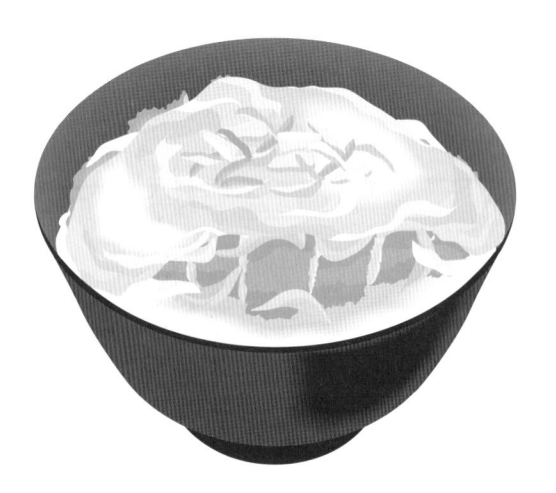

3. 肉類

会話カード 4 　鶏　肉

（訓練教材集の 208 ～ 216 ページ）

以下の設問を切り口として、会話をします。

> 鶏肉で好きな（よく食べる）部位は、何ですか。また、どのような料理に調理して食べますか。

> 鶏肉で嫌いな（あまり食べない）部位は、何ですか。

☞ 訓練教材集
p.208
鶏肉の写真を
提示しながら

🛍 知恵袋

❶翼の部分である**手羽**は、むねにつづく**手羽元**（ウイングスティック）と**手羽先**に分けられます。手羽先は脂肪が多くうまみがあり、スープ、カレー、唐揚げ、煮込みにし、手羽元は比較的脂肪が少なくて軟らかいのですが味は淡泊であり、唐揚げなどに用いられます。

❷**むね**は、脂肪が少なくカロリーも低く、さまざまな料理に用いられます。手羽も含めたむね肉のことを手羽肉といいます。

❸**もも**はむね肉よりもやや硬くてスジがあり、脂肪を多く含むため味にこくとうまみがあり、フライドチキン、ロースト、焼鳥、唐揚げ、煮ものなどに用いられます。

❹**ささみ**は鶏肉のなかで最も軟らかくてカロリーが低く脂肪も少なく、フライ、和えもの、サラダなどに用いられます。

❺**皮**は、脂肪が多く、唐揚げ、焼き鳥などにします。

※上記の各部位の番号は、訓練教材集 208 ページの鶏肉の部位の図中の番号と対応しています。

> 鶏肉を使った料理で何が好きですか。

☞ 訓練教材集
p.209
鶏肉を使った
料理の種類の
表を提示しな
がら

🛍 知恵袋

▶**鶏肉を使った一般的な料理**として、**揚げもの**（フライドチキン、唐揚げ、軟骨の唐揚げ、半身揚げ、チキンカツ、手羽先の唐揚げ、竜田揚げ、鶏皮の唐揚、チキンナゲットなど）、**焼きもの**（焼鳥、照り焼き、炭火焼き、チキンソテー、ショウガ焼き、ローストチキンなど）、**煮もの**（筑前煮、手羽の煮もの、しゃぶしゃぶ、鶏のカレー煮込み、治部煮（石川県金沢市の郷土料理）、**蒸しもの**（半身蒸し焼きなど、蒸し鶏のサラダ）、**汁もの・鍋もの**（鶏だんご汁、鴨汁、水炊き（福岡県の郷土料理で福岡県では水だきと呼び、別名博多煮ともいいます）、きりたんぽ鍋（秋田県の郷土料理）、ひきずり（愛知県の郷土料理で鶏肉を使ったすきやきなど）、かしわ鍋など）、**ご飯料理・主食**（親子丼、チキンライス、オムライス、鶏五目ご飯、鶏釜飯、鶏照り焼き丼、かしわ飯、チキンカレー、鶏のそぼろ丼、チキンドリア、鴨

汁そば・うどんなど）などがあります。
▶福岡県の水炊き、東京都のシャモ鍋、京都府のかしわ鍋、秋田県のきりたんぽ鍋はあわせて**日本4大鶏鍋**と呼ばれます。
▶西日本では、鶏肉のことを**かしわ**と呼ぶことから、かしわ飯、かしわ鍋といった料理名があります。
▶**カモ**は獣肉食が禁止されていた江戸時代から広く日本で食されてきましたので、地域によっては鶏肉と同様に親密度の高い鶏肉となります。カモを用いた料理として、治部煮、鴨鍋、鴨汁、鴨汁そば・うどん（鴨南蛮そば・うどん）などがあります。

好きな銘柄鶏はありますか。また、あなたの住む地域の銘柄鶏について教えてください。

知恵袋
▶**全国的に知名度の高い銘柄鶏**として、主に以下があります。
北海道：中札内田舎どり
東　北：青森シャモロック、まごころ奥入瀬鶏、奥州いわいどり、比内地鶏、川俣シャモ
関　東：奥久慈しゃも、東京しゃも
東　海：奥美濃古地鶏、名古屋コーチン、三河どり、三河赤鶏
近　畿：近江黒鶏、丹波あじわいどり、丹波地どり、播州百日どり、大和肉鶏、紀州うめどり
中　国：山陰産大山どり、おかやま地どり、岡山桃太郎地どり、長州どり、長州赤どり
四　国：阿波尾鶏、讃岐コーチン、四万十鶏
九　州：はかた地どり、ありたどり、みつせ鶏、大阿蘇どり、天草大王、豊のしゃも、日向赤鶏、みやざき地頭鶏、赤鶏さつま、桜島どり、さつま地鶏

焼き鳥（串焼き）で好きな（よく食べる）ものは何ですか。

訓練教材集
p.215
焼き鳥の写真を提示しながら

知恵袋
▶焼き鳥は、鶏肉を一口大に切ったものを串に数個刺し通して直火焼き（串焼き）にして調味した日本料理のことです。しかし、実際には、豚や牛の肉の串焼きも、広義の焼き鳥に含まれます。
　焼き鳥専門店ばかりでなく、居酒屋や小料理屋などのメニューともなっています。スーパーマーケットの惣菜売場や精肉店でも販売されており、今日では広く食されるようになりました。
▶**味付け**には、2種類あります。主に**塩**を使用したものと、醤油、みりん、酒、砂糖などから調整された甘辛い**タレ**をつけて焼いたものです。
▶**焼き鳥として食べる肉**として、主に以下があります。もも、ねぎま、つくね、手羽先（いかだ）、セセリ（小肉、首の周りの肉）、ボンジリ（尻の肉）、皮、なんこつ、かっぱ（胸なんこつ）、砂肝（砂ずり）、肝（きも、レバー）、タン（舌）、カシラ、ハツ、バラ、とんとろ（首の周囲の肉）。焼き鳥では、このように正肉（もも肉または胸肉）のほかに各種の内臓が用いられますが、この点について詳しくは次節の「内臓」を参照してください。

☞ 訓練教材集
p.210～216
鶏肉を使った各種の料理の写真を提示しながら

● ロールカード ●

役割
食堂やレストランで注文をする。

課題
写真を提示して、1～3品選んで、注文する。

ⓘ ワンポイント・アドバイス1
▶必要に応じて、注文表に記入していただいて読み上げてもらう方法も用いましょう。「あいにく売り切れですが」などと返答したり、写真にないメニューを紹介するなどして話題を広げると良いでしょう。

ⓘ ワンポイント・アドバイス2
▶前述のとおり、典型的なクローズド・クエスチョンですので、各種の訓練技法を会話レベルでいかす導入的課題として利用してください。

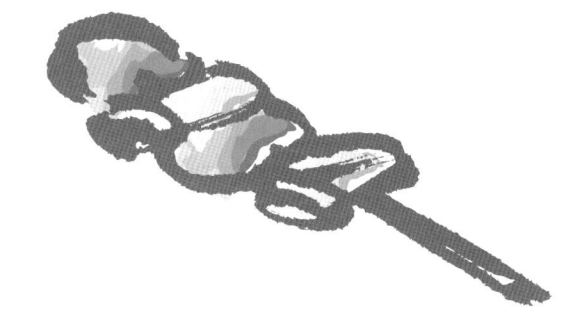

3. 肉類
会話カード 5
内臓（モツ・ホルモン）
（訓練教材集の217〜219ページ）

以下の設問を切り口として、会話をします。

牛や豚、鶏の内臓で好きな（よく食べる）ものはありますか。

☞ 訓練教材集
p.217
内臓（モツ・ホルモン）の写真を提示しながら

🛍 **知恵袋**

▶**主な可食内臓**として、以下があります。レバー（牛・豚・鶏の肝臓）、ミノ（牛の第１胃）、センマイ（牛の第３胃）、ガツ（豚の胃）、スナギモ（鶏の筋胃）、ハラミ（牛・豚の横隔膜（おうかくまく）の一部）、サガリ（牛・豚の横隔膜の一部）、ハツ（牛・豚・鶏の心臓）、ヒモ（牛・豚の小腸）、シマチョウ・テッチャン（牛の大腸）、シロ（豚の大腸）、テッポウ（牛・豚の直腸）、コブクロ（牛・豚の子宮）、タン（牛・豚の舌）、カシラ（牛・豚の頭肉）、テール（牛・豚の尻尾）、ノドスジ（牛・豚の食道）、皮（鶏の皮）、トンソク（豚足）、ミミガー（豚の耳）。トンソク（豚足）とミミガーは沖縄でよく食べられます。

▶**モツ**もしくは**ホルモン**とは本来内臓のことをさし、正肉以外のかつて廃棄していた部位を含む臓物肉全般が含まれます。**モツ料理**もしくは**ホルモン料理**とはこうした内臓を用いた料理のことをいいます。**関東**ではモツということばが主に用いられるのに対して、**関西**ではホルモンということばが主に用いられます。また、一般に単にホルモンと呼ぶ場合、牛や豚の大腸のことを指します。肝臓や心臓などを**赤モツ**というのに対して、胃や腸などを**白モツ**ということもあります。単にモツ・ホルモンという場合、小腸、大腸をさすことが一般的です。

牛や豚、鶏のホルモン料理（モツ料理）で好きな（よく食べる）ものはありますか。

☞ 訓練教材集
p.218
モツ・ホルモン料理の写真を提示しながら

🛍 **知恵袋**

▶**ホルモン料理**もしくは**モツ料理**、すなわち牛、豚、鶏の内臓を用いた料理として、ニラレバ炒め、ホルモン焼き（モツ焼き）などの炒めもの・焼きもの、串焼き、モツ煮、牛スジやテールなどの煮込み、モツ鍋、テール鍋、酢のもの、トンソク料理（焼きもの、唐揚げなど）などがあります。牛のレバー、タン、ハラミ・サガリなどは刺身としても食されます。

▶これらの内臓は、カレー（牛タンカレーなど）やそば（モツそば）、ラーメン（モツラーメン）に入れて食されることもあります。その他、丼やわっぱ飯（牛タンわっぱ飯など）などにして食されることもあります。

▶ただし、重い食中毒が発生したことから、平成24年7月から食品衛生法に基づいて、牛のレバーを生食用として販売・提供することが禁止されました。そのため、牛レバーを好んでいた方から「食べたい」という声が聞かれることがあります。

— 204 —

3. 肉類
会話カード 6
肉にまつわることば

以下の設問を切り口として、会話をします。

「牛の歩み」とは、どのような意味でしょうか。

🛍 知恵袋
▶牛の歩みのように進み方が遅いことを意味します。牛歩ともいいます。

「牛を馬に乗り換える」とは、どのような意味でしょうか。

🛍 知恵袋
▶足の遅い牛を捨てて足の速い馬に乗り換える意味です。好都合なもののほうにつくことのたとえです。

「牛の小便」とは、どのような意味でしょうか。

🛍 知恵袋
▶だらだらと長く続くたとえです。

「豚に真珠」とは、どのような意味でしょうか。

🛍 知恵袋
▶価値のわからない者に高価なものを与えても無駄であることのたとえです。ネコに小判、と同義です。

「馬が合う」とは、どのような意味でしょうか。

🛍 知恵袋
▶気が合うという意味です。

「馬の耳に念仏」とは、どのような意味でしょうか。

🛍 知恵袋
▶馬に念仏を聞かせてもそのありがたみがわからないように、いい聞かせてもその価値がわからないさまのことを意味します。

「犬も歩けば棒に当たる」とは、どのような意味でしょうか。

知恵袋
▶物事をしようとしている者は思いがけない災難にあうものだというたとえです。また、思いがけない幸運にあうことのたとえにも用いられます。

「犬猿の仲」とは、どのような意味でしょうか。

知恵袋
▶仲の悪いことのたとえです。

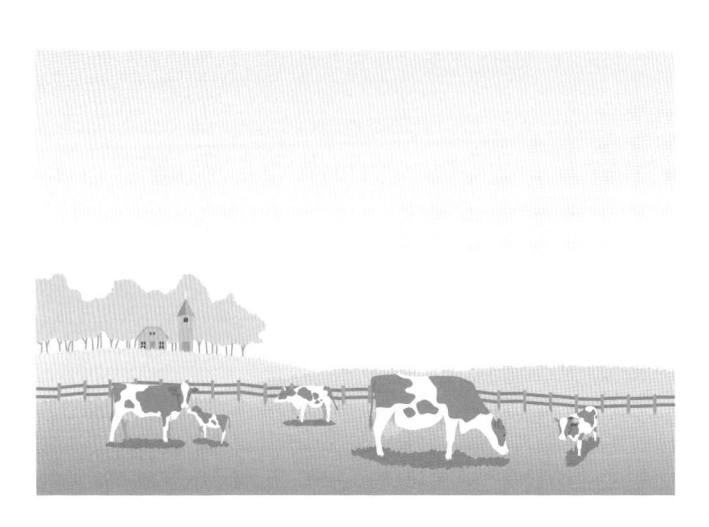

第4章 会話訓練の実践的課題
―食生活―

4. 行事食

■会話カード　行事食 … 208

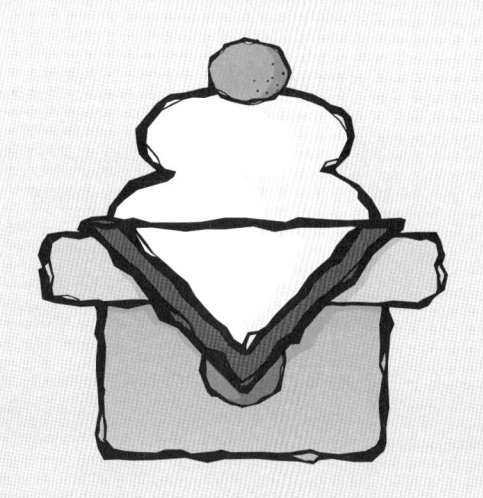

4. 行事食

会話カード 1

行事食

（訓練教材集の 222 〜 228 ページ）

以下のように役割と課題を設定して、会話をします。クライアントごとに適応となるロールカードを選択してください。それぞれの行事のすごし方については、続巻を参照してください。

☞ 訓練教材集
p.222
正月の料理の写真を提示しながら

●ロールカード●

役割
行事食のメニューを決めて、食べ方もしくは調理方法、すごし方について説明しましょう。

課題
年末です。おせちの準備をしなくてはなりません。お正月に例年用意する（調理でも購入でも良い）、または食べたい料理名を書きだして音読してください（お話してくださいでも良い）。さらに、食べ方や調理方法、お正月のすごし方についてもお話してください。

知恵袋

▶一般的なおせち料理として、以下があります。カズノコ、イクラ、クロマメ、栗きんとん、たたきゴボウ、田作り（ごまめ）、紅白かまぼこ、車エビのうま煮、昆布巻き、結びゴボウ、伊達巻き、松風焼き、紅白なます、サワラの西京焼き、リンゴ羹（かん）、煮しめ、アワビのうま煮、焼き魚（タイやサケの塩焼き、サケの西京焼きなど）、豚角煮、カニ、伊勢エビ（グリル焼きや舟盛りなど）、ロブスター（グリル焼きや蒸し焼きなど）、各種の刺身、ギンナンなどです。

▶おせち料理には、それぞれ願いがこめられています。たとえば、黒豆はマメ（健康）に過ごすことができますように、昆布巻きはよろコブことがたくさんありますように、カズノコは子どもや孫が数多くできますように、きんとんはキン（金）がつくので財産に恵まれますように、エビは腰が曲がるほど長生きできますように、レンコンは穴があるので将来の見通しが良いように、ごまめ（五万米）は米がたくさん収穫できますように、といった願いがこめられています。

ⓘ ワンポイント・アドバイス1

▶地域によって、それぞれ、伝統的なおせち料理があります。たとえば、石川県の金沢市では、えびす、かぶらずし、紅白ブリなます、小ブナの甘露煮などが食卓を飾ります。こうしたクライアントが住む**地域特有のおせち料理**についても、会話を広げてみましょう。

▶おせち料理の**祝い三種**も、地域によって異なります。関東地方ではクロマメ、田作り、数の子の三種ですが、関西地方では黒豆がたたきゴボウに変わったり、田作りがたたきゴボウに変わったりします。

▶また、お正月に食べる縁起物の魚も地域によって異なり、東日本はサケ、西日本はブリとされています。

🛈 ワンポイント・アドバイス２

▶**雑煮の調理の仕方**についてふれることによっても、会話が広がるでしょう。**北海道**ではサケやイクラをぜいたくにジャガイモなどの野菜と一緒に入れ、**宮城県**ではカキとかまぼこを中心とし、**秋田県**では鶏肉、ワラビ、ゼンマイ、姫タケノコ、ニンジンなど具だくさんで、**新潟県**ではダイコン、サトイモ、塩ザケ、イクラなどを入れ、**茨城県**ではかまぼこ、鶏肉、ニンジン、シイタケ、青菜などを入れ、**東京都**では鶏肉、コマツナ、かまぼこなどを入れ、**愛知県**ではダイコン、サトイモ、ニンジン、油揚げなどを入れ、**京都府**ではダイコン、サトイモなどを白みそで味つけし、**大阪府**ではサトイモ、焼き豆腐、ダイコン、干しダラなどを入れて白みそ仕立てとし、**広島県**ではブリ、ハマグリ、広島菜やホウレン草などの青菜を入れ、**香川県**ではダイコン、ニンジン、サトイモ、あんこ餅（あんもち雑煮、アズキ雑煮）などを入れて白みそ仕立てとし、**長崎県**ではエビ、ブリ、タイなどの切り身、タケノコ、ヤツガシラ、生シイタケ、鶏肉、伊達巻きなどを入れます。また長崎県の**具雑煮**と呼ばれるものは、鶏肉、アナゴ、卵焼き、唐人菜（とうじんな）、シイタケ、セリ、シュンギク、凍り豆腐などを入れます。

▶おとそとは、一年中の邪気を除き、家内健康と幸福を願って元日の朝に飲む縁起物の酒であり風習です。

▶また、**おとその作り方や飲み方**についてふれることによっても、会話が広がるでしょう。通常は、数種の薬草を組み合わせた屠蘇散（とそさん）を日本酒にみりんや砂糖を加えたものに浸して作り、小・中・大の三種の盃を用いて飲みます。薬局・薬店でティーバッグタイプの屠蘇散が販売されている場合があります。日本酒・みりんなどをコップなどの容器に注ぎ、袋に入った屠蘇散を大晦日の夜に浸して元旦にいただきます。

▶飲む人の順は地域によって異なりますが、本来は年齢の若い者から順に飲むのが正式です。

🛈 ワンポイント・アドバイス３

▶クライアントが動作障害により書字が困難であれば、臨床家が代筆してさしあげましょう。

☞ 訓練教材集
p.224
大みそかの料理（年越しそば）の写真を提示しながら

●ロールカード●

役割
行事食の食べ方もしくは調理方法、すごし方について説明しましょう。

課題
大みそかです。年越しそばの食べ方や大みそかのすごし方についてお話してください。

🛍 知恵袋

▶**年越しそば**とは大みそか（12月31日）に縁起を担いで食べる日本そばで、その由来には諸説がありますが、「細く長く達者に暮らせることを祈願する」というものが一般的です。

▶**食べ方**として、熱湯で茹でてから冷やしてつけ汁をつけて食べる**盛りそば**と、茹でそばに熱い汁をかけて食べる**かけそば**があります。麺の製法は、手打ちと機械製に分けられますが、そば好きは、もっぱら手打ちを好み、盛りそばで食べます。つなぎには通常小麦粉が用いられ、そば粉との混合比率によって、外一（と いち）（そば粉10、小麦粉1）、一九、二八（に はち）、七三、四分六（どう わり）、同割などと呼ばれます。これらのうち、二八（そば粉8、小麦粉2）は食いくちが良く一般に好まれます。

▶**そばの種類**にはそば粉の質から、そば粒の中心部の粉を用いた白い**更科そば**系とそば粒の皮に近い粉を用いた黒っぽい**藪（やぶ）そば**系があります。その他に、そばの殻を一部ひきこんだ**山家（やまが）そば**ともいわれる**田舎そば**や、抹茶、エビ、ゴマ、ユズなどの副材料を混ぜた変わりそばなどがあります。

▶**かけそばに添える具**は、サケやブリなど特別な正月魚（年取り魚（ざかな））を用意する習慣がありましたが、近年は天ぷら、かまぼこ、卵、海藻類などが多いようです。

▶**そば粉を使った料理**として、そば粉に熱湯をかけて強く混ぜたそばがきのほか、もち、まんじゅう、だんごなどが各地域で郷土料理として普及しています。

▶そばを茹でた**そば湯**はビタミン類が豊富で好まれ、そばを食べ終わった後のつけ汁の中に注いで飲みます。

ⓘ ワンポイント・アドバイス

▶年越しそばの食べ方、呼び名、食べる日にちなどは、地域によってさまざまです。福島県の会津地方など元旦に食べる地域もあります。そばの種類も地域によって異なります。全国に多くの種類の郷土料理として発展し、各地域で愛好されています。沖縄県では、日本そばではなく沖縄そばを食べます。こうした地域性に着目して聞き出し、会話を広げましょう。日本そばは日本では古くから食されてきたもので、そば好きは多く、そばの話題となると話が絶えません。

訓練教材集
p.224
節分の料理の写真を提示しながら

●ロールカード●

役割
行事食のメニューを決めて、食べ方もしくは調理方法、すごし方について説明しましょう。

課題
２月３日、節分です。習慣的に用意する（調理でも購入でも良い）、または食べる料理についてお話してください。さらに、食べ方や調理方法、すごし方についてもお話してください。

知恵袋

▶通常は、豆と恵方巻き（えほうまき）の準備をします。「鬼は外、福は内」と声をかけて行う豆まきは、邪気を追い払うことを目的として古くから伝わってきた行事です。まかれた豆は、自分の年齢（数え年）の数だけ食べます。節分で使う豆は、多くは炒ったダイズ（炒り豆）ですが、ラッカセイをまく地域もあります。

▶恵方巻きは、節分に食べると縁起が良いとされる巻き寿司のことをいいます。「恵方寿司」とも呼ばれます。節分の夜にその年の恵方、すなわちその年の福徳を司る歳徳紙様（としとくじんさま）がいるとされる方角に向かって願いごとを思い浮かべながらまるかじりします。かんぴょう、キュウリ、シイタケ、だし巻、でんぶなどの具を入れます。

▶地域によっては、節分にそばを食べる習慣もあります（節分そば）。また、焼いたイワシの頭の悪臭とヒイラギのトゲで鬼を追い払うという風習が残っている地域もあります。焼いたイワシを恵方巻きとともに食べる習慣が残っている地域もあります。

第4章 4. 行事食

— 211 —

> 訓練教材集
> p.225
> 桃の節句（ひな祭り）の料理の写真を提示しながら

●ロールカード●

役割

行事食のメニューを決めて、食べ方もしくは調理方法、すごし方について説明しましょう。

課題

３月３日、桃の節句（ひな祭り）です。習慣的に用意する（調理でも購入でも良い）、または食べる料理名を書きだして音読してください（お話してくださいでも良い）。さらに、食べ方や調理方法、すごし方についてもお話してください。

知恵袋

▶通常は、**ちらし寿司**、**ハマグリの吸いもの**、**ひしもち**、**桜もち**、**甘酒**を準備します。ひなあられも用意することがあります。華やかなちらし寿司は、酢飯（すめし）とかんぴょうの甘煮、シイタケの甘煮、酢レンコン、ショウガの甘酢漬け、ニンジンや菜の花などを煮た野菜、刺身用の魚（タイそぼろなど）、炒りゴマなどを具材とし、一緒にごはんと混ぜ合わせ、薄焼き卵を細切りにした錦糸卵（きんしたまご）、イクラなどの魚卵（ぎょらん）、桜でんぶを上にのせて彩りよく飾るだけでできあがります。近年では、家庭によって、マグロ、タイ、イクラ、エビ、サーモン、タコ、アナゴなどの海鮮類を盛りつける海鮮風のちらし寿司などさまざまな工夫がなされています。その他、サヤエンドウやキュウリの緑も、見た目をより華やかにしてくれます。

▶**ハマグリ**は対になっており、仲の良い夫婦の象徴とされ、女の子の幸福を願って調理されます。

▶**ひしもち**は白色・桃色・緑色の三色のひし形をしたもちが三段に重ねられ、三色はそれぞれ、清らかさ、魔よけ、健康の意味があるという説のほか、白酒、桃の花、草もちを表しているなど諸説があります。

▶**桜もち**は春の象徴として食され、しばしば貝殻の形にします。

▶ひな祭りでは、通常、**雛人形**を飾りつけて、女の子の成長と幸運を祈ります。ひな祭りに歌われる歌詞は、以下です。一緒に歌ってみるのも良いでしょう。

（１）あかりをつけましょ　ぼんぼりに
　　　お花をあげましょ　桃の花
　　　五人ばやしの　笛太鼓
　　　今日はたのしい　ひな祭り
（２）お内裏様（だいりさま）と　おひな様
　　　二人ならんで　すまし顔
　　　お嫁にいらした　ねえさまに
　　　よく似た官女（かんじょ）の　白い顔

ワンポイント・アドバイス

▶クライアントが動作障害により書字が困難であれば、臨床家が代筆してさしあげましょう（以下も、同様です）。

☞ 訓練教材集
p.226
端午の節句の料理の写真を提示しながら

●ロールカード●

役割
行事食のメニューを決めて、食べ方もしくは調理方法、すごし方について説明しましょう。

課題
5月5日、端午（たんご）の節句です。習慣的に用意する（調理でも購入でも良い）、または食べたい料理名を書きくだして音読してください（お話してくださいでも良い）。さらに、食べ方や調理方法、すごし方についてもお話してください。

知恵袋

▶通常は、**ちまき**と**柏もち**の準備をします。**ちまき**は、もち米、クズ粉、あるいは粳米（うるちまい）の粉でつくった餅などを、ササやマコモの葉、タケの皮などで三角形や紡錘形につつみ、イグサなどで結んで蒸したり煮たりして作るもちの一種です。材料や作り方の違いによって水仙ちまき（クズ粉）、ようかんちまき、ういろうちまきなどさまざまなものがあります。

▶**柏もち**は、上新粉（じょうしんこ）を湯でこねたものを20～30分蒸してから、すり鉢にとってつきます。これに少量の片栗粉を水溶きして加えてさらにつき、それを1個分ずつにちぎり、二つ折りにしてあんを包み、強火で5～6分蒸し、冷ましてからカシワの葉で包みます。カシワの葉は湯に通してから水につけ、アクを抜いておきます。あんは小豆あんとみそあんとがあり、通常、アズキあんのものは葉の裏を出し、みそあんのものは表を出して包みます。

▶その他、タイの兜煮（かぶとに）、エビの具足煮（ぐそくに）など、武具にちなんだ料理名を添えて、縁起（えんぎ）をかつぎます。

▶端午の節句では、通常、**鯉のぼり**や**五月人形（武者人形）**を飾ります。菖蒲湯（しょうぶゆ）に入る習慣がある家庭もあります。

▶5月5日は、現在は**こどもの日**として国民の祝日とされています。さらに大型連休の期間中であることもあり、男の赤ん坊をもつ家庭では、親族総出で初節句が祝われることもあります。

訓練教材集
p.226
月見の料理の写真を提示しながら

●ロールカード●

役割

行事食のメニューを決めて、食べ方もしくは調理方法、すごし方について説明しましょう。

課題

十五夜、お月見（観月）です（旧暦8月15日の夜、新暦9月中旬～10月上旬）。習慣的に用意する（調理でも購入でも良い）、または食べたい料理名を書きだして音読してください（お話してくださいでも良い）。さらに、食べ方や調理方法、すごし方についてもお話してください。

知恵袋

▶お月見は、本来は秋の収穫物を月に供えて五穀豊穣（ごこくほうじょう）を祝い、実りに感謝する農耕儀礼としての行事です。農耕民族である日本人にとって、大切な節目の日とされてきました。最近は少なくなりましたが、かつて伝承を守る農家の家庭では、15日になると未明から一家でだんごを作るなど大騒ぎでした。

▶通常は、**月見だんご**の準備をします。月見だんごは、地方によって特色があり、だんご粉で作った丸い形のものでだんごをピラミッド状に重ねたもの、関西で多くみられるサトイモ状のもの、細長いだんごに餡（あん）を巻いた月に雲がかかったような叢雲（むらくも）形のだんごなどがあります。上新粉、片栗粉、砂糖に熱湯を加えて良くこねてから、一つずつ丸め、沸騰したお湯で茹で、冷水によくさらし、最後にバットなどの上にあげて軽くうちわなどであおいでテリを出します。好みにより、あんこ、抹茶、黒蜜、きな粉などを添えます。しばしば、すすきや秋の七草、サトイモ、サツマイモなども供えます。

▶昔は、子ども達ががんばって月見だんごを棒で突くなどして持ち去ろうとしました。これは**「月見どろぼう」**と呼ばれ、たくさん盗まれるほど縁起（えんぎ）が良く、盗んだ子どもも元気に育つと言いならわされました。

ワンポイント・アドバイス

▶クライアントが住む地域における月見の名所についてもふれ、話題を広げるのも良いでしょう。

☞ 訓練教材集
p.227
冬至の料理の写真を提示しながら

● ロールカード ●

役割
行事食のメニューを決めて、食べ方もしくは調理方法、すごし方について説明しましょう。

課題
12月22日（もしくは23日）、冬至(とうじ)です。用意する（調理でも購入でも良い）、または食べたい料理名を書きだしてください（お話してくださいでも良い）。さらに、食べ方や調理方法、すごし方についても説明をしてください。

知恵袋
▶通常は**冬至カボチャ**の準備をします。冬至カボチャは、アズキカボチャとも呼ばれます。アズキとカボチャを別々に煮てから、一緒に盛りつけますが、アズキを入れない地域もあります。カボチャのほかに、冬至コンニャクやアズキを使った**冬至粥（アズキ粥）**を食べる地域もあります。
▶冬至の日は、**ユズ湯**にはいって風邪を予防するならわしが全国でみられます。また、冬至にはほかにも「**ん**」**のつく食品**を食べると、風邪をひかない、長生きをする、幸運が得られるといった言い伝えがあります。「ん」が二つつくものを食べると良いとされる地域もあります。たとえば、ギンナン、ニンジン、レンコン、キンカンなどです。こうしたことば探しを行うのも良いでしょう。

☞ 訓練教材集
p.227
土用の丑の日の料理の写真を提示しながら

● ロールカード ●

役割
行事食のメニューを決めて、食べ方もしくは調理方法を説明しましょう。

課題
土用の丑(うし)の日です。習慣的に食べる料理名についてお話してください。さらに、食べ方や調理方法についても説明をしてください。

知恵袋
▶通常は、暑い時期を乗り切る栄養をつけるために**ウナギ**の準備をします。ウナギの食べ方にも、いろいろあります。うな重、うな丼、蒲焼き(かばや)のほか、まむし焼き、うな玉丼、ひつまぶし、せいろ蒸し、寿司、炒めもの、ウナギちらし、ウナギご飯、

第4章　4.　行事食

ウナギの冷やしうどん、う巻きなどがあります。うな重とうな丼は、どちらもごはんの上に蒲焼をのせたものです。用いる食器によってうな重とうな丼に分けられます。食べる前にタレをかけ、サンショウの粉を振りかけるのが一般的です。

ⓘ ワンポイント・アドバイス
▶暑い時期を乗り切る栄養をつけるために、どんな工夫をしていますか、などと話題を広げましょう。

☞ 訓練教材集
p.228
お花見の料理の写真を提示しながら

●ロールカード●

[役割]
行事食のメニューを決めて、食べ方もしくは調理方法、すごし方について説明しましょう。

[課題]
春、お花見です。習慣的に準備するお弁当や飲みものの品名を書きだして音読してください（お話してくださいでも良い）。さらに、お花見のすごし方についてもお話してください。

🛍 知恵袋
▶**お弁当**は、おにぎりを中心とした和風、サンドイッチのような洋風、あるいは中華風と家庭によりさまざまです。和風では、巻き寿司やいなり寿司がしばしば好まれます。おかずは、一般に冷めてもおいしいものが用意されます。他方で、七輪やカセットコンロなどを持参して、鍋、すき焼き、バーベキューなどを楽しむことも珍しくありません。この場合は、調味料も欠かせません。子供連れの場合は、お菓子類も持参します。

　飲みものは、お茶、ジュースなどのソフトドリンクのほか、日本酒、ビール、チューハイ、ワインなどが用意されます。

▶色鮮やかな弁当を用意する家庭もあれば、単純に、おにぎりにお茶だけのこともあるでしょう。その場合、おにぎりには何か具材（しゃけ・昆布・ノリ・梅干し、シソなど）を入れますか、などとして会話を広げましょう。市販の弁当（デパート、スーパー、コンビニエンス・ストア、弁当屋などで購入）と返答があった場合は、どんな弁当を買いますか、と切り出して会話を広げましょう。有名な花見の名所ではおでん、タコ焼き、焼きそばなどの出店が出ますので、今日では温かい料理を楽しむためにこれらを利用する人も少なくありません。

ⓘ ワンポイント・アドバイス
▶**夜桜**(よざくら)に話題を広げるのも良いでしょう。お花見としないで、紅葉を見物に出かけます、潮干狩りです、公園で近所の方々と会食です、などとクライアントにとって親近性の高い話題に切り替えて、お弁当や飲みものについて話すように促すのも良いでしょう。

会話訓練（食生活編）で役に立つ日本の近世・現代の歴史一覧（巻末資料 1）

1918 年（大正 7 年）	米騒動。チョコレートが森永製菓より発売
1919 年（大正 8 年）	ミルクココアが森永製菓より発売。玄米パンが販売され流行
1920 年（大正 9 年）	森永製菓が全脂粉乳（ドライミルク）を製造開始し、1921 年より発売。守山商会（現、守山乳業）より、日本で初めてコーヒー牛乳を発売
1921 年（大正 10 年）	江崎利一が栄養菓子「グリコ」を創製、試験発売し、江崎商店設立。1922 年に「一粒 300 メートル」の広告と共に発売し、マラソンランナーのゴールシーンがシンボルマークとなる
1922 年（大正 11 年）	明治食料株式会社より、ハム、ベーコン、ソーセージが発売。コレラ発生。このころ、ライスカレー、コロッケ、トンカツが大正の 3 大洋食となる
1923 年（大正 12 年）	関東大震災発生。焼き鳥、釜飯などが出現。東京から関西に握り寿司が進出して流行
1924 年（大正 13 年）	日清製油（現、日清オイリオ）が日清サラダ油を発売
1925 年（大正 14 年）	マヨネーズがキユーピーより発売。東京放送局、名古屋放送局、大阪放送局が放送開始。山本屋（現、山本屋総本家）が味噌煮込みうどんを創案
1926 年（昭和元年）	社団法人日本放送協会（NHK）設立
1927 年（昭和 2 年）	金融恐慌、銀行休業
1928 年（昭和 3 年）	三・一五事件。炭酸飲料キリンレモン発売。浦上商店（現、ハウス食品）がハウスカレーを発売する。大阪にてうどんすきが考案される。アイスキャンデー流行。北海道製酪販売組合連合会（現、雪印メグミルク）がアイスクリームを製造開始
1929 年（昭和 4 年）	世界恐慌。サントリーが国産ウイスキー第 1 号を発売
1930 年（昭和 5 年）	東京日本橋三越の食堂に「お子様ランチ」が初登場（値段は 30 銭）
1931 年（昭和 6 年）	満州事変。納豆がブームとなる
1932 年（昭和 7 年）	森永製菓がチューブ入りチョコレートを発売
1933 年（昭和 8 年）	江崎グリコがビスケット「ビスコ」を発売
1934 年（昭和 9 年）	東北地方の大凶作で欠食児童が増加し、「娘の身売り」が横行
1935 年（昭和 10 年）	ヤクルトの製造・販売開始。明治製菓がチーズクラッカーを発売
1936 年（昭和 11 年）	二・二六事件。群馬県高崎駅構内に駅そば第 1 号店開業
1937 年（昭和 12 年）	森永製菓が「水だ、マスクだ、乾パンだ」を標語に乾パンを発売。サントリーが特級ウイスキーサントリー角瓶を発売。文明堂東京が「カステラ一番、電話は二番」のキャッチフレーズで販売
1939 年（昭和 14 年）	第二次世界大戦始まる。白米禁止令。日の丸弁当が登場
1940 年（昭和 15 年）	1939 年に白米が禁止され、米と麦、豆、イモ類の混食策が発令されたが、その後食料事情は深刻さを増し、1940 年に米、味噌、醤油などの食料、生活必需品が切符制となった
1941 年（昭和 16 年）～1945 年（昭和 20 年）	太平洋戦争
1941 年（昭和 16 年）	米の家庭配給制開始。野菜不足深刻化
1943 年（昭和 18 年）	サツマイモの大増産運動始まる。玄米の配給で下痢が続出。近郊への買い出しが盛んになる
1944 年（昭和 19 年）	東京都がビヤホール・百貨店などを利用して、外食券なしで食べられる「雑炊食堂」を開設し、長蛇の列が続いた。後に、「都民食堂」に改称。1945 年には、外食券食堂に切り替わる。学童集団疎開が始まる

1945年（昭和20年）		近郊への買い出しがますます盛んになり、貴重な衣料などを一枚ずつはぐようにして食料と交換するいわゆる「タケノコ生活」がはやる
	3月10日	東京大空襲
	8月6日	広島市への原子爆弾投下
	8月9日	長崎市への原子爆弾投下
	8月14日	ポツダム宣言受諾
	8月15日	玉音放送
		餓死者が全国で続出。GHQが食料の輸入を許可。「ギブミーチョコレート」が流行語になる
1946年（昭和21年）		日本国憲法公布（1947年（昭和22年）5月施行）。全国で大量のヤミ米が流通。ヤミ市の露店が興隆。東京だけで6万店に達した。農村への食料買い出しが盛んになる
1947年（昭和22年）		学校給食が始まる。小・中学校の9年間が義務教育となった
1948年（昭和23年）		ソースが流行。ミキサーが普及
1949年（昭和24年）		湯川秀樹がノーベル賞を受賞。サントリー角瓶普及。大阪に「くいだおれ」が開店。1947年から休業を強いられていた全国の料理店と飲食店の営業が再開許可
1950年（昭和25年）		朝鮮戦争勃発。牛乳の自由販売始まる。味噌・醤油が自由販売になる。ポテトチップス製造販売。のちに1962年に湖池屋よりポテトチップスのり塩が発売
1951年（昭和26年）		赤痢が大流行。ソフトクリームが登場。バヤリースオレンジが朝日麦酒（現、アサヒ飲料）より発売
1952年（昭和27年）		ミルキーが不二家より発売（値段は10円）。永谷園がお茶づけ海苔を販売。冷やしたぬき、冷やしきつねが考案される。日本水産（現、ニッスイ）が魚肉ソーセージを本格的に生産開始し、大ヒット
1953年（昭和28年）		松下電器（現、パナソニック）より、家庭用冷蔵庫の市販が始まる
1954年（昭和29年）		プロパンガスが登場
1956年（昭和31年）		ステンレス流し台とDKスタイルが一般化し、ダイニングキッチンという呼称が普及
1957年（昭和32年）		電気冷蔵庫、白黒テレビ、電気洗濯機が「新三種の神器」とされる
1958年（昭和33年）		インスタントラーメンが日清食品から発売（商品名は「チキンラーメン」、値段は35円）。朝日麦酒が日本初の缶ビール発売。ファンタオレンジとファンタグレープが東京飲料（現、コカ・コーライーストジャパン）より発売
1960年（昭和35年）		森永製菓が国産初のインスタントコーヒーを製造販売
1962年（昭和37年）		コカ・コーラが全国発売される。「スカッとさわやか」のキャッチフレーズで普及した。スーパーマーケットが急増
1963年（昭和38年）		たこ焼きが大阪から東京に進出
1964年（昭和39年）		東海道新幹線・名神高速道路・首都高速道路相次ぎ開通、東京オリンピック開催。ふりかけがブーム。大関酒造が「ワンカップ大関」を発売
1966年（昭和41年）		カラーテレビ、クーラー、カーが「新三種の神器」とされ、3C時代となった
1967年（昭和42年）		回転寿司1号店が、東京錦糸町にオープン。立ち食いそばがブームになる
1968年（昭和43年）		川端康成がノーベル文学賞を受賞。国内発のレトルト食品としてボンカレーが大塚食品より発売。みそラーメンがブームになる。牛丼の吉野家が新橋に1号店をオープン
1969年（昭和44年）		アポロ11号月面着陸。馬さし、牛さしなどの肉の生食がブームになる。人工甘味料チクロの発癌性問題が起こる
1970年（昭和45年）		日本万国博覧会（大阪万博）開催。学校給食に米飯が認められる

1971年（昭和46年）	カップヌードルが日清食品より初のカップ麺として発売。マクドナルド1号店が銀座三越の1階にオープン（1個の値段80円で1日の売り上げが100万円を記録）
1972年（昭和47年）	札幌オリンピック、あさま山荘事件、沖縄県復帰、中華人民共和国と国交正常化、オイルショック（高度経済成長終わる）。居酒屋チェーン「養老乃瀧」が1000店舗出店を達成
1974年（昭和49年）	セブンイレブン1号店が東京江東区にオープン
1976年（昭和51年）	持ち帰り弁当「ほっかほっか亭」1号店が埼玉県草加市にオープン
1977年（昭和52年）	平均寿命が男性で72.69歳、女性で77.95歳で、世界1位となる。カラオケが大流行する
1985年（昭和60年）	国際科学技術博覧会（科学万博つくば'85）開催。日本航空123便墜落事故
1986年（昭和61年）	激辛ブームが起こる。ウーロン茶ブーム
1988年（昭和63年）	青函トンネル開通。瀬戸大橋開通。リクルート事件。ファミコンブーム
1989年（昭和64年／平成元年）	昭和天皇が崩御し、「平成」に改元。消費税施行（3％）
1990年（平成2年）	このころバブル景気が崩壊し、大不況が始まる。ペットボトル緑茶飲料発売
1991年（平成3年）	湾岸戦争勃発
1992年（平成4年）	学校の週休2日制（第2土曜日休日制）が始まる
1993年（平成5年）	皇太子徳仁親王と小和田雅子さまの結婚の儀を挙行。冷夏により米の収穫量が戦後最悪となり平成の大凶作と呼ばれる
1995年（平成7年）	阪神・淡路大震災発生
1997年（平成9年）	消費税改定（5％）
1998年（平成10年）	長野オリンピックが開催される
2000年（平成12年）	雪印集団食中毒事件発覚
2002年（平成14年）	FIFAワールドカップ　日韓大会
2005年（平成17年）	愛知万博が開催される。キャラ弁が流行
2007年（平成19年）	新潟中越沖地震発生
2009年（平成21年）	新型インフルエンザの感染が広がる
2011年（平成23年）	東日本大震災が発生。FIFA女子ワールドカップで日本代表が初優勝
2014年（平成26年）	消費税改定（8％）

▶参考文献

江原絢子，石川尚子（編著）：日本の食文化―その伝承と食の教育．アイ・ケイ・コーポレーション，2009．
江原絢子，東四柳祥子：日本の食文化史年表．吉川弘文館，2011．
小菅桂子：近代日本食文化年表．雄山閣出版，1997．

現代における日本人の食文化の変化 （巻末資料2）

　第二次大戦中には、軍事優先のもとで耐乏生活が強いられ、食料の供給にも厳しいものがあったが、昭和20（1945）年の敗戦によって、食料事情の悪化にいっそうの拍車がかかった。空襲による生活・生産環境の破壊、軍人・民間人の海外からの引き揚げによって失業者が大量増加するとともに、凶作による食料不足、インフレの急激な進行で、食料事情は深刻を極めた。また食糧緊急措置令などによる配給も行われたが、これでは栄養水準の維持も怪しく、東京・大阪などの大都市では、栄養不足による餓死者が多かった。

　こうしたなかでアメリカによる経済援助の多くを小麦などの食料供給に充てたが、その克服には難しいものがあった。ちなみに海外からの小麦の輸入は、その後のパン食の普及に大きな役割を果たした。そうしたなかで経済安定政策が採られ、朝鮮戦争の特需もあって、昭和26（1951）年になると、日本経済は戦前レベルまでに回復し、食料不足も次第に解消へと向かうと同時に、サンフランシスコ条約締結により国際復帰が実現した。

　そして昭和30年代の驚異的な高度経済成長により、経済規模は実質約5倍に膨らみ、確かに生活は豊かになった。そして戦前に較べれば、貧富の格差が縮まり、社会的規模で貧困からの脱出に成功したが、産業構造は農業から工業へと移って、都市への集中が増大するとともに、新たに公害問題や食品汚染などの問題も生じた。

　そうしたなかで、食料を取り巻く環境も大きな変貌を遂げた。スーパーマーケットの登場とともに、電気冷蔵庫の普及が進み、低温輸送のコールドチェーン化が進み、新鮮な野菜や魚・肉のほか、ハム・ソーセージやミルク・バター・チーズ、さらには清涼飲料水やビールなどを、何時でも自由に口にすることが可能となった。

　また都市ガスやプロパンガスの普及によって、いつでも火が自由に使えるようになったため、焼き物が手軽になっただけでなく、揚げ物や炒め物など西洋風・中華風の料理が簡単にできるようになった。ちなみに電気炊飯器を初めとする電化製品の増加を背景に、主婦の労働時間が軽減され、女性の社会進出を促した。

　さらに食生活の洋風化は、昭和35（1960）年頃から急速に進み、とくに米の消費量が減少して、米余り現象が生じた。戦前まで一人あたりの米消費量は、160kgとされていたが、昭和61（1986）年には半分以下の71kgにまで落ち込んだ。また肉や乳製品の需要が高まって、子供の人気メニューも、玉子焼きからハンバーグへと変化し、同63年には供給量ベースで、肉および乳製品の総量が魚介類を追い抜くという状況に至った。米と魚という日本食のイメージは、大きく変化したことになる。

　とくに、この時期にはバブル景気に湧いて、食生活と料理そのものに著しい多様化の波が訪れた。ファミリーレストランやファーストフードのチェーン店が各地に出現し、牛丼店・天丼店などの専門系列店も含めて、食を楽しむ外食空間が一気に拡大した。ただ、こうした飲食チェーン店の拡大は、料理の画一化をもたらし、油脂類の多用に及ぶ傾向があることも忘れてはならない。

　しかし、経済性・利便性から外食化には歯止めがかからず、さらには外食感覚の延長線上に、中食という新しい食のスタイルが登場をみた。この前提には、ホカホカ弁当など持ち帰り弁当屋の展開があったが、これに加えてコンビニエンスストアーの展開が、中食普及の大きな要素となった。すなわち惣菜なども含めて調理済みの食品を手軽に供給できるシステムが、深夜営業も含めて全国各地に整備されたためである。

　もともと大都市の下町には、総菜屋が数多くあって、商店など家族一体で働く家庭の食生活を支えていたが、現代の中食は、そのほとんどが工場生産によって成り立っているという点が異なる。ただ最近では従来の飲食店でも、店内の客に限定せずに、積極的に弁当の販売も行っており、外食という範疇に収まらない中食は、孤食という食事形態の変化のなかで、今日では極めて高い需要を得ていることに注目すべきだろう。

　またインスタント食品の需要も、現代の食生活には大きな位置を占めるようになった。とくに日本で開発されたインスタントラーメン・カップヌードルやカニカマなどは、海外でも人気が高く、広い意味では日本食の海外進出の一環を担っている。すでに醤油はソイソースとして海外でも調味に用いられているほか、化学調味料も東南アジアの魚醤・穀醤の味覚圏では広く利用されている。これに加えて、最近では日本食そのものの海外進出が著しく、健康志向とも相まって、日本料理が幅広く受け容れられるに至ったのである。

熊倉功夫（編）：和食；日本人の伝統的な食文化．農林水産省，2012 より許可を得て転載

和暦西暦対応表 (巻末資料3)

和暦	西暦	和暦	西暦	和暦	西暦	和暦	西暦	和暦	西暦
明治37年	1904	大正15年	1926	昭和23年	1948	昭和46年	1971	平成5年	1993
38年	1905	昭和元年	1926	24年	1949	47年	1972	6年	1994
39年	1906	2年	1927	25年	1950	48年	1973	7年	1995
40年	1907	3年	1928	26年	1951	49年	1974	8年	1996
41年	1908	4年	1929	27年	1952	50年	1975	9年	1997
42年	1909	5年	1930	28年	1953	51年	1976	10年	1998
43年	1910	6年	1931	29年	1954	52年	1977	11年	1999
44年	1911	7年	1932	30年	1955	53年	1978	12年	2000
45年	1912	8年	1933	31年	1956	54年	1979	13年	2001
大正元年	1912	9年	1934	32年	1957	55年	1980	14年	2002
2年	1913	10年	1935	33年	1958	56年	1981	15年	2003
3年	1914	11年	1936	34年	1959	57年	1982	16年	2004
4年	1915	12年	1937	35年	1960	58年	1983	17年	2005
5年	1916	13年	1938	36年	1961	59年	1984	18年	2006
6年	1917	14年	1939	37年	1962	60年	1985	19年	2007
7年	1918	15年	1940	38年	1963	61年	1986	20年	2008
8年	1919	16年	1941	39年	1964	62年	1987	21年	2009
9年	1920	17年	1942	40年	1965	63年	1988	22年	2010
10年	1921	18年	1943	41年	1966	64年	1989	23年	2011
11年	1922	19年	1944	42年	1967	平成元年	1989	24年	2012
12年	1923	20年	1945	43年	1968	2年	1990	25年	2013
13年	1924	21年	1946	44年	1969	3年	1991	26年	2014
14年	1925	22年	1947	45年	1970	4年	1992	27年	2015

（別売）
言語聴覚障害と認知症がある人のための会話訓練集
第1巻 —導入的課題・食生活編—

訓練教材集

日常会話の基本

会話訓練のための導入的課題

青果類

魚介類

肉類

行事食

A4判　250頁　オールカラー　定価（本体4,600円＋税）

【著者略歴】
西尾　正輝（にしお　まさき）
1984 年　明治大学第一文学部英文科卒業
1990 年　大阪教育大学聴覚言語障害児教育教室終業
1991～96 年　国保旭中央病院（言語聴覚士）
1996 年　東京大学大学院医学系研究科音声・言語医学教室
　　　　（旧医学部音声言語医学研究施設）
1999 年　国際医療福祉大学保健学部言語聴覚学科講師
2002 年　医学博士（東京大学大学院）
2005 年　新潟医療福祉大学医療技術学部言語聴覚学科助教授（現：准教授）

日本言語聴覚士協会　審議員（元理事）
日本摂食・嚥下リハビリテーション学会　評議員
日本音声言語医学会　評議員
日本ディサースリア臨床研究会　会長

● 主要著書
旭式　発話メカニズム検査，インテルナ出版　1994
コミュニケーション・ノート，インテルナ出版　1995
発話メカニズムの解剖と生理，翻訳，インテルナ出版　1998
スピーチ・リハビリテーション（❶～❹分冊），編著，インテルナ出版　2000～2005
言語障害と画像診断，共著，西村書店　2001
新編　言語治療マニュアル，共著，医歯薬出版　2002
運動性発話障害の臨床―小児から成人まで―，監訳，インテルナ出版　2004
標準　ディサースリア検査（AMSD），インテルナ出版　2004
ディサースリアの基礎と臨床　第 1 巻～3 巻，インテルナ出版　2006
ディサースリア臨床標準テキスト，医歯薬出版　2007
摂食・嚥下障害の患者さんと家族のために　第 1 巻　総合編，第 2 巻　嚥下食編，インテルナ出版　2008
口と歯の事典，共著，朝倉書店　2008
ケースで学ぶディサースリア，インテルナ出版　2008
標準ディサースリア検査　評価用基準スピーチ・サンプル集，インテルナ出版　2009
ことばの障害のケア・ガイドブック―失語症・脳卒中・神経難病の人のために―，編著，中央法規出版　2009
新しい介護食・嚥下食レシピ集―食を楽しんで栄養を取り入れるために―，監著，インテルナ出版　2010
Speech Disorders: Causes, Treatment and Social Effects，共著，Nova Science Publishers, Inc, New York, 2010
言語聴覚士のための摂食・嚥下障害学，共著，医歯薬出版　2013
Motor Speech Disorders: A Cross-language Perspective，共著，Multilingual Matters, Bristol, UK, 2014.

言語聴覚障害と認知症がある人のための会話訓練集　第 1 巻
―導入的課題・食生活編―　　臨床家用マニュアル　　ISBN 978-4-900637-44-3

2014 年 7 月 30 日　第 1 版・第 1 刷発行

著　者　西尾　正輝

発行者　関根　稔

発行所　インテルナ出版株式会社

〒170-0003　東京都豊島区駒込 1-43-9
電話 03-3944-2591（編集）・2691（販売）　FAX 03-5319-2440
http://www.intern.co.jp/　E-mail：hanbai@intern.co.jp

乱丁・落丁の際はお取り替えいたします。

Ⓒ *Masaki Nishio* 2014, Printed in Japan〔検印廃止〕

本書の内容を無断で複写・複製・転写すると，著作権・出版権の侵害となりますのでご注意下さい。

JCOPY　〈（社）出版者著作権管理機構　委託出版物〉
本書の無断複写は著作権法上での例外を除き禁じられています．複写される場合は，そのつど事前に，（社）出版者著作権管理機構（電話 03-3513-6969，FAX 03-3513-6979，E-mail：info@jcopy.or.jp）の許諾を得てください．